Expertisen zum Dritten Altenbericht
der Bundesregierung

Expertisen zum Dritten Altenbericht der Bundesregierung

Band I
Personale, gesundheitliche und Umweltressourcen im Alter

Band II
Erwerbsbiographien und materielle Lebenssituation im Alter

Band III
Lebenslagen, soziale Ressourcen und gesellschaftliche Integration im Alter

Band IV
Gerontopsychiatrie und Alterspsychotherapie in Deutschland

Band V
Versorgung und Förderung älterer Menschen mit geistiger Behinderung

Deutsches Zentrum für Altersfragen (Hrsg.)

Gerontopsychiatrie und Alterspsychotherapie in Deutschland

Expertisen zum Dritten Altenbericht
der Bundesregierung – Band IV

Leske + Budrich, Opladen 2001

Das Deutsche Zentrum für Altersfragen, Berlin, wird finanziell gefördert vom Bundesministerium für Familie, Senioren, Frauen und Jugend sowie von der Senatsverwaltung für Arbeit, Soziales und Frauen, Berlin. Die Arbeit der Sachverständigenkommission zum Dritten Altenbericht und die Herausgabe der Expertisenbände wurde finanziell gefördert vom Bundesministerium für Familie, Senioren, Frauen und Jugend.

Die Deutsche Bibliothek – CIP-Einheitsaufnahme
Ein Titeldatensatz für die Publikation ist bei
Der Deutschen Bibliothek erhältlich

ISBN 978-3-8100-2984-3   ISBN 978-3-322-99712-8 (eBook)
DOI 10.1007/978-3-322-99712-8

© 2001 Leske + Budrich, Opladen

Das Werk einschließlich aller seiner Teile ist urheberrechtlich geschützt. Jede Verwertung außerhalb der engen Grenzen des Urheberrechtsgesetzes ist ohne Zustimmung des Verlages unzulässig und strafbar. Das gilt insbesondere für Vervielfältigungen, Übersetzungen, Mikroverfilmungen und die Einspeicherung und Verarbeitung in elektronischen Systemen.

Inhalt

Vorbemerkung 7

Mitglieder der Sachverständigenkommission
für den Dritten Altenbericht der Bundesregierung 9

Hanfried Helmchen & Siegfried Kanowski
Gerontopsychiatrie in Deutschland. Gegenwärtige Entwicklung und
zukünftige Anforderungen 11

Hans Förstl, Hans Lauter, Horst Bickel
Ursachen und Behandlungskonzepte der Demenzen 113

Gereon Heuft & Gudrun Schneider
Gerontopsychosomatik und Alterspsychotherapie. Gegenwärtige
Entwicklung und zukünftige Anforderungen 201

Angaben zu den Autoren 305

Vorbemerkung

Zu Beginn des Jahres 2001 erschien der dritte nationale Altenbericht mit dem Titel „Alter und Gesellschaft", der im Auftrag der Bundesregierung von einer unabhängigen Sachverständigenkommission erstellt wurde. Dieser Bericht enthält eine allgemeine Bestandsaufnahme der Lebenssituation älterer Menschen, betont die Bedeutung individueller und gesellschaftlicher Ressourcen für ein selbstständiges, aktives und produktives Leben im Alter und gibt Handlungsempfehlungen für Politikfelder, die für die Lebenssituation älterer Menschen besonders bedeutsam sind. Der von der Bundesregierung dem Bundestag übergebene Bericht kann beim Bundesministerium für Familie, Senioren, Frauen und Jugend bezogen werden.

Zur Unterstützung ihrer Arbeit hat die Sachverständigenkommission schriftliche Expertisen von ausgewiesenen Wissenschaftlerinnen und Wissenschaftlern eingeholt, in denen einzelne Themenbereiche und Fragestellungen vertieft bearbeitet wurden. Da in den Altenbericht zwangsläufig nur Teilaspekte der in den Expertisen enthaltenen Informationen, Erkenntnisse und Überlegungen aufgenommen werden konnten, hat die Sachverständigenkommission beschlossen, die Expertisen zu publizieren und damit einer breiteren Öffentlichkeit zugänglich zu machen. Die Arbeiten zielen überwiegend darauf ab, einen fundierten Überblick über den Erkenntnisstand zu den behandelten Themen und den von der Kommission vorgegebenen Fragestellungen zu geben. Oft werden dabei auch Ergebnisse eigener empirischer Forschungen herangezogen, die zum Teil eigens für die Sachverständigenkommission durchgeführt wurden.

Die vom Bundesministerium für Familie, Senioren, Frauen und Jugend finanziell unterstützte Veröffentlichung erfolgt in den folgenden fünf Bänden mit insgesamt 15 Expertisen:

Band I:
Personale, gesundheitliche und Umweltressourcen im Alter
Band II:
Erwerbsbiographien und materielle Lebenssituation im Alter
Band III:
Lebenslagen, soziale Ressourcen und gesellschaftliche Integration im Alter
Band IV:
Gerontopsychiatrie und Alterspsychotherapie in Deutschland
Band V:
Versorgung und Förderung älterer Menschen mit geistiger Behinderung

Mitglieder der Sachverständigenkommission für den Dritten Altenbericht der Bundesregierung:

Prof. Dr. Andreas Kruse (Vorsitzender)
Ruprecht-Karls-Universität Heidelberg
Institut für Gerontologie

Prof. Dr. Elisabeth Steinhagen-Thiessen (stellvertretende Vorsitzende)
Charité Campus Virchow Klinikum der Humboldt Universität Berlin
Evangelisches Geriatriezentrum

Prof. Dr. Margret Baltes († 28. Januar 1999)
Freie Universität Berlin
Forschungsgruppe Psychologische Gerontologie

Dipl. Soziologe Klaus Großjohann
Kuratorium Deutsche Altershilfe
Wilhelmine Lübke Stiftung e.V., Köln

Prof. Dr. Klaus-Dirk Henke
Technische Universität Berlin
Institut für Volkswirtschaftslehre

Prof. Dr. Adelheid Kuhlmey
Fachhochschule Braunschweig-Wolfenbüttel
Fachbereich Gesundheitswesen

Prof. Dr. Bernd Baron von Maydell
Max-Planck-Institut für ausländisches und internationales Sozialrecht München

Prof. Dr. Doris Schaeffer
Universität Bielefeld
Institut für Pflegewissenschaft

Prof. Dr. Winfried Schmähl
Universität Bremen
Zentrum für Sozialpolitik

Prof. Dr. Frank Schulz-Nieswandt
Universität zu Köln
Seminar für Sozialpolitik

PD Dr. Clemens Tesch-Römer
Deutsches Zentrum für Altersfragen, Berlin

Prof. Dr. Hans-Werner Wahl
Deutsches Zentrum für Alternsforschung, Heidelberg

Geschäftsstelle der Kommission (am Deutschen Zentrum für Altersfragen):

Heribert Engstler, M.A. (Geschäftsführung)

Dipl. Sozialwiss. Holger Adolph (Wissenschaftlicher Mitarbeiter)

Dipl. Sozialgerontologin Britta Steves (bis Mai 1998)

Monika Engelke (Sachbearbeitung, bis Oktober 1999)

Dipl. Geogr. Julia Gerometta (Sachbearbeitung, ab Januar 2000)

Hanfried Helmchen & Siegfried Kanowski

Gerontopsychiatrie in Deutschland. Gegenwärtige Entwicklung und zukünftige Anforderungen

1. Einleitung 12
   1.1 Definition und Abgrenzung der Gerontopsychiatrie von Geriatrie und Gerontologie 12
   1.2 Epidemiologie 14
   1.3 Begründung der Gerontopsychiatrie 17
2. Stand der Forschung zur Psychiatrie alter Menschen 20
   2.1 Klinische Diagnostik von psychischen Störungen im Alter.... 21
   2.2 Pathogenese dementieller Erkrankungen im Alter 23
   2.3 Therapie-Forschung 26
   2.4 Resumé 30
3. Aufgaben der gerontopsychiatrischen Forschung in der kommenden Dekade 32
4. Institutionalisierung der Gerontopsychiatrie in Deutschland 38
   4.1 Politische Initiativen 38
   4.2 Klinische Einrichtungen 48
   4.3 Wissenschaftliche Gesellschaften 51
   4.4 Aus-, Weiter-, und Fortbildung 52
5. Gerontopsychiatrische Versorgung 56
   5.1 Bewertung der bisherigen Entwicklung 56
   5.2 Perspektiven zukünftiger gerontopsychiatrischer Versorgung 64
   5.3 Strukturelle Verbesserung der Versorgung 66
   5.4 Hinweise zur Abschätzung des quantitativen Bedarfs: 84
   5.5 Pro und kontra Gerontopsychiatrie 87
6. Zusammengefaßte Empfehlungen 90
Anhang: 95
Literatur 97

1. Einleitung

1.1 Definition und Abgrenzung der Gerontopsychiatrie von Geriatrie und Gerontologie

Die demographische Entwicklung mit erheblicher Zunahme alter und sehr alter Menschen (siehe Bericht der Bundestagskommission Demographischer Wandel) und die damit einhergehende Erweiterung und Differenzierung des Wissens über psychische Erkrankungen im Alter haben in den letzten 3 Dekaden zur Herausbildung eines alterspsychiatrischen Schwerpunktes innerhalb der Psychiatrie geführt, der vornehmlich in der Praxis zu einer gewissen Eigenständigkeit und Institutionalisierung, nämlich als ein Schwerpunkt der Psychiatrie mit der Bezeichnung Gerontopsychiatrie *(engl.: geriatric psychiatry)*, drängt.

Gerontopsychiatrie ist ohne die spezifischen, insbesondere psychopathologischen Kenntnisse, Untersuchungsmethoden und Behandlungserfahrungen der Psychiatrie nicht kompetent zu realisieren, sie ist somit ein Teil der Psychiatrie. Sie kann aber darüber hinaus auch als Teil der infolge der demographischen Entwicklung insgesamt entstandenen Altersmedizin (Geriatrie) oder noch weitergehend der Wissenschaften vom alternden und alten Menschen (Gerontologie) verstanden werden. Sie hat dementsprechend auch die gleichen institutionellen Probleme, die jede sich spezialisierende Teildisziplin im Verhältnis zu den Mutterdisziplinen hat.

Gerontopsychiatrie zielt auf Erkennung und Behandlung psychischer Störungen im Alter und auf die Versorgung psychisch kranker alter Menschen. Ihre Spezifika ergeben sich daraus, daß die Situation des Alters und/oder die biologischen, psychischen und sozialen Prozesse des Alterns an der Entstehung psychischer Störungen (pathogenetisch) beteiligt sind oder Erscheinungsformen und Verläufe psychischer Störungen (pathoplastisch) abwandeln. Während besonders auf der wissenschaftlichen Ebene eine interdisziplinäre Integration mit anderen Disziplinen (vor allem der Geriatrie sowie der biologisch-experimentellen, psychologischen und soziologischen Gerontologie) dringend notwendig ist, erfolgt die Differenzierung der Gerontopsychiatrie innerhalb der Psychiatrie und aus der Geriatrie heraus vorzugsweise auf der empirisch-praktischen Versorgungsebene.

- Die Bezeichnung *Gerontopsychiatrie* begann sich erst nach dem zweiten Weltkrieg einzubürgern (Müller 1967, Hippius und Kanowski et al. 1974). Psychiatrische Beobachtungen bei alten Menschen wurden hingegen schon von Rush (1812), Esquirol et al. (1833) u.a. berichtet. Erste zusammenhängende Beschreibungen finden sich bei C.F. Canstatt 1839 („Krankheiten des höheren Alters und ihre Heilung"), L. Geist 1860 („Klinik der Greisenkrankheiten"), Charcot 1867 („Leçons cliniques sur les maladies du vieillards") und Wille 1874 („Psychosen des Greisenalters"). In jüngster Zeit haben sowohl 1975 die Psychiatrie-Enquête als auch 1988 die Expertenempfehlungen in sicherlich nicht zufälliger, fast wörtlicher Übereinstimmung die Gerontopsychiatrie als die Wissenschaft von der Krankheitslehre, Diagnostik, Therapie und Prävention sämtlicher psychischer Erkrankungen des höheren und hohen Lebensalters definiert, als eine Disziplin, die sich zugleich als Teilgebiet der Psychiatrie und der Geriatrie sowie als angewandte Gerontologie versteht. Beide betonen, daß, da es eine biologisch definierbare Altersgrenze nicht gibt, international gesehen alle Gebiete der Alternsforschung an eine variable Pensionierungsgrenze gebunden sind, d.h. der Gegenstand der Gerontopsychiatrie sind die *psychischen* Erkrankungen jenseits des 60. bis 65. Lebensjahres, wobei es insbesondere in der Psychiatrie auch um die durch *Alternsprozesse* veränderte Erscheinungs- und Verlaufsweise vorbestehender chronischer Erkrankungen geht.
- Der Begriff *Geriatrie* geht auf Ignaz Leo Nascher (1909) zurück. Er stellte den Kinderkrankheiten die Alterskrankheiten gegenüber als pathologische Veränderungen in einem Organismus, der sich im Abbau befindet. Max Bürger verstand Altern als lebenslangen Prozeß und beschrieb die das Altern charakterisierenden Veränderungen als „Biomorphose" (1960). Er gründete 1939 zusammen mit Emil Abderhalden die weltweit erste „Zeitschrift für Altersforschung".
- A. Rybnikow definierte 1929 als „*Gerontologie* die Erforschung des Verhaltens im höheren Alter, (das) ein Spezialgebiet der Verhaltenswissenschaften werden (soll). Das Ziel dieser Wissenschaft ist die Erforschung der Ursachen und Bedingungen des Alterns ...". Gerontologie wird als eine Querschnittswissenschaft verstanden, die sich gleichermaßen als Natur- und Verhaltens- wie Sozialwissenschaft versteht. Dabei ist eine Geriatrisierung einzelner Disziplinen zu beobachten: i) Medizinische oder Klinische Gerontologie = Geriatrie; ii) Psychologische Gerontologie (Lehr 1979); Soziale Gerontologie (Tibbitts 1960); iv) Experimentelle Gerontologie (Fritz Verzár 1954).

1.2 Epidemiologie

Unterstrichen wird die Entwicklung zur Gerontopsychiatrie dadurch, daß weiteres Wachstum der alten Bevölkerung prognostiziert und somit auch die absolute Häufigkeit von psychischen Alterserkrankungen weiter zunehmen wird, so daß der Bedarf an qualifizierter gerontopsychiatrischer Kompetenz und Kapazität ebenfalls steigen wird.

Im Jahr 1900 lag in Deutschland die Lebenserwartung bei Geburt für Männer bei durchschnittlich 40.6 Jahren, für Frauen bei durchschnittlich 44 Jahren; 1950 betrug die durchschnittliche Lebenserwartung in der Bundesrepublik Deutschland für Männer 64.6 Jahre und für Frauen 68.5 Jahre (Statistisches Bundesamt, 1996). Bis zum Jahr 1996 ist die durchschnittliche Lebenserwartung bei Geburt im ehemaligen Bundesgebiet bei Männern auf durchschnittlich 73.8 Jahre, bei Frauen auf durchschnittlidh 80 Jahre angestiegen (Gerostat des Deutschen Zentrums für Altersfragen, 1999). Der Anteil der über 65jährigen lag im Jahr 1952 bei 9.8% der Gesamtbevölkerung bzw. bei einer absoluten Zahl von 5.061.765; der Anteil der über 85jährigen bei 0.3% bzw. bei 148.068. Prognosen der demographischen Entwicklung besagen, daß die alte Bevölkerung bis zum Jahr 2020 bei den über 60jährigen von derzeit 20% auf über 30%, also gut um 10% (Statistisches Bundesamt, 1992), bei den über 65jährigen um 30%, bei den über 85jährigen sogar um 50% zunehmen wird (Dinkel, 1992). Diese Prognosen stimmen recht gut mit den Modellrechnungen zur Bevölkerungsentwicklung in der EU überein, die sich auf den Zeitraum von 1995 bis zum Jahr 2050 beziehen (Deutscher Bundestag, 1998). Für die über 60jährigen wird eine Steigerung ihres Anteils an der EU-Gesamtbevölkerung von gegenwärtig 21% auf 22% im Jahr 2005 und auf 27% im Jahr 2020 erwartet. Für das Jahr 2050 rechnet man mit einem Anteil von 34%. Die Zahl der älteren Menschen wird sich in allen EU-Ländern erheblich erhöhen, insbesondere in Mitgliedstaaten mit der gegenwärtig jüngsten Bevölkerung (Finnland, Irland, Luxemburg, Niederlande). Für die über 80jährigen wird in der EU nach der Jahrtausendwende ein kontinuierlicher Zuwachs erwartet. Diese Altersgruppe wird nach den Modellrechnungen ab dem Jahr 2025 stark anwachsen und möglicherweise bis zum Jahr 2050 ein Drittel der über 65jährigen betragen.

Die Häufigkeit psychischer Störungen in der Bevölkerung über 65 Jahren liegt bei gut 25% (Cooper 1986, Bickel 1997, Helmchen et al. 1999a), die der hilfs- und pflegebedürftigen alten Menschen steigt in häuslicher Pflege von 2.5% im Alter von 65-70 Jahren auf 28% im Alter von über 85 Jahren, in Institutionen von 0.6% im Alter von 60-70 Jahren auf 21% im Alter von über 90 Jahren (Lehr 1998). 1996 hat die Bundesregierung eine weitere Zunahme von Demenzen, als eine der wichtigsten Ursachen für Hilfs- und Pflegebedürftigkeit, um 20-25% bis zum Jahre 2010, d.h. auf insgesamt etwa 1.5 Millionen Menschen (Deutscher Bundestag 1996), prognostiziert. Der Demograph Dinkel (1996) hat errechnet, daß sich die Demenzhäufigkeit bis zum Jahre 2050 verdoppeln bis verdreifachen wird. Kern et al. (1995) geben für das Jahr 2020 nach eigenen Berechnungen als untere Grenze der Schätzungen 1.672.459 und als obere Grenze 2.218.369 für die Zahl der in Deutschland zu erwartenden Demenzkranken an.

Diese Entwicklung hat aber nicht nur die Erfahrungsbasis der Psychiatrie ganz erheblich in den Bereich der psychischen Alterserkrankungen hinein erweitert sowie deren Erforschung in den Industrieländern hochgradig aktiviert, sondern gleichzeitig auch die bedrückende Aktualität noch ungelöster Probleme, vor allem von qualitativen wie quantitativen Defiziten in der Erkennung, Behandlung, Rehabilitation und Versorgung psychisch kranker alter Menschen, verdeutlicht. Die nachstehende Tabelle gibt die Prävalenzbereiche für die wichtigsten psychischen Erkrankungen im Alter an.

Prävalenzraten (in %) psychischer Störungen im Alter > 65 Jahre nach Feldstudien.

Diagnosen	Gesamt: >65y
Demenzen	
Nur mittelschwere bis schwere Demenzen	4 – 8
Alle incl. leichter Demenzen	10 – 14
Davon:	
„Alzheimer"-Demenz	64 – 72
Vaskuläre Demenz	16 – 19
Depressionen (nach Schweregrad)	
Nur schwer	1 – 5
Mittel bis schwer	8 – 16
Alle incl. leicht	10 – 25
Angststörungen	5 -10
Phobien	5 – 9
Panikstörungen	0.1 – 0.4
Zwangsstörungen	0.8 – 0.9
Paranoid-halluzinatorische Syndrome	1 – 2.5
Abhängigkeitserkrankungen	
Alkoholmißbrauch (> 60 J; m/w)	10 – 20/ 1 – 10
Alkoholabhängigkeit (> 60 J; m/w)	2 – 3/ 0.5 – 1
Regelm. Einnahme von Hypnotika u. Sedativa	5 – 50

Viele Raten schwanken beträchtlich infolge der Erfassung nach unterschiedlichen Fallkriterien und von unterschiedlichen Prävalenzzeiträumen, Altersbereichen, Schweregraden, Repräsentativität. Dazu im Einzelnen:

Demenzen *(Henderson 1998, Bickel 1999):*
- Demenzen nehmen mit steigendem Alter stark zu: von < 2% mit 65 Jahren auf > 35% bzw. bei Einbeziehung auch leichter Demenzen auf bis zu 60% bei > 90 Jahren
- die Schätzungen bei den > 90jährigen erlauben keine Entscheidung darüber, ob sich in diesem Alter die Demenzzunahme vermindert
- der Anteil von Frauen wird entsprechend ihrer mit dem Alter zunehmenden Überrepräsentation auf über 70% geschätzt.
- die Differentialdiagnostik der Demenzerkrankungen ist bei Felduntersuchungen von nur sehr begrenzter Validität. „Alzheimer"-Demenz ist ein klinischer Sammelbegriff für verschiedene primär degenerative Hirnerkrankungen.
- Die Prävalenz vaskulärer Demenzen scheint im Vergleich zur Prävalenz von „Alzheimer"-Demenz einen geringeren Altersanstieg zu haben und bei Frauen relativ geringer zu sein.

Depressionen *(Bickel 1997, Helmchen et al. 1999a):*
- Depressionen mittlerer und schwerer Ausprägung erfüllen in der Regel die Kriterien spezifizierter Diagnosen nach ICD bzw. DSM, leicht ausgeprägte Depressionen hingegen oft nicht und werden dann auch als „unterschwellige" Depressionen bezeichnet
- Selbsteinschätzungen zeigen größere Häufigkeiten als Fremdbeurteilungen unter Benutzung von Diagnosekriterien.
- Die Prävalenzraten nehmen mit dem Alter nicht wesentlich zu.
- Frauen zeigen gegenüber Männern eine doppelt so hohe Prävalenz.
- Bei älteren Heimbewohnern kann die Depressionsprävalenz bis auf 40% steigen.

Angststörungen *(Regier et al. 1993; Blazer et al. 1994; Wiedemann 1997)*
- Die Prävalenz von Angststörungen nimmt mit steigendem Alter (vor allem infolge fast verschwindender Inzidenz) stark ab, jedoch nicht so stark wie früher angenommen.
- Angststörungen sind die dritthäufigste Gruppe psychischer Störungen im Alter.
- Frauen sind etwa doppelt so häufig wie Männer erkrankt.

Paranoid-halluzinatorische Syndrome *(Janzarik 1973; Blazer, 1980; Babigian et al. 1994; Fuchs 1997; Riecher-Rössler 1997)*
- Da diese Störungen meist zu klinischenAufnahmen führen, sagen administrative Prävalenzen in Institutionen kaum etwas über die vermutlich sehr viel geringeren wahren Prävalenzen in der Allgemeinbevölkerung aus.

- Echte Spätschizophrenien (Ersterkrankungsalter > 60 Jahre) sind sehr selten.
- Meist handelt es sich bei Erstmanifestationen von paranoid-halluzinatorischen Syndromen im Alter entweder um chronische Wahnsyndrome oder um Komplikationen von dementiellen Erkrankungen oder von affektiven Störungen. Letztere sind in der Prävalenzrate der Tabelle nicht erfaßt; allein bei Demenzen treten Wahnsymptome bei ca. 10-36% und Halluzinationen bei 6-10% der Erkrankten auf.
- Frauen überwiegen, besonders bei chronischen Wahnsyndromen.

Abhängigkeitserkrankungen *(Saunders 1994; Sullivan 1994; Mann et al. 1997; Helmchen et al. 1999a)*
- Die Prävalenzen für Alkoholmißbrauch schwanken stark, zwischen 1-20% bei Männern und 1-10% bei Frauen. Männer überwiegen immer.
- Bei bis zu 50% der über 60jährigen Krankenhauspopulation liegt ein Alkoholproblem vor, aber nur zu 20% diagnostiziert. Noch seltener werden der Besuch einer Suchtberatungsstelle oder eine Therapie empfohlen.
- Bei ca. 1/3 der Personen mit Alkoholproblemen im Alter haben diese erst nach dem 60. Lebensjahr begonnen. Sie haben eine bessere Prognose.
- Die epidemiologischen Daten können angemessen nur bei Kenntnis der Tringgewohnheiten in der jeweiligen Population interpretiert werden.
- Zuverlässige pharmakoepidemiologische Daten für das Alter liegen kaum vor und sind sehr schwierig zu interpretieren. Fast alle alten Menschen erhalten Arzneimittel, entweder verschrieben (vor allem in Institutionen) oder als Selbstmedikation (> 50%), in der Mehrzahl über Monate oder Jahre; Frauen nehmen Hypnotika und Sedativa häufiger als Männer. Oft bleibt unklar, ob sich eine Abhängigkeit entwickelt hat.

1.3 Begründung der Gerontopsychiatrie

Damit tritt neben die bisher eher quantitative Begründung der Gerontopsychiatrie auch ihre qualitative Begründung. Sie ergibt sich aus den Besonderheiten des Alternsprozesses und seiner Auswirkungen auf Krankheitsentstehung, Verlauf, diagnostische und Behandlungsbedingungen und nicht zuletzt auch aus besonderen ethischen Problemen. Diese Besonderheiten, die bei der Behandlung, Betreuung und Versorgungsplanung berücksichtigt werden müssen, lassen sich wie folgt skizzieren:

Psychisch kranke ältere Menschen sind in der Konkurrenz um diagnostische und therapeutische Chancen gegenüber Jüngeren in der Regel benachteiligt, wobei sicherlich gesamtgesellschaftlich verankerte „negative Altersstereotype" auf Seiten der Professionellen eine wichtige Rolle spielen.

- Diese Benachteiligung wird durch die in den letzten Jahren dramatisch akzentuierte finanzielle Ressourcenverknappung und die daraus abgeleiteten gesundheits- und finanzpolitischen Regulationen noch verstärkt.
- Negative Stereotype in der Öffentlichkeit und den Medizinalprofessionen gegenüber dem Alter als hohe gesundheits- und sozialkostenverursachende und bedrohliche Lebensphase sind in diesem Zusammenhang ursächlich, bzw. verstärkend wirksam.
- Vermeidungsängste älterer Menschen gegenüber psychiatrischen Institutionen und Einrichtungen der stationären Pflege verhindern rechtzeitige Inanspruchnahme und erhöhen das Risiko psychisch Erkrankter ignoriert, fehldiagnostiziert, fehlbehandelt und fehlplaziert zu werden.
- Gleichzeitig besteht aber eine hohe Prävalenz psychischer Erkrankungen im allgemeinen, für Demenzen und vorwiegend leichte Depressionen im besonderen, verbunden mit folgenden Charakteristika:
  - Multimorbidität mit enger Beziehung zwischen somatischen und psychischen Erkrankungen, hoher Anteil hirnorganisch begründeter Erkrankungen (Delire u. Demenzen)
  - hoher Anteil chronischer Verlaufsformen, bzw. Risiko der Chronifizierung akuter Formen (z.B. von Depressionen)
  - begrenzte Lebenserwartung, die pessimistische oder nihilistische Einstellungen aller Beteiligten fördert
  - hohes Suizidrisiko, insbesondere älterer Männer
  - hohe soziale Vulnerabilität vor allem allein lebender Frauen

Aus der Kumulation dieser Vulnerabilitätsfaktoren ergeben sich besondere qualitative Ansprüche für Diagnostik, Behandlung, Pflege und Betreuung. Einerseits gestalten sich diagnostische und Behandlungsstrategien aufgrund der Komplexität der Bedingungskonstellationen für Kranksein im Alter immer komplizierter bis hin zu einer unter den Bedingungen von Multimorbidität und organspezifischen Altersveränderungen immer unübersichtlicher werdenden Pharmakokinetik und Pharmakodynamik bei in der Regel notwendiger Mehrfachmedikation (Multimedikation), andererseits müssen in diagnostische und therapeutische Entscheidungen die individuell unter dem Alterseinfluß sich verändernden Erlebensweisen, ebenso wie die immer begrenztere Lebenserwartung mit einbezogen werden. Die diagnostische, therapeutische und rehabilitative Belastbarkeit kranker alter Menschen wird mit zunehmendem Alter ebenfalls begrenzter. Ein angemessener Umgang mit diesen Problemkonstellationen erfordert solides gerontologisches Grundwissen, qualifizierte alternsmedizinische Ausbildung und Kenntnisse sowohl in der spezifischen Teildisziplin Gerontopsychiatrie als auch in den angrenzenden medizinischen Nachbargebieten, insbesondere der inneren Medizin und

Neurologie, aber auch Urologie, Orthopädie Augen- und Ohrenheilkunde sowie eine positive Einstellung zum Alter und Fähigkeit zur Herstellung positiver Übertragungssituationen als Grundvoraussetzungen für erfolgreiche Behandlung und beiderseitige (Arzt und Patient) Compliance. Diagnostische und therapeutische Zeitplanung erfordern Geduld und Ausdauer, die Bereitschaft des Eingehens auf eine lange Biographie und die Kunst des Zuhörens. Diese Fähigkeiten sind in aller Regel in professionellen Bereichen, die sich vorwiegend auf akut erkrankte jüngere Menschen konzentrieren, nicht gegeben oder im Alltagsablauf nicht realisierbar mit der Folge von Fehleinschätzungen, die zu *unnötig* belastenden oder sogar schädigenden Therapiemaßnahmen und Fehleinschätzungen hinsichtlich der weiteren Betreuungsnotwendigkeit führen können. Es sind dies eigentlich überzeugende Gründe genug (s. auch S. 62-63 u. 87-89) um Geriatrie und Gerontopsychiatrie einen eigenständigen Auftrag im Rahmen der Gesamtgesundheitsversorgung der Bevölkerung einzuräumen. Wenn dies aus verschiedenen Gründen vermieden werden soll, dann muß zumindest zweierlei gewährleistet sein:

1. daß hinreichend geriatrische und gerontopsychiatrische Kompetenz für die Diagnostik und Behandlung besonders schwieriger Konstellationen vorhanden ist und
2. daß die sich hier entwickelnde Erfahrung in die nicht spezialisierten Krankenversorgungsbereiche transferiert werden kann.

Vor diesem Hintergrund muß eine Beurteilung des wissenschaftlichen Standes der Gerontopsychiatrie das Gesamt ihrer praktischen, personellen und institutionellen Entwicklung mit im Blick haben. Im folgenden sollen 1. die Entwicklung der letzten 10 Jahre zum derzeitigen wissenschaftlichen Stand der Gerontopsychiatrie und insbesondere zum Stand der in der Gerontopsychiatrie bestehenden Behandlungskonzepte dargestellt und bewertet, 2. eine Prognose der wissenschaftlichen Entwicklung für die kommenden 10 Jahre, sowie 3. Empfehlungen für die gerontopsychiatrische Planung abgegeben werden. Sie werden sich in erster Linie auf qualitative Strukturdefizite und deren Überwindung stützen. Quantitative Schätzungen sind nur sehr begrenzt möglich.

2. Stand der Forschung zur Psychiatrie alter Menschen

Trotz zahlreicher Alters-Theorien gibt es bisher keine Theorie im Sinne einer expliziten Erklärung der vielfältigen empirischen Befunde zum Altern. Manche Autoren bezweifeln diese Möglichkeit überhaupt, während andere eine Theorie für unverzichtbar halten, um die unübersehbare Fülle von Daten in bedeutsame Erklärungen zu transformieren und die Richtung der Untersuchung noch nicht verstandener Prozesse und Konsequenzen des Alterns zu bestimmen (Bengtson et al. 1999). Gleichwohl wird der gegenwärtige Zustand der Gerontologie als „rich in data but poor in theory" beurteilt (Birren et al. 1986). Diese Einschätzung trifft sicher in besonderem Maße auch auf die Gerontopsychiatrie zu.

Als eine theoretisch grundlegende Frage der Altersmedizin erscheint die nach der Trennung von Altern und Krankheit. Sie ist ungelöst, nicht zuletzt, weil Altern weder eindeutig definiert ist, noch die ihm zugrunde liegenden Prozesse wirklich verstanden werden und somit auch ihre möglicherweise pathogenetische Bedeutung unklar ist. So ist beispielsweise nicht einmal klar, ob die Alzheimer Krankheit wirklich alterungsabhängig ist, also Prozesse der Alterung an der Krankheitsentwicklung beteiligt sind, oder ob sie nur deshalb erst im Alter auftritt, weil der womöglich sehr langsame Krankheitsprozess jahrzehntelang unterhalb der Schwelle klinischer Manifestation verläuft (Beyreuther 1997). Auch könnte die Assoziation von niedriger Bildung und Demenzdiagnose darauf hinweisen, daß manchen Demenzzuständen gar keine spezifische Hirnkrankheit zugrunde liegt, sondern bei niedrigem intellektuellen Ausgangsniveau ausschließlich kognitive Alterungsprozesse zum Erscheinungsbild einer Demenz führen. Grimley Evans (1988) meinte sogar: „to draw a distinction between disease and normal aging is to attempt to seperate the undefined from the undefinable". Eine Definition, die diese vielleicht falsch gestellte Frage entschärft, ist die von Miller (1994): „Aging is a process that converts healthy adults into frail ones, with diminished reserve in most physiological systems and an exponentially increasing vulnerability to most diseases and death." Derzeit wird eine entwicklungsbiologische Theorie bevorzugt, wonach der fehlende Selektionsdruck nach der Reproduktionsperiode mit zunehmendem Alter das Fehlen von ausreichenden Reparaturmechanismen bedingt, so daß grundlegende Prozesse der Alterung durch Akkumulation fehlerhafter Stoffwechselprodukte bestimmt sind: z.B. ROS (reactive oxygen species): freie Radikale aus dem oxidativen Stoffwechsel, AGEs (advanced glycosylation end products) aus dem Glukose-Stoffwechsel, Verkürzung der Telomere von Genen bei der Zellteilung. Sie vergrößern mit zunehmender Menge die Disposition zu Krankheiten, die dann aus der Wechselwirkung mit einer Vielfalt von krankheitsspezifischen Faktoren (genetische Belastung, Umwelteinflüsse, Lebensstile, psychosoziale Faktoren usw.) entstehen (Solomon 1999). Solche theoretischen Konzepte sind bedeutsam für die Früherkennung krankhafter Entgleisungen im Alter sowie für ihre Prävention und Behandlung, aber auch für die Rehabilitation und Versorgung psychisch kranker alter Menschen. Dies soll im folgenden anhand aktueller Beispiele aus der gerontopsychiatrisch relevanten Forschung dargestellt werden.

2.1 Klinische Diagnostik von psychischen Störungen im Alter

Durch Verwirrtheit oder sogenannten geistigen Abbau auffallende alte Menschen gab es zu allen Zeiten, aber insgesamt waren sie eher seltene Einzelfälle. Erst nach dem zweiten Weltkrieg kam allmählich eine Entwicklung in gang, psychische Störungen alter Menschen systematisch zu untersuchen. Die ersten epidemiologischen Felduntersuchungen zur psychiatrischen Morbidität alter Menschen stellten unterhalb der „Spitze des Eisberges" grob auffälliger und deswegen meist hospitalisierter alter Menschen eine erhebliche Häufigkeit psychischer Störungen fest und deckten auf, daß die meisten keinerlei psychiatrische Betreuung erhielten (Kay et al. 1964). Die Mehrheit dieser Störungen wurde gar nicht wahrgenommen, geschweige denn diagnostiziert. Obwohl die Vielfalt psychischer Störungen im Alter derjenigen im jüngeren Erwachsenenalter nicht nachsteht, beschränken sich die folgenden Hinweise vornehmlich auf die beiden weitaus häufigsten psychischen Störungen im Alter, die Depressionen und die Demenzen.

Bei Menschen über 65 Jahren sind Depressionen mit knapp 10%, unter Einschluß auch „unterschwelliger" Depressionen mit rund 25%, Demenzen mit 5%, aber im Alter über 90 Jahren mit rund 50% häufig (Helmchen et al. 1999a) (s. auch Tab. S. 6).

Roth (1955) differenzierte als einer der ersten psychiatrischen Autoren die psychischen Störungen im Alter systematisch und erkannte, daß alte Menschen mit Depressionen dann, wenn sie eine Vorgeschichte von rezidivierenden Depressionen hatten, auf Behandlung besser ansprachen und eine bessere Prognose hatten als Menschen mit Depressionen, die erstmals im Alter auftraten. Gleichwohl benötigten diese Erkenntnisse 3 Dekaden, um praktisch wirksam zu werden. Dazu mußte der Arzt in der Praxis der Vielfalt psychischer Störungen im Alter überhaupt gewahr werden; denn dies ist die Voraussetzung dafür, die im Alter häufigsten affektiven, depressiven und ängstlichen Störungen differentialdiagnostisch richtig erfassen und behandeln zu können. Leider geschieht dies auch heute noch nur bei einem kleineren Teil (<50%) der so Erkrankten (Linden et al. 1996). Als Gründe für die mangelhafte Erkennung von depressiven Störungen wurden in den letzten Jahren deren häufig nur leichte („unterschwellige") Ausprägung, die gleichwohl Leidensdruck und Alltagsbehinderungen verursachen und die Rehabilitation gleichzeitig bestehender somatischer Erkrankungen erschweren können (Wilms et al. 2000) sowie die Überlappung mit Symptomen somatischer Multimorbidität (Linden et al. 1998) ebenso herausgearbeitet wie der ungünstige Einfluß eines negativen Altersstereotyps (Helmchen et al. 2000). Zu berücksichtigen ist weiterhin, daß Depressionen sehr unterschiedliche pathogenetische Prozesse zugrunde liegen können (psychogen, somatogen, endogen und deren Kombination), deren jeweilige Spezifität jedoch aus dem klinischen Erscheinungsbild nicht zu erkennen ist, andererseits aber die jeweilige Pathogenese für die Wahl der angemessenen oder gar optimalen Therapie bedeutsam ist. Das Problem der sogenannten „depressiven Pseudodemenz" wird heute weitgehend so verstanden, daß es im Alter ein Spektrum von Beziehungen zwischen depressiven und kognitiven Störungen (Emery et al. 1992) gibt, in dem die ursprünglich mit dieser Diagnose verbundene Hypothese (Kiloh 1961, Wells 1979) einer vollständigen Rückbildung der kognitiven Störungen bei Abklingen der Depression eher eine seltene Ausnahme ist, hingegen auch nach Remission der Depression kognitive Störungen häufig fortbestehen bzw. sich zu einer Demenz entwickeln (Grunwald et al. 1993, Reischies 1993).

Die weit verbreitete, aber falsche Kennzeichnung von Demenzen als „Cerebralsklerose" konnte nur allmählich überwunden werden. Gleichwohl hat sich die Erkenntnis noch nicht generell durchgesetzt, daß es sich bei dem klinischen Erscheinungsbild der Demenz nicht nur um eine zu akzeptierende Zuspitzung normalen Alterns handelt; letztere Einstellung hängt vielleicht auch damit zusammen, daß das bereits von Kay et al. (1964) klar beschriebene Problem, eine beginnende Demenz von der benignen Vergeßlichkeit des „normalen" Alterns abzugrenzen, bisher nicht gelöst ist. Zahlreiche Untersuchungen zielen derzeit auf diese Abgrenzung und damit auf die klinische Frühdiagnose dementieller Erkrankungen durch Vereinheitlichung diagnostischer Standards (Schröder et al. 1998; Ihl et al. 1998/1999), neuropsychologische Tests mit Anforderungscharakter (Baltes et al. 1992, Reischies et al. im Druck) und größerer Nähe zu den Anforderungen des Alltags (Reisberg et al. 1998), kognitive Leistungsprofile und stärkere Gewichtung der Geschwindigkeit kognitiver Leistungsänderungen (Helmchen et al. 1998, Reischies et al. im Druck). Besonders intensive Bemühungen gelten paraklinischen Untersuchungen, vor allem mit Hilfe bildgebender Hirndiagnostik für die Demenzdiagnostik. Dabei wurden die bereits in den 80er Jahren mittels PET erhobenen Befunde einer verminderten Durchblutung und Sauerstoffutilisation vorzugsweise des parieto-temporalen bzw. frontalen Cortex (Heiss et al. 1985) bestätigt (Stoppe et al. 1995b) und in den letzten Jahren durch Nachweis einer synaptischen Dysfunktion mit zunächst noch erhaltener Reagibilität auf (pharmakologische, neuropsychologische oder sensorische) Aktivierung und später folgendem Verlust von Synapsen und Reagibilität präzisiert (Alexander et al. 1998, Pietrini et al. 1997, Rapoport 1998). Diese Befunde wurden durch den Nachweis einer für die Alzheimer Demenz spezifischen Volumenminderung des linken Hippocampus-Amygdala-Komplexes mittels quantitativer MRT erweitert (de Leon et al. 1996, Pantel et al. 1997, Bobinski et al. 1999). Auch wurde die demenz-prädiktive Bedeutung der Häufung von White Matter Lesions (WML) erhärtet (Wolf et al. 1998).

Befunde einer mittels HMPAO-SPECT festgestellten verminderten Gefäßreagibilität (Stoppe et al. 1995a) bedürfen ebenso der Replikation wie die Korrelation eines Volumendefizits des Temporallapens mit einer Vermehrung der Beta A4-Konzentration im Liquor (Schröder et al. 1997).

Untersuchungen zu vermuteten Abweichungen der Konzentration von Metabolismus-Produkten (Vermehrung von Tau-Protein und Neuronal Thread-Protein (NTP), Verminderung von Abeta 42 und ‚gp 130) im Liquor von Demenzkranken haben bisher widersprüchliche und noch keine für die Diagnostik praktisch verwertbaren Befunde ergeben, könnten aber für die Erkennung pathogenetischer Prozesse degenerativer Demenzen bedeutsam werden (Buch et al. 1998, Working group: Consensus Statement 1998, Hampel et al. 1998, Hock et al. 1998, Kornhuber et al. 1998).

2.2 Pathogenese dementieller Erkrankungen im Alter

Es ist seit langem bekannt, daß den Demenzen wahrscheinlich eine ganze Reihe verschiedener pathogenetischer Mechanismen oder Ursachen zugrunde liegt. Allerdings ist es bisher kaum möglich, diese unterschiedlichen Hirnkrankheiten allein aus dem klinischen Zustand zu erkennen, obwohl die psychopathologische und neuropsychologische Forschung inzwischen große Anstrengungen dazu unternimmt. Neben der Differenzierung von Alzheimer Demenz und vaskulärer Demenz mittels entsprechender Diagnose-Kriterien (ICD 10, DSM-IV in Vebindung mit NINCDS für AD und NINDS-AIREN für VD) wurden in den letzten Jahren weitere Demenzen klinisch-psychopathologisch vom Gros der Demenzen abgehoben, die auch neuropathologisch durch Besonderheiten wie eine bevorzugt frontotemporale Lokalisation (Brun et al. 1994, Förstl et al. 1994) oder durch Lewy-Körper (McKeith et al. 1994) charakterisiert sind. Eine umfassende Übersicht zur seltenen posterioren corticalen Atrophie diskutiert das theoretisch interessante Problem der nosologischen Einordnung dieser progredienten Erkrankung als eigenständige Erkrankung oder auch als Spezialfall der langsam progredienten fokalen Hirnerkrankungen oder aber als Sonderform der Alzheimer Demenz (Pantel et al. 1996). Als wesentliche Befunde der weltweit intensiven und hochkompetitiven Grundlagenforschung zur Demenz sind zu nennen:

Neuropathologische Untersuchungen: Der offenbar über viele Jahre sich entwickelnde Prozess der Alzheimererkrankung manifestiert sich mikromorphologisch in einer zunehmenden Anreicherung von unlöslichen Stoffwechselprodukten, dem Amyloid und intraneuronalen neurofibrillären Veränderungen (neuritische Plaques, neurofibrilläre Tangles, Neuropil-Fäden). Diese Anreicherung zeigt vor allem für die neurofibrillären Tangles und die Neuropil-Fäden (nicht aber für das Amyloid und die Plaques) eine regionale Hierarchie mit Beginn im mediobasalen Schläfenlappen (transentorhinale Schicht Prä-alpha): Stadium I – II, über eine Ausbreitung in dieser Schicht auf den angrenzenden entorhinalen Cortex (limbisches Stadium III – IV) bis zur Zerstörung aller Assoziationsareale des Isocortex: Stadium V – VI (Braak et al. 1991). Eine international kooperative Überprüfung dieser Stadieneinteilung fand zwar eine Reihe von Abweichungen, bestätigte ihre Validität jedoch im Grundsatz (Gertz et al. 1998). Letztlich noch ungeklärt ist der Zusammenhang zwischen extraneuronaler Amyloidablagerung und Amyloidangiopathie, der bei der besonders im höheren Alter sehr hohen Komorbidität von degenerativer und vaskulärer Demenz die klinisch noch übliche Unterscheidung zwischen beiden Demenztypen zumindest als fragwürdig erscheinen läßt (Gertz 1997).

Cerebrale Glucocorticoidrezeptoren: Tierexperimentell konnte die Hypothese begründet werden, daß eine Aktivierung der Glucocorticoidrezeptoren auf hippocampalen Neuronen deren Vulnerabilität gegenüber Abeta-Amyloid und Glutamat erheblich erhöhen und über den dadurch induzierten oxidativen Stress zum Tod von Hippocampus-Neuronen führen kann (Behl et al. 1997).

Tau-Protein und Abeta-Amyloid: Ausgehend von der molekularbiologischen Analyse der beiden auffälligsten, von A. Alzheimer bereits 1906 beschriebenen neuropathologischen Befunde, den Plaques und den Tangles, gibt es in Deutschland auch international stark beachtete Arbeiten aus dem letzten Jahrzehnt. Die Forschungsgruppe Mandelkow (Hamburg) hat bedeutenden Anteil an der Aufklärung der Struktur und Bedeutung des Tau-Proteins. Dieses Protein stabilisiert das durch Mikrotubuli gebildete Axon-

Skelett, verliert diese Fähigkeit aber – vermutlich durch jüngst entdeckte Mutationen in dem das Tau-Protein codierenden Gen – durch Hyperphosphorylierung und aggregiert dann zu den Tangles (gepaarte helikale Filamente) mit toxischer Wirkung auf Neurone. Diesem Vorgang wird von einigen Autoren eine größere ursächliche Bedeutung für die Alzheimer-Demenz zugeschrieben als der Amyloidbildung (Mandelkow et al. 1998). Eine Vielfalt von Störungen der Prozessierung des Amyloid Precursor Proteins (APP), die zu unlöslichem Abeta-Amyloid als wesentlichem Bestandteil der Plaques führt, wird hingegen von der Forschungsgruppe Beyreuther als wesentliches Ursachenbündel der Alzheimer Demenz angesehen (Masters et al. 1998).

Anreicherung neurotoxischer Stoffwechselendprodukte: Als gut untersuchte Beispiele nachlassender Entgiftungsfunktionen des Organismus sind zu nennen die Akkumulation freier Radikale als unvermeidlichem Endprodukt des oxidativen Stoffwechsels *(ROS: reactive oxidative species)* und der Endprodukte beschleunigter Glycosylierung *(AGE: advanced glycosylation end products)* (Thome et al. 1996) von Proteinen. Erstere kumulieren mit toxischer Wirkung, da die Aktivität der sie entgiftenden Enzyme vermindert ist (Horan et al. 1995), letztere führen zur Funktionsminderung von Proteinen und verstärken zudem den oxidativen Stress (Loske et al. 1998, Behl et al. 1999).

Glukosestoffwechsel: Wichtige Befunde zu Störungen des den cerebralen Glukose-Metabolismus steuernden Insulin-modulierenden Hirnsystems in der Pathogenese der Alzheimer-Krankheit wurden von der Heidelberger Arbeitsgruppe von S. Hoyer und der Würzburger Arbeitsgruppe von P. Riederer vorgelegt (Hoyer 1998, Riederer et al. 1998). Frölich hat in einer größeren Vielautorenpublikation (Frölich et al. 1998) Befunde mitgeteilt, nach denen die von Hoyer schon in den 70er Jahren nachgewiesene Glukoseutilisations-Verminderung in der beginnenden Demenz zumindest teilweise auf eine veränderte Funktion von Kinasen oder Phosphatasen zurückzuführen sein könnte, die an der dem Insulinrezeptor nachgeordneten verminderten Signaltransduktion beteiligt sind.

Neurochemische Untersuchungen: In einer zusammenfassenden Darstellung der neurochemischen Befunde bei den Demenzen vom Alzheimer Typ wird die Annahme begründet, daß eine möglicherweise größere Zahl verschiedener metabolischer Schädigungen über eine gemeinsame pathogenetische Endstrecke zum psychopathologischen Syndrom der Alzheimer Demenz führt, es sich also bei der Alzheimer Demenz um ein klinisch-psychopathologisch *(bisher noch)* mehr oder weniger einheitliches Syndrom mit heterogener Ätiopathogenese handelt (Frölich 1997).

Neurophysiologie: Trotz einer Reihe von mehrfach beschriebenen Auffälligkeiten im EEG psychisch kranker alter Menschen hat sich diese Untersuchungsmethode bisher weder für die Differentialdiagnose Depression versus

Demenz, noch für die Differenzierung von Alter und Demenz und damit für die Frühdiagnose dementieller Prozesse in der Praxis durchgesetzt.
Um nur einige Befunde zu nennen: Hegerl et al. (1997) konnten anhand einer reduzierten Amplitude und einer verlängerten Latenz des mittels der Dipol-Quellen-Analyse der P300 untersuchten temporo-frontalen Dipols Patienten mit leichter Demenz (MMSE > 20) von gesunden Kontrollen trennen (1997). Ähnliches, nämlich die Trennung von Menschen mit leicht kognitiven Störungen von Gesunden, erreichten Grunwald et al. (1998) mit der EEG-Power-Spektralanalyse. Tendolkar et al. (1998) stellten bei AD-patienten mit verkleinertem Hippocampus abnorme ERPs nach Anforderungen an das deklarative Gedächtnis fest.

2.3 Therapie-Forschung

Die in der jetzt zu Ende gehenden „Dekade des Gehirns" an vielen (Alzheimer Forschungs-) Zentren in der Welt intensiv molekularbiologisch erforschten, zur Demenz führenden Krankheitsprozesse werden Wege zu einer Behandlung dieser degenerativen Krankheiten des Gehirns öffnen, die über die bisher nur mögliche symptomatische Behandlung und pflegerische Betreuung hinaus die Krankheitsprozesse direkt und damit ursächlich angreift. Ein erster Schritt in diese Richtung sind *Azetylcholinesterasehemmer*. Diese Arzneimittel blockieren das Enzym, das den für Gedächtnisfunktionen wichtigen Neurotransmitter *("Botenstoff")* Azetylcholin abbaut und vermindern damit das bei der Alzheimer Demenz vorhandene Azetylcholin-Defizit. Allerdings ist damit noch nicht die Ursache des Azetylcholinmangels erkannt, sondern nur dessen Auswirkung abgeschwächt und dies bisher auch nicht in befriedigendem Maße; überdies ist damit nur punktuell eines von mehreren und zudem vermutlich in Wechselwirkung miteinander gestörten neuronalen Systemen erfaßt. Vor der derzeit aktuellen Ära der Entwicklung von Azetylcholinesterasehemmstoffen sind eine ganze Reihe von Substanzen mit anders akzentuierten Angriffspunkten entwickelt worden, woran die deutsche pharmazeutische Industrie wesentlichen Anteil hatte, ja so gar eine gewisse Vorreiterfunktion bis in die 80iger Jahre inne hatte. (Übersichten siehe: Coper & Kanowski 1983, Tropper 1993). Im einzelnen sind Substanzen mit Angriffspunkt im zellulären Calciummetabolismus (Kanowski et al. 1988), Elimination freier Radikale und Aktivierung des muskarinisch-cholinergischen Systems bei gleichzeitiger Verbesserung der Mikroperfusion (Kanowksi et al. 1996) und Stabilisierung des glutamatergen Transmittersystems (Vollhardt 1993, Parsons et al. 1998, Winblad et al. 1999) zu nennen. Neueste Entwicklungen berücksichtigen antiinflammatorische Wirkungen nichtsteroidaler Glucokortikoide (Aisen et al. 1998) und den Einfluß von

Östrogen-Substitutionsbehandlung (Baldereschi et al. 1998). Die Intensivierung dieser Forschung ging mit wesentlichen Fortschritten und Verbesserungen in der Forschungs- und klinischen Prüfmethodik einher, die in die Entwicklung internationaler Guidelines mündeten, deren erste in Deutschland publiziert worden sind (Kanowski 1975, Coper & Kanowski 1976, Kanowski et al. 1990, Bundesgesundheitsamt 1991). Die zunehmende Kenntnis der zum Nervenzelluntergang führenden pathogenetischen Kaskade läßt im nächsten Jahrzehnt erhebliche Fortschritte auf dem Wege von einer symptomatischen zu einer kausalen Arzneimittelbehandlung erwarten (Frölich et al. 1995, Behl et al. 1999, Masters et al. 1998). Bedauerlicherweise wird Deutschland an diesen Entwicklungen in Zukunft nur noch am Rande beteiligt sein, weil die forschende pharmazeutische Industrie ihre Aktivitäten, insbesondere ihre wissenschaftlichen Forschungs- und Entwicklungszentren, ins Ausland, z.B. in die USA und Japan, verlegt hat. Hierfür spielt – neben erleichterten Forschungsbedingungen – vor allem auch die Tatsache eine Rolle, daß der deutsche Arzneimittelmarkt infolge des auch die Arzneimittelindustrie erfassenden ökonomischen Druckes uninteressanter geworden ist und die Arzneimittelzulassung für den deutschen Markt über den gesamteuropäischen Zugang gelöst werden kann. Auf ethische Probleme der klinischen Prüfung von Arzneimitteln bei Demenzkranken wird später eingegangen.

In der Betreuung und Behandlung Demenzkranker werfen die ebenfalls im Rahmen dementieller Prozesse auftretenden nicht-kognitiven und Verhaltensstörungen für Angehörige und professionelle Betreuer häufig größere Probleme auf als die demenzbedingten kognitiven Leistungsstörungen. Es handelt sich hierbei um den organischen Persönlichkeitswandel, Wahn und Halluzinationen, psychomotorische Unruhe, depressive Verstimmungen, Umtriebigkeit, Umkehr des Schlaf-Wachrhythmus, aggressive Verhaltensweisen und „Schreiattacken". Diese Symptome führen oft zum Zusammenbruch der ambulanten familiären Betreuung oder der Betreuungsmöglichkeiten in Pflegeheimen – und damit zur Klinikeinweisung. Der Einsatz von Tranquilizern, Neuroleptika und Antidepressiva ist oft unvermeidlich, wird aber immer wieder kritisiert wegen der Gefahr der Verschlechterung der demenzbedingten kognitiven Störungen und verbunden mit dem Vorwurf, daß sie lediglich zur Ruhigstellung der ängstlichen und verwirrten alten Menschen eingesetzt werden, weil zu wenig oder nur gerontopsychiatrisch unzureichend qualifiziertes Personal vorhanden ist. Diese Situation ist vor allem für die Pflegenden eigentlich unerträglich, weil damit der Vorwurf verdeckt wird, daß die Gesellschaft nicht bereit oder nicht in der Lage ist, die gegenüber der Arzneimittelbehandlung allemal teureren Kosten für eine verbesserte und intensive Betreuung aufzubringen. Klinische Studien mit dem Ziel der Entwicklung neuerer, für diesen Indikationsbereich besser geeigneter Psychopharmaka oder im Hinblick auf einen Vergleich bereits vorhandener, mit dem Ziel ein optimales Nutzen-Risiko-Verhältnis zu ermitteln, sind in Deutschland nur wenig durchgeführt worden. Ähnlich ist die Situation auch hinsichtlich der speziellen Indikationen für Psychopharmaka bei anderen psychischen Erkrankungen des Alters (z.b. Depressionen). Die besondere Notwendigkeit für alterspezifische Medikamententwicklungen – und prüfungen folgt aus den durch den Altersprozeß und die begleitende Multimorbidität veränderten pharmakodynamischen und pharmakokinetischen Reaktionsweisen, wobei auch Interaktionen verschiedener Medikamente im Rahmen nicht vermeidbarer Multimedikation eine wichtige Rolle spielen. Ein weiterer, in Deutschland besonders ausgeprägter defizitärer Bereich ist die Pharmakoökonomie. Zwar wird in allen Kostendiskussionen immer wieder die Höhe der Arzneimittelkosten für die Behandlung der über 65jährigen Bevölkerung beklagt, aber Kosteneffizienzstudien im Vergleich medikamentöser Behandlung zu alternativen Betreuungs- und Behandlungsstrategien bzw. zur Nicht-Behandlung fehlen fast völlig. Im Hinblick auf die Diskussion um „Übermedikation" kranker alter Menschen ist auf Ergebnisse der Berliner Altersstudie zu verweisen, die zeigten, daß mindestens ebenso häufig wie die viel kritisierte „Übermedikation" unzureichende bzw. Nicht-Behandlung – z.b. insbesondere bei Altersdepressionen – zu verzeichnen ist (Linden et al. 1996). Jegliche Psychopharmakotherapie – auch die Behandlung der Demenzen mit Nootropika – muß jedoch in einen Gesamtbehandlungsplan eingebettet werden. Darin spielen vor allem spezifizierte rehabilitative, soziale und pflegerische Maßnahmen eine wichtige Rolle.

Solche nichtpharmakologischen Behandlungen umfassen zahlreiche Verfahren, deren Wirksamkeit jedoch nur in wenigen Fällen klinisch geprüft wurde (Hager et al. 1994, Ehrhardt et al. 1997, Gutzmann 1998): i) Verhaltens-orientierte Verfahren; ii) Emotions-orientierte Verfahren, z.B. supportive Psychotherapie; iii) Anregungs-orientierte Verfahren, z.B. Musiktherapie oder körperzentrierte Verfahren; iv) Kognitions-orientierte Verfahren, z.B. Realitätsorientiertes Training (Kaschel et al. 1992, Gutzmann 1998). Bei neuropsychologisch orientierten Rehabilitationsverfahren werden große Anstrengungen unternommen, ihre Effekte über den Trainingszeitraum hinaus zu generalisieren und alltagsspezifisch wirksam zu machen (Markowitsch 1997, Thöne et al. 1995, Ott-Chervet et al. 1998). Allerdings ist die Wirksamkeit interner und externer Gedächtnisstützen und Mnemotechniken (z.B. Verknüpfungsmethoden, Ortsmethode, Wiederholungstechniken u.a.m. und Listen, Tagebücher, Kalender usw.) und erst recht die Übung von Problemlösungen noch sehr begrenzt und das Training von Teilsystemen des Gedächtnisses steckt noch in den Kinderschuhen (Thöne et al. 1995, Markowitsch 1997). Die Selbst-Erhaltungs-Therapie (SET) basiert ebenfalls auf einem neuropsychologisch fundierten Rehabilitationskonzept, das die Kontinuität personaler Erfahrung und erlebnisreicher Lebensformen und damit Selbstgefühl und Selbstkompetenz – auch unter den Bedingungen der Alzheimer Demenz –, zu bewahren sucht (Romero et al. 1992). Es steht in enger Nähe zu dem von der Deutsch-Amerikanerin Feil (1970) entwickelten Prinzip der Validation (siehe auch Scharb 1996).

Das am Institut für Psychogerontologie der Universität Erlangen 1991 realisierte Projekt „Bedingungen der Erhaltung und Förderung von Selbständigkeit im höheren Lebensalter (SIMA)" hat zu einer Reihe interessanter Längsschnittergebnisse geführt. So konnte im Hinblick auf den kognitiven Status gezeigt werden, daß das kombinierte Gedächtnis- und Psychomotoriktraining hochsignifikante und vor allem langfristige Effekte erbrachte (Oswald et al. 1998). Allerdings handelte es sich hierbei nicht speziell um psychisch erkrankte ältere Menschen, jedoch zeigten sich positive Effekte bei der kognitiven Leistungsfähigkeit und der Selbständigkeit auch bei einer Teilgruppe von Probanden, deren Ausgangswerte kognitiver Leistungsfähigkeit zwischen Normalität und Demenz, also im Grenzbereich, lagen (Steinwachs et al. 1998).

Die Anwendung strukturierter psychotherapeutischer Verfahren bei älteren Menschen wird unterschiedlich beurteilt: Während Arolt et al. (1992) auf Grund einer Erhebung in 67 Nervenarztpraxen die Situation im Hinblick auf die Psychotherapie depressiver Erkrankungen noch als erheblich defizitär bewerteten, fanden Zank et al. (1998) in einer ähnlichen Befragung von 151 niedergelassenen Psychoanalytikern und Verhaltenstherapeuten heraus, daß immerhin 101 von ihnen Therapieerfahrung mit über 60jährigen, an Depressionen Erkrankten berichteten. Die befragten Therapeuten gaben mangelnde Nachfrage als Begründung für die relativ seltene Behandlung älterer Patienten an. Beide Autorengruppen stellten aber fest, daß die Behandlungserfahrungen fast ausschließlich positiv seien. In der ersten Untersuchung waren überwiegend Ärzte, in der zweiten etwa gleich viel Ärzte und Psychologen befragt worden. Auch Hirsch (1999a) und Baumann et al. (1999) stellen in jüngsten Übersichten noch immer ein Auseinanderklaffen von Bedarf und Versorgungsrealität fest, obwohl sich die Situation in den letzten Jahren verbessert habe. Hirsch weist auf die Notwendigkeit hin, die alterspsychotherapeutische Weiterbildung und die „innere Versorgungsstruktur" der Psychotherapeuten weiterzuentwickeln. Zank (1999) kommt aufgrund zweier empirischer Studien zu dem Ergebnis, daß weder die Verfügbarkeit gerontologischen Grundwissens der Therapeuten noch deren Alter das Interesse für therapeutisches Engagement in bezug auf ältere Patienten vorhersagen lassen, sondern ausschließlich Erfahrungen mit ihnen. Auch seitens der Älteren selbst finden sich im Vergleich zu Jüngeren stärker ausgeprägte Ängste und Vorurteile gegenüber Psychotherapie.

Gerontologisch-gerontopsychiatrische Präventions- und Rehabilitationsforschung existiert kaum, systematische Untersuchungen zur institutionellen

Versorgung älterer Menschen in Heimen fehlen weitgehend (Görres 1996). Gatterer (1996) führt jedoch eindringlich aus, daß auch im Pflegeheimbereich brachliegende Rehabilitationsprotentiale der Bewohner sinnvoll genutzt werden und sogar die Entlassung aus dem Pflegeheim ermöglichen können. Ansätze für Interventionen könnten sich daraus ergeben, daß Inanspruchnahme von medizinischer und pflegerischer Hilfe von einer ganzen Reihe von Bedingungen abhängt, die mehr oder weniger beeinflußbar sind (Linden et al. 1999). Insbesondere Abhängigkeit bzw. Hilfsbedürftigkeit ist keineswegs nur eine unausweichliche Folge des biologischen Alterns, sondern spiegelt auch den Zustand des unmittelbaren mikro-sozialen Systems wider. M. Baltes (1995, 1996) hat die Interaktionen von Altenheimbewohnern mit Pflegepersonen analysiert und gefunden, daß Abhängigkeitsverhalten von Kranken auch „gelernt" wird, um nicht zuletzt darüber sozialen Kontakt zu erhalten oder zu maximieren. Es bleibt jedoch zu prüfen, ob und inwieweit Konzepte für erfolgreiches Altern auch bei psychisch kranken alten Menschen von Bedeutung sein können, z.B. das Modell der ‚selektiven Optimierung mit Kompensation' (Baltes et al. 1990, 1999). Es versucht, ein befriedigendes Altern trotz zunehmender Vulnerabilität und Funktionseinschränkung durch Anpassung sowie durch zunehmende Beschränkung („Selektion") auf im Laufe des Lebens erworbene spezielle und noch vorhandene Kompetenzen bzw. Vermeidung von belastenden körperlichen oder sozialen Situationen unter Zuhilfenahme („Kompensation") von sozialen, technischen oder medizinischen Substituten und Verbesserung („Optimierung") noch vorhandener Fähigkeiten, z.B. durch Training, zu erklären bzw. auch entsprechenden Interventionen zugänglich zu machen. Eine Umsetzung solcher Modelle in präventive und rehabilitative Verfahren bei psychischen Erkrankungen alter Menschen steht jedoch noch aus und kennzeichnet damit insgesamt den unbefriedigenden Zustand (Chiu 1999).

2.4 Resumé

Vergleicht man diesen heutigen Kenntnisstand mit dem Stand der gerontopsychiatrischen Forschung von vor 15 Jahren (Häfner 1986) und den daraus abgeleiteten Empfehlungen, dann kann man feststellen, daß in den dort nach den Kriterien der Erfolgsaussichten und der gesundheitsrelevanten Dringlichkeit zur Förderung vorgeschlagenen Forschungsgebieten i) Epidemiologie psychischer Krankheiten im Alter; ii) Demenzforschung; iii) Depression und Depressivität im Alter; iv) Versorgungsforschung teilweise erheblicher Erkenntnisgewinn erzielt wurde. Gleichzeitig ist aber nicht zu leugnen, daß das strukturelle Ziel der Heranbildung einer ausreichenden Zahl kompetenter Wissenschaftler und Arbeitsgruppen nur partiell erreicht wurde. Insbesondere ist die Bildung gerontopsychiatrischer Zentren mit internationaler Bedeutung in Deutschland bisher noch unzureichend. Dies ist unter anderem daran ablesbar, daß sich bei der letzten Ausschreibung des Bundesforschungsministeriums für das sog. MedNet-Programm ein gerontopsychiatrisches Programm bzw. spezieller ein Demenzforschungsprogramm nicht durchsetzen konnte. Um so mehr ist es zu begrüßen, daß die DFG ein Graduierten-Kolleg „Medizinisch-psychologische Gerontologie: Psychische Potentiale und ihre Grenzen im Alter" zur gezielten Ausbildung eines qualifizierten gerontologisch-gerontopsychiatrischen akademischen Nachwuchses seit 1998 in Berlin fördert.

3. Aufgaben der gerontopsychiatrischen Forschung in der kommenden Dekade

Epidemiologie: Es fehlen Untersuchungen zur analytischen Epidemiologie psychischer Krankheiten im Alter, die bereits im mittleren Alter beginnen müßten und als Längsschnittuntersuchungen die Frage nach pathogenetisch relevanten Prädiktoren und umweltabhängigen Risikofaktoren beantworten sollten (Henderson 1998, Masters et al. 1998).

Demenzforschung: Es ist weiterhin wichtig, die Frühdiagnostik dementieller Erkrankungen – insbesondere der Alzheimer Demenz – zu fördern und hierzu genaue Erhebungen der Vorgeschichte – unter Einbeziehung von Angehörigen – ebenso heranzuziehen wie neuropsychologische Testverfahren (Ihl et al. 1998, 1999; Reischies et al. 1999) und die Suche nach neurobiochemischen Indikatoren mit dem Ziel, im Grenzbereich der leichten kognitiven Störungen zwischen Normalität und Demenz, zwischen benignem und malignem Verlauf, prognostisch unterscheiden zu können. Dabei wird der Wissenszuwachs zur Pathogenese dementieller Erkrankungen, die Frühdiagnose oder sogar die präsymptomatische Diagnose verbessern und damit präventive Möglichkeiten zumindest der Verzögerung von Erstmanifestation und Verlauf dementieller Erkrankungen eröffnen. Vor allem aber wird die Forschung zu einer Vielzahl von potentiellen Arzneimitteln mit unterschiedlichen Angriffsorten und Wirkmechanismen führen, die allerdings auch die Entwicklung verbesserter Instrumente zur Wirksamkeitsbeurteilung, z.B. die ADL-IS (Reisberg et al. 1998), und von neuartigen Prüfstrategien sowie die Organisation multizentrischer klinischer Prüfungen unter Langzeitbedingungen erforderlich machen. Das Potential nichtpharmakologischer, neuropsychologischer und sozialpsychologischer Interventionen zur Behandlung und insbesondere zur Rehabilitation wie auch zur Versorgung von Demenzkranken mit dem globalen Ziel, die Unabhängigkeit der Kranken so weit und so lange wie möglich zu erhalten, scheint bisher keineswegs ausgeschöpft. Dabei muß auch indirekten Interventionen Beachtung geschenkt werden, da Beratung und soziale Unterstützung von pflegenden Angehörigen depressive Entwicklungen bei diesen vermeiden und die Hospitalisierung der Demenzkranken deutlich verzögern kann (Mittelman et al. 1993, 1996, Smoor 1998).

Masters und Beyreuther (1998) haben vorausgesagt, daß die Bekämpfung der Alzheimer Demenz in den nächsten 10 Jahren folgende Möglichkeiten erhalten wird: i) genotypisches Screening zur Erkennung von Dispositionen und individuellen Risikoprofilen und entsprechende Beratung der Betroffenen; ii) präsymptomatische Diagnose; iii) Rationale präventive Therapie – auf der Grundlage von Arzneimitteln oder von Genen; iv) Beratung zu Vorbeugemaßnahmen – Lebensstiländerungen, um dann bekannte umweltabhängige Risikofaktoren zu vermeiden; v) Pharmaka, die auf die amyloidogenen Prozesse zielen, um den Verlauf der Erkrankung zu verändern.

Pharmakotherapeutisch werden die derzeit einzigen Verfahren zur Substitution von Defiziten an Neurotransmittern mittels Blockade ihres Abbaues, Hemmung ihrer Rückresorption und Förderung ihrer Synthese oder auch agonistische Stimulation ihrer Rezeptoren durch Verfahren ergänzt werden, die die neurotoxische Akkumulation von Stoffwechselprodukten verhindern oder zumindest vermindern oder wenigstens gegen die neurotoxischen Effekte schützen. Gegenwärtig werden bevorzugt verschiedene Strategien zur Verstärkung der cholinergen Neurotransmission entwickelt und geprüft: Vermehrte Bildung von Azetylcholin-Vorläufersubstanzen, verstärkte Freisetzung von Azetylcholin, Verzögerung des Azetylcholinabbaues durch Hemmung der Azetylcholincholinesterase, Entwicklung von Rezeptoragonisten (Möller 1998). Des weiteren sollten auch andere pharmakotherapeutische Optionen wie die neuroprotektive und damit antidementive Wirksamkeit von antiinflammatorischen Pharmaka (Bauer et al. 1998, Pasinetti 1998), von nikotinergen Agonisten, glutamatergen Modulatoren und Liganden der Mineralokortikoid-Rezeptoren (Almeida et al. 1998) geprüft werden. Als Möglichkeiten für therapeutische Interventionen, die an verschiedenen Stellen des Prozesses der pathologischen Amyloidentstehung angreifen, werden genannt: Hemmung der Amyloid-bildenden Enzyme, Ablenkung der Prozessierung des Amyloid-Vorläufer-Proteins vom toxischen Abeta 42, Hemmung der Aggregation oder Förderung der Auflösung von Abeta, Abschwächung der Toxizität von Abeta, Unterdrückung der Reaktionen auf die Abeta-Toxizität (Masters et al. 1998, beispielsweise auch Nitsch 1996). Als Beispiele eher indirekter Modulation der APP-Prozessierung seien das ApoE (Haas et al. 1997, Hass et al. 1998), die Verminderung von oxidativem Stress durch Antioxidantien oder Radikalfänger (Rösler et al. 1998) und die Hemmung der Bildung von AGEs (Thome et al. 1996) genannt. Die Entdeckung der genetischen Steuerung von Risikofaktoren wie dem ApoE eröffnet zudem die Perspektive, präventive Maßnahmen dem individuellen genetischen Profil anzupassen (Pharmakogenomik) und im weiteren Sinn womöglich auch individuell spezifisch pathogene Lebensstile zu verändern (Masters et al. 1998). Da schon heute eine Reihe von Substanzen mit sehr unterschiedlichen pharmakologischen Wirkungsprinzipien vorliegen, sollte die Untersuchung additiver oder *potenzierender Effekte von Kombinationsbehandlungen* dringend gefördert werden. Trotz verschiedentlicher Anregungen zeigen sich pharmazeutische Unternehmen bislang hieran jedoch nicht interessiert.

Depressionsforschung: die bisher gewonnenen Erkenntnisse zu den speziellen Entstehungsbedingungen wie auch zu den Folgen depressiver, und dabei vor allem „unterschwelliger" depressiver Störungen im Alter reichen für wirksame Behandlungsmaßnahmen nicht aus. Unklar ist i) die Notwendigkeit der Behandlung solcher Depressionen einschließlich psychotherapeutischer Verfahren; ii) die Bedeutung meist multimorbid bedingter körperlicher Behinderung und von Schmerzen für die Entstehung von Depressionen, iii) die Gründe für die Nichtbeachtung, Unter- oder Fehlbehandlung von Depressionen, iv) die Wirksamkeit der derzeitigen antidepressiven Pharmakotherapie insbesondere leichter Depressionen. v) Es besteht ein Bedarf an vergleichenden Studien in naturalistischen Populationen bezüglich a) der depressiven Symptomatik, b) der Inanspruchnahme von medizinischen Diensten und c) der Lebensqualität sowie vi) von systematischen Langzeitstudien und vii) der Festlegung von Behandlungsschemata für therapieresistente Depressionen im hohen Alter (Katona 1998). Als heuristisch und praktisch fruchtbar könnte sich das Konzept der „vaskulären Depression" erweisen, besonders für das Verständnis der Entstehungsbedingungen und für die kausale Behandlung von therapieresistenten Depressionen im hohen Alter (Alexopoulos et al. 1997, Heuser 1998, Krishan 1998). Besonderes Augenmerk sollte auch auf die das Alter begleitenden „unterschwelligen" Depressionen gerichtet werden, die sich in einer negativen Lebensbilanzierung, die oft selbst die Kindheit miteinschließt, sich im Selbsterleben als permanent erlebte Frustration und Mißachtung darstellt. In diesem Kontext können sich lang anhaltende therapieresistente, somatische Funktionsstörungen ebenso entwickeln wie Aggravation mit erheblichen Folgekosten im Gesundheitswesen.

Als ein Beispiel für die dringende Notwendigkeit, bereits vorhandenes Wissen in die Versorgung zu transferieren, sei die absolut unzureichende Diagnostik depressiver Störungen in der allgemeinärztlichen Praxis erwähnt. Ungeklärt sind bislang auch die Gründe für die deutlich erhöhte Suizidalität älterer Männer.

Versorgungsforschung: als besonders wichtige Fragestellungen der geriatrisch-gerontopsychiatrischen Versorgungsforschung hat Görres i) die Evaluation eines ganzheitlichen Pflegemodells, ii) die krankheitsvermeidende Prävention durch Pflege, Stärkung der Rehabilitationspotentiale älterer Menschen zur Selbstpflege und Kompetenzerhaltung, iii) Entwicklung von Indikatoren, Instrumenten und Methoden zur Messung von a) Pflegebedarf und b) Pflegequalität sowie c) pflegerischer Qualitätssicherung, iv) Gesundheitsberichterstattung und v) Auswirkungen von Gesetzen (Gesundheitsreform,

Pflegeversicherung) auf die finanziellen Rahmenbedingungen der Versorgung insbesondere chronisch kranker älterer Menschen, und vi) nicht zuletzt die Ausbildungsforschung genannt (Görres 1996).

Evaluative Begleitforschung ist erforderlich, um die Optimierung von Versorgungsformen bewerten und Ergebnisse neuer Versorgungsformen kritisch abschätzen zu können. Beispiele solcher neuen Entwicklungen sind i) gerontologisch spezialisierte Interventionen (Burns 1998) oder die gerontopsychiatrische *Supervision* aller Alten- und Altenpflegeheime, die in Israel inzwischen Programm ist (Tropper 1998a); ii) von Hausärzten begrüßte, aber auch mit spezifischen Erwartungen begleitete gerontopsychiatrische *Hausbesuche* (Orell et al. 1998); iii) von Gerontopsychiatrie („Demenz-Perspektive") und Geriatrie („Multimorbiditätsperspektive") gemeinsam betriebene Einrichtungen (Burns 1998, Nehen et al. 1998); iv) eine „Transkulturelle Gerontopsychiatrie" im Hinblick auf die wachsende Zahl von Migrationen (Gastarbeiter, Flüchtlinge) und die Zunahme multi-ethnischer und multikultureller Bevölkerungsfraktionen in den Metropolen (Tropper 1998b). Dringender Forschungsbedarf besteht auch in folgenden Feldern: Erreichbarkeit, Präsenz, Kontinuität, Angemessenheit und Qualität ambulanter Pflege psychisch kranker Älterer – insbesondere im Übergang von der stationären/teilstationären zur ambulanten Betreuung. Dieses ist mit großem Nachdruck zu fordern, solange die Gesundheitspolitik den Vorrang ambulanter Krankenbetreuung vor teilstationärer und stationärer zur Maxime macht. Zweitens ist in diesem Zusammenhang auch der Grenzbereich zu untersuchen, jenseits dessen ambulante Betreuung einerseits ethisch und andererseits versorgungstechnisch/-ökonomisch nicht mehr zu vertreten ist. Drittens erscheint die Offenlegung von Friktionen und Blockaden ebenso wichtig, die aus der Zuständigkeit verschiedener Kostenträger für Behandlung, Rehabilitation und Pflege entstehen, effiziente Behandlung und Betreuung verhindern und damit die Progredienz vor allem chronischer Krankheiten unterhalten oder beschleunigen. Viertens ist dringend zu klären, welche Fälle chronisch-psychischer Erkrankungen bei Älteren nach der Enthospitalisierung und Schließung der Chroniker-Bereiche in den psychiatrischen Krankenhäusern ambulant und in stationären oder teilstationären Pflegeeinrichtungen *nicht* oder nur ganz unzureichend mit der Folge häufiger Wiedereinweisung in akute Krankenhausbehandlung versorgt werden. Es erscheint auch notwendig zu beobachten, ob die nicht altersbegrenzt arbeitenden Einrichtungen der allgemein psychiatrischen Versorgung tatsächlich auch einen angemessenen Anteil über 65jähriger – insbesondere der Gruppe der Höchstaltrigen – betreuen (s. BAG, 1997a). Im Hinblick auf die Pflegeversicherungen und ihre Leistungen für psychisch kranke Ältere im allgemeinen und chronisch Depressive und vor allem Demenzkranke im besonderen erscheint es erforderlich, unter Heranziehung der Daten von Hausärzten und der Pflegeversicherungen die Verhältnismäßigkeit der Ablehnung einer Einstufung nach dem Pflegeversicherungsgesetz im Hinblick auf die Situation der Antragsbegründung zu untersuchen; und zwar weil von den Pflegebedürftigen selbst und von den Betreuenden immer wieder der Vorwurf geäußert wird, daß die derzeitigen Gutachten-Richlinien der Situation Demenzkranker in der ambulanten Pflege nicht gerecht werden.

Ethische Probleme: mit dem Altern und der altersassoziierten Morbidität der älter werdenden alten Menschen werden ethische Fragen in unserer Gesellschaft drängender (Lauter 1997). Theoretische und vor allem empirische Forschung hierzu ist dringend erwünscht. Aus der Vielfalt ethischer Problem seien nur einige genannt, um deutlich zu machen, wo gerontopsychiatrisches Handeln spezifische ethische Sensibilität erfordert und daß viele dieser Probleme einer öffentlichen Diskussion bedürfen, um potentielle Patienten ebenso wie gerontopsychiatrisch Handelnde in Kenntnis theoretisch klarer und empirisch gestützter Argumente einen eigenen Standpunkt finden zu lassen: i) genetisches Testen auf das Risiko von Demenz ist ein Problem, das einerseits nicht ohne die Erfahrungen mit der Betreuung von präsymptomatischen Mitgliedern aus Huntington-Familien auskommen kann, andererseits spezifisch andere Probleme aufwirft und derzeit ohne vorhergehende Beratung – zumindest bei nicht-familiären Formen der Demenz – solange als unethisch anzusehen ist, bis eine eindeutig wirksame Demenz-Therapie verfügbar ist (Lovestone 1998); ii) klinische Prüfungen neuer Therapieverfahren mit nicht-einwilligungsfähigen Kranken, so besonders solchen mit Demenz, sind zwar allgemein bei Beachtung des Instrumentalisierungsverbotes und speziell bei Arzneimittelprüfungen in Deutschland des Arzneimittelgesetzes theoretisch zulässig, stoßen aber auf große praktische Schwierigkeiten; Probleme bei über Therapieprüfungen hinausgehender Forschung mit nichteinwilligungsfähigen Kranken bedürfen weiterer Klärung und sind allenfalls als Ausnahme unter Beachtung strenger Schutzbestimmungen zulässig (Helmchen 1998); iii). Fragen des ob, wann und wie der Information eines Kranken über die Diagnose, vor allem der einer chronisch progredienten Erkrankung wie der Demenz, und durch wen sind auch solche des normativen Sollens ebenso wie der implizierten Werte des Kranken und auch des Informanten und bedürfen empirischer Untersuchung; dies gilt genauso für die Erkennung und Konsequenzen beeinträchtigter Einwilligungsfähigkeit; iv) Folgen von Schwellenveränderungen sollten genauer analysiert werden, so könnte z.B. die Schwelle zur Anwendung von Zwang bei Unruhe in ihren vielfältigen Formen sowie bei Aggressivität bis hin zur Fremdgefährdung bei alten verwirrten Kranken unvertretbar niedrig sinken, vor allem dann, wenn direkte mechanische Restriktionen durch indirekte medikamentöse Dämpfung ersetzt werden; v) Prozesse zur sogenannten Euthanasie, zur Tötung auf Verlangen und zur Beihilfe zum Suizid von alten, meist Demenz-kranken

Menschen haben deutlich gemacht, daß ungeklärte Gefühlslagen wie vor allem Mitleid eher Ausdruck von unzureichenden Arbeitsbedingungen (Mangel an pflegendem Personal und an Qualifikation desselben, Mangel an Unterstützung und Supervision des pflegenden Personals und Unklarheit über ethische Normen (Tötungsverbot versus Recht auf den „eigenen Tod in Würde" (Ribbe et al. 1995, Helmchen et al. 1999b)) eine erhebliche Rolle spielen und damit ethisch mehr als fragwürdig sind. Das Problem, unter welchen Bedingungen und Grenzen bewußte, explizit, konsistent und dauerhaft begründete sowie einvernehmlich durchgeführte Akte bei psychisch gestörten alten Menschen noch möglich sind, ist bisher nicht sorgfältig untersucht. Die Zusammenhänge solcher Problemlagen sollten weiter geklärt werden, z.B. auch, ob und gegebenenfalls unter welchen Bedingungen die ausschließliche Leidenserleichterung ohne wirksame Behandlung potentiell tödlicher interkurrenter Erkrankungen in Endstadien einer progredienten Erkrankung wie der Demenz unter Kenntnis der Lebensgeschichte des Kranken im Einzelfall ethisch vertretbar sein kann; vi) ein ethisches Problem für Gesundheitspolitiker wie für behandelnde Ärzte kann sich daraus entwickeln, daß mit der Verschlechterung der ökonomischen Bedingungen die psychisch Kranken alten Menschen nicht mehr die Behandlung und Versorgung erhalten, die sie nach dem Stand der Wissenschaft erhalten könnten und nach den von der UN festgelegten menschenrechtlichen Prinzipien erhalten müßten (WHO 1996); Untersuchungen zu den ethischen Implikationen dieser Veränderungen liegen praktisch nicht vor (Fuchs 1995).

4. Institutionalisierung der Gerontopsychiatrie in Deutschland

Diese Entwicklung läuft auf mehreren Ebenen ab: der politischen, derjenigen der Versorgungseinrichtungen, der universitären, der verbandspolitischen Ebene.

4.1 Politische Initiativen

Ende der 60er Jahre wurden in weiten Teilen der Bundesrepublik Deutschland Klagen über die Zustände im stationären Versorgungssektor laut, die zum einen durch eine zunehmende Überlastung und zum anderen durch eine fehlende Modernisierung der Landeskrankenhäuser gekennzeichnet waren. Gleichzeitig wurde deutlich, daß der ambulante und komplementäre Sektor auf- und ausgebaut werden mußte. Insbesondere Winkler in Gütersloh und Panse in Düsseldorf wiesen in Gutachten für ihre Landesregierungen auf diesen nicht mehr haltbaren Zustand hin und sensibilisierten auch die Öffentlichkeit. Der Druck der Öffentlichkeit führte schließlich zu dem Beschluß des Bundestages, eine *Enquête zur Lage der Psychiatrie* (1975) durch eine Sachverständigenkommission erstellen zu lassen.

Eine wesentliche Ursache für die Überbelegung war der zunehmende Anteil psychisch kranker älterer Menschen. Die über 65jährigen in den Landeskrankenhäusern belegten etwa 30% der Betten und machten zum Teil 20% der Neuaufnahmen aus. Der hohe Altersanteil und die unzureichende Versorgung chronisch psychisch kranker älterer Menschen in der ambulanten Versorgung unter Einschluß des Pflegeheimsektors wurden als eine gravierende Ursache der Mißstände angesehen und führten in der Enquête dazu, *der* gerontopsychiatrischen Versorgung ein eigenes Kapitel zu widmen, für das eine Arbeitsgruppe unter der Leitung von J. E. Meyer in Göttingen als Sprecher zuständig war. Mitglieder der Arbeitsgruppe besuchten England, Holland und Belgien, um dort Anregungen für eine verbesserte gerontopsychiatrische Versorgung zu erfahren.

Im Ergebnis wurde im Kapitel 7.2.3 der Psychiatrie-Enquête 1975 der „Umriß eines regionalen Verbundsystems zur gerontopsychiatrischen Versorgung" mit folgenden Prinzipien beschrieben:

1. „Gemäß den Empfehlungen der WHO soll die ambulante Versorgung psychisch kranker alter Menschen durch die Errichtung gerontopsychiatrischer Ambulanzen verbessert werden" (S. 254).
2. Es wird vor allem aufgrund der Erfahrungen in England und in der Schweiz die Errichtung gerontopsychiatrischer Tageskliniken empfohlen (S. 254).
3. „An den psychiatrischen Behandlungszentren sollen nach Möglichkeit eigenständige gerontopsychiatrische Funktionseinheiten unter eigenverantwortlicher ärztlicher Leitung gegründet werden". Diese Gründung wird allerdings an die Erfüllung von Voraussetzungen gebunden (S. 255).
4. Die Einrichtung gerontopsychiatrischer Abteilungen an Universitätskliniken wird aus Gründen der Ausbildung und Weiterbildung sowie der Forschungsförderung dringend empfohlen (S. 255).
5. Poliklinik, Tagesklinik und eine „kleine stationäre Assessment-Unit" werden als notwendige Bausteine eines gerontopsychiatrischen Verbundes (S. 254) angesehen und könnten im Sinne eines Gerontopsychiatrischen Zentrums zusammengefaßt und an eine stationäre gerontopsychiatrische Einrichtung angebunden werden (S. 254-257).
6. Die Größe der für die Allgemeinpsychiatrie vorgesehenen Standardversorgungsgebiete mit durchschnittlich 250.000 Einwohnern wird auch für die Belange der Gerontopsychiatrie als zweckmäßig angesehen.
7. Für ein solches Standardversorgungsgebiet werden folgende Richtwerte für den Bedarf an Behandlungsplätzen vorgeschlagen:
   - Assessment-Unit .... 15 Plätze
   - übrige gerontopsychiatrische Abteilung .... 55 Plätze
   - Tagesklinik .... 25 Plätze
   - Altenkranken-/Altenpflegeheim .... 60 Plätze

Besonderes Augenmerk wurde in der Psychiatrie-Enquête auch der Versorgung psychisch kranker älterer Menschen in Altenpflege- und Altenkrankenheimen gewidmet. Hierzu heißt es: „Behandlung und Pflege müssen hier ärztlich indiziert und überwacht sein. Regelmäßige ärztliche Visiten sind unerläßlich; ein Arzt muß jederzeit abrufbereit sein. Die konsiliarische Beteiligung von Fachärzten muß gewährleistet sein. Für Behandlung, Pflege und Rehabilitation muß ausreichend qualifiziertes Personal zur Verfügung stehen. Außer einer ausreichenden apparativen und räumlichen Ausstattung für Diagnostik und Therapie sind Rehabilitationseinrichtungen erforderlich, insbesondere auch Bewegungstherapie und Beschäftigungstherapie" (S. 256).

Im Zentrum der Überlegungen der Arbeitsgruppe Alterspsychiatrie der Enquête stand damals noch die sogenannte Assessment-Unit nach englischem Beispiel. Diese kleine stationäre Einrichtung wurde unter einer dreifältigen Funktion gesehen. Auf der Basis multiprofessioneller Diagnostik und Intensivtherapie in akuten Krankheitsfällen sollten hier die Entscheidungen darüber getroffen werden, welche Dienste und Einrichtungen im Standardversorgungsgebiet den Bedürfnissen der betreffenden Patienten am besten gerecht werden. Von hier aus sollte die Koordination notwendiger Hilfen initiiert werden. Hierzu heißt es weiter: „Zu diesem Zwecke müssen Arbeitsgemeinschaften in den Standardversorgungsgebieten aus Vertretern der beteiligten Einrichtungen und Träger gebildet werden, die bindende Vereinbarungen auf freiwilliger Basis miteinander treffen" (S. 256), wobei sehr konkret daran gedacht war, die Einrichtungen der Altenhilfe als einen wesentlichen Bestandteil des gerontopsychiatrischen Versorgungssystems in die Verantwortung einzubinden. Es findet sich außerdem der Hinweis, daß das Modell eines *regionalen gerontopsychiatrischen Verbundsystems* unbedingt in einigen Standardversorgungsgebieten entwickelt und erprobt werden sollte.

Im Mai 1980 hat die Bundesregierung die Durchführung eines *„Modellprogramms zur Reform der Versorgung der psychiatrischen und psychotherapeutisch/psychosomatischen Bereiche"* konzeptionell beschlossen und im Juni 1980 die Prognos AG mit der Durchführung beauftragt. Sie stellte hierfür nicht unerhebliche Mittel in Höhe von ca. 200 Millionen DM zur Verfügung. Zur Zielsetzung hieß es:

„Auf Grundlage der Empfehlungen zur Reform der Psychiatrie in der Bundesrepublik Deutschland ist Ziel des Programms, die modellhafte Erprobung einer nahtlosen, aufeinander abgestimmten Gesamtversorgung psychisch Kranker und Behinderter in ausgewählten Versorgungsgebieten von der ambulanten, über die stationäre Behandlung bis zur Rehabilitation." (Abschlußbericht Prognos, Bd. 1, Teil A, S. 4, Okt. 1986). Auf der Basis der Ergebnisse des Modellprogramms erarbeitete eine hierzu *berufene Expertenkommission die Empfehlungen zur psychiatrischen und psychotherapeutisch/ psychosomatischen Versorgung der Bundesrepublik,* die im November 1988 der damals zuständigen Ministerin, Frau Süßmuth, im letzten Monat ihrer Amtszeit übergeben worden sind. Schon die Beratungskommission für das Modellprogramm hatte den Schwerpunkt auf die Versorgung chronisch psychisch Kranker gelegt und auf diesem Hintergrund hat die Expertenkommission auch der Alterspsychiatrie ein besonderes Kapitel gewidmet.

Die Expertenkommission ging in der Einleitung zum Kapitel „Psychisch kranke alte Menschen" (Empfehlungen d. Expertenkommission, S. 435-485) von folgenden Prämissen aus:

- Die Gerontopsychiatrie hat sich als Forschungsgebiet sowie als Versorgungspraxis international etabliert.
- Die Kenntnisse über die Entstehung und Behandlungsmöglichkeiten psychischer Erkrankungen im höheren Lebensalter haben sich erheblich erweitert und verbessert, Prävention, Frühdiagnostik und Therapierbarkeit sind realisierbare Ziele.
- Dem gegenüber ist festzuhalten, daß die Versorgungssituation für psychisch kranke ältere Menschen generell, vor allem aber im Langzeit- und Heimbereich hiervon nahezu nicht beeinflußt worden ist und die Situation zum damaligen Zeitpunkt durch zahlreiche Mängel gekennzeichnet war, die „in vielen Fällen als persönlich entwürdigend" bezeichnet wurde.
- Multimorbidität und soziale Vulnerabilität älterer Menschen verlangen eine besonders intensive Koordinierung allgemeinmedizinischer, psychiatrischer und sozialer Dienste.Bei Älteren besteht eine erhebliche Barriere gegenüber der Psychiatrie mit der Folge, daß die am schwersten psychisch Gestörten oder Erkrankten von den existierenden Gesundheits- und sozialen Diensten kaum erreicht werden.
- In der Konkurrenz um diagnostische und therapeutische Chancen sind alte Menschen gegenüber Jüngeren benachteiligt.

Es sei an dieser Stelle darauf hingewiesen, daß negative Altersstereotype („Ageism" im amerikanischen Sprachgebrauch) noch immer vielfältig wirksam sind, obwohl die psychologische und soziologische Forschung der letzten zehn Jahre zahlreiche Ergebnisse geliefert hat, die die erhaltene Entscheidungs- und Handlungskompetenz bis in die höchsten Altersgruppen belegt (Mayer et al. 1996) und damit negativ Altersstereotype sehr stark relativiert hat. Die gegenwärtige weltweite Krise sozialer Sicherungssysteme, vor allem in der Kranken- und Rentenversicherung, trägt jedoch in der Öffentlichkeit ganz offensichtlich wieder dazu bei, das Alter, welches in zunehmendem Maße als Massenphänomen in Erscheinung tritt eher negativ zu sehen und als kaum noch tragbare, durch zunehmende Hilfs- und Pflegebedürftigkeit verursachte Belastung der Gesamtgesellschaft zu erleben. Die Konkurrenz zwischen Jüngeren und Älteren um die knapper werdenden Arbeitsplätze verschärft diese negative Sicht erheblich und ebenso die Diskrepanz zwischen politischen Forderungen nach Verlängerung der Arbeitszeit einerseits (Entlastung der Rentenversicherung) und Frühberentung andererseits (Entlastung des Arbeitsmarktes). Dies wird unter anderem nicht nur in der verräterischen Rede von der *Über*alterung, sondern auch in der zunehmenden Bereitschaft der Gesellschaft deutlich, sich Diskussionen um Hilfe zum Suizid zunehmend zu öffnen und selbst begrenzte Formen der Euthanasie nicht auszuschließen, wobei die Entwicklung in den Niederlanden von vielen deutschen Gerontopsychiatern als warnendes Beispiel angesehen wird. Sieht man solche Tendenzen im Zusammenhang mit der Suizidrate von Älteren, insbesondere der stark ansteigenden älterer Männer, liegt es nahe, eine unheilvolle Wechselwirkung zwischen Suizidbeihilfe und Suizidalität zu befürchten (Ernst, 1995; Fuchs et al. 1997).

Aus den o. g. Fakten zog die Expertenkommission folgende Konsequenzen: „Alle genannten Fakten begründen gemeinsam den Sinn und die Notwendigkeit, Gerontopsychiatrie im Gesamt der psychiatrischen Versorgung mit einer gewissen Eigenständigkeit zu berücksichtigen, ohne den Gesamtzusammenhang psychiatrischer Versorgung und damit das generationenintegrierende Bestreben aufzugeben" (S. 437).

Nach kurzem Eingehen auf die Vorstellungen und Empfehlungen der Psychiatrie-Enquête folgt dann eine ausführliche Beschreibung der strukturellen und funktionellen Defizite in der ambulanten, teilstationären, stationären Versorgung und im Heimbereich, auf die hier nicht näher eingegangen werden kann. Ausdrücklich erwähnt werden sollen hier jedoch Kosten- und Finanzierungsaspekte (Empfehlungen der Expertenkommission, S. 454-455).

In der Modellregion Oberbergischer Kreis wurde die Finanzierung der psychiatrischen Versorgung populationsbezogen aufgeschlüsselt: „Als Hauptkostenträger weist diese Analyse die Ausgaben nach dem Bundessozialhilfegesetz aus, die etwa 40% des Gesamtbudgets bestreiten. Auf die Krankenkassen entfallen nur 20% der Gesamtkosten. Ein großer Teil der Ausgaben (37% des Kernbudgets) entfällt auf den Wohn- und Heimbereich, wobei der Hauptanteil (24%) für die Bewohner von Alten- und Pflegeheimen verwendet wird. Auf die ambulante medizinische Versorgung entfallen ca. 10% der Gesamtausgaben, während der Versorgungsbereich 'berufliche Rehabilitation' nur etwa 3% umfaßt." „ Diese Unausgewogenheit ist bei der Versorgung älterer Menschen noch stärker ausgeprägt. Für die über 60jährigen insgesamt, unabhängig von der diagnostischen Kategorie, wurden 10.4 Mill. DM ausgegeben, von denen 64% allein für den Heimbereich, 30% für die stationäre Klinikversorgung und nur 6% für die ambulante Versorgung aufgewendet wurden. Für die sogenannten 'gerontopsychiatrischen' Erkrankungen (d.h. die altersbedingten organischen Psychosyndrome) wurden insgesamt 3.9 Mill. DM oder 15% des Kernbudgets ausgegeben. Diese Angaben verteilen sich jedoch zu 75% auf dem Heimbereich, 23% auf die Kliniken und nur mit einem Restbetrag von 2% auf den ambulanten Bereich." Als Kernprobleme sah dabei die Expertenkommission die fehlende sozialrechtliche Absicherung des sogenannten Pflegebedürftigkeitsrisikos, die Verleugnung der Behandlungsbedürftigkeit bei der Gruppe der sogenannten „Pflegefälle" durch die Krankenkassen und die restriktive Handhabung des damals relevanten § 85 (häusliche Krankenpflege der RVO: „Psychisch kranke alte Menschen sind zu häufig auf die Leistungen der Sozialhilfe angewiesen, weil sie bei längerer Krankheitsdauer aus den Leistungen der Sozialversicherungsträger ausgegrenzt werden"). Obwohl inzwischen durch die Einführung der Pflegeversicherung die Situation sich erheblich verändert und partiell auch verbessert hat, sind dennoch bei weitem nicht alle Finanzierungsbarrieren beseitigt, und es ist zu befürchten, daß in naher Zukunft kranke ältere Menschen und insbesondere psychisch Kranke erneut die Hauptlast diskutierter Restriktionen in der Leistungspflicht der gesetzlichen Krankenversicherung tragen müssen, vor allem dann, wenn die strikte Leistungstrennung zwischen beiden Versicherungssystemen aufrechterhalten wird.

In den Richtlinien für eine künftige gerontopsychiatrische Versorgungsstruktur hob die Expertenkommission drei allgemeine Gesichtspunkte hervor:

1. Insbesondere im extramuralen Bereich müsse „gezielt ein spezifisch gerontopsychiatrisches Versorgungsangebot angestrebt werden, das allerdings mit der allgemeinpsychiatrischen Versorgungsstruktur eng verbunden werden sollte" (S. 455).
2. Gegenüber der Psychiatrie-Enquête werden „Assessment-Units" nicht mehr als aktuell angesehen und verworfen, insbesondere im Hinblick auf die zunehmenden Möglichkeiten ambulanter Diagnostik. Im Falle der Notwendigkeit stationärer Untersuchung könne diese in der gerontopsychiatrischen Abteilung eines psychiatrischen Krnakenhauses erfolgen oder durch eine psychiatrische Abteilung eines Allgemeinkrankenhauses wahrgenommen werden (S. 456).
3. Deshalb erfolgt eine Modifizierung des schon von der Psychiatrie-Enquête vorgeschlagenen Gerontopsychiatrischen Zentrums, das auch von der Expertenkommission als „Kernpunkt und Motor der regionalen Versorgung für psychisch kranke ältere Menschen gesehen" wird (S. 456). Es solle grundsätzlich im extramuralen Bereich verankert werden und stellt das Kernstück der Empfehlungen der Expertenkommission zur gerontopsychiatrischen Versorgung dar. Dazu heißt es: „Als treibende Kraft der gerontopsychiatrischen Versorgung ist in jeder Planungseinheit (kreisfreie Städte und Landkreise) ein *Gerontopsychiatrisches Zentrum* vorzusehen, das in seinem Kernbestand eine *teilstationäre Behandlungs- und Rehabilitationseinrichtung (Tagesklinik)* und einen *ambulanten Dienst* umfassen und *Altenberatung* mit einbeziehen soll" (S. 457). Dieser Empfehlung liegt das Konzept zugrunde, weder ein eigenständiges Versorgungssystem, der Kinder- und Jugendpsychiatrie entsprechend zu fordern, noch andererseits die Versorgung psychisch kranker alter Menschen gänzlich der Allgemeinpsychiatrie zu überantworten, was – wie alle Erfahrung lehrt – bedeuten würde, sie in der Allgemeinpsychiatrie untergehen zu lassen.

Zur stationären psychiatrischen Versorgung finden sich keine konkreten Empfehlungen, da der Auftrag sowohl an das Modellprogramm Psychiatrie als auch für die Empfehlungen der Expertenkommission die Konzentration auf die Entwicklung im ambulanten und komplementären Versorgungsbereich vorgesehen hatte und auch keine einheitliche Meinung innerhalb der Expertenkommission zur Errichtung eigenständiger stationärer gerontopsychiatrischer Abteilungen bestand. So blieb insgesamt die Haltung hierzu ambivalent, weil einerseits gesehen wurde, daß auch im stationären Bereich die Qualität der Versorgung psychisch kranker Älterer zugunsten akut Erkrankter und jüngerer Erkrankter zu kurz kam und „die Gefahr einer Abschiebung psychischer Alterskranker in einen Bereich fehlender therapeutischer und rehabilitativer Möglichkeiten" durch Umwandlung von Krankenhauseinrichtungen in intramurale Pflegeheimeinrichtungen bestand. Auf der anderen Seite stellte die Expertenkommission infrage, „ob die à priori als günstigere Lösung anzusehenden psychiatrischen Abteilungen an Allgemeinkrankenhäusern von ihrer Größe und dem allgemeinen Behandlungsmilieu her in jedem Fall geeignet sind, erfolgreich Gerontopsychiatrie zu betreiben" (S. 445-447). (Siehe hierzu auch das Ergebnis der Erhebung und die Empfehlungen der Bundesarbeitsgemeinschaft der Träger Psychiatrischer Krankenhäuser, BAG 1997).

Unter epidemiologischen Gesichtspunkten erscheinen auch folgende Aussagen der Expertenkommission bedeutsam: „Bezogen auf 200.000 Einwohner einer Versorgungsregion ist mit ca 40.000 über 65jährigen und mit ca. 10.000 psychisch kranken älteren Menschen insgesamt zu rechnen, von denen wiederum ca. ein Viertel bis ein Drittel (2.500-3.000 Einwohner) als dringend psychiatrisch behandlungsbedürftig zu betrachten ist" (S. 458). Angesichts der Größer dieser zu versorgenden Gruppe psychisch kranker älterer Menschen sowie wegen der eingeschränkten Mobilität und der engen Beziehung Älterer zu ihrem Wohn- und Lebensfeld leitete die Expertenkommission einerseits die Überlegung ab, daß die für die Allgemeinpsychiatrie vorgesehenen Populationsgrößen von Versorgungsregionen von etwa 100.000 bis 150.000 Einwohnern (S. 134) eigentlich schon eine maximale Versorgungsgröße darstellt, andererseits aber aus Gründen der Praktikabilität und Durchsetzbarkeit der Empfehlungen, nämlich der Vielzahl der neu zu gründenden Gerontopsychiatrischen Zentren (GZ), ein Verbund von jeweils zwei Standardversorgungsregionen in realistischer Sicht zu akzeptieren sei (S. 457). Dies würde immer noch die Neugründung von ca. 300 Gerontopsychiatrischen Zentren und Tageskliniken bundesweit[1] bedeuten. Sollte sich im Laufe der Zeit zeigen, daß an das GZ zunehmend Versorgungsaufgaben herangetragen werden, so sei – nach Meinung der Expertenkommission – „al-

---

[1] Stand 1998, alte Bundesländer.

lerdings eine Untergliederung oder Aufteilung der GZ zu empfehlen, die den Populationsgrößen der Allgemeinpsychiatrie Rechnung trägt" (S. 457/458).
Dem *ambulanten Dienst* innerhalb der Gerontopsychiatrischen Zentren wurden folgende Aufgaben zugedacht (S. 458-462):

1. Die ärztlich-konsiliarische patientenbezogene Beratung von Ärzten mit primärer Hausarztfunktion.
2. Der psychiatrische Konsiliardienst für Heime, insbesondere Pflegeheime.
3. Ambulantes „Assessment" auf der Basis von Hausbesuchen und in enger Kooperation vor allem mit Sozialstationen. Hierfür wird ein interdisziplinäres Team für notwendig gehalten.
4. Die Beratung von Angehörigen und Beziehungspersonen.
5. Lücken in der ambulanten Versorgung zu schließen durch differenzierte, auf spezifische Krankengruppen zugeschnittene Gruppentherapieangebote.

Die *Tagesklinik* wurde unter einer dualen Aufgabestellung gesehen, nämlich einerseits im Übergang von der stationären zur ambulanten Behandlung, hauptsächlich unter rehabilitativen Trainingsgesichtspunkten und andererseits als intermediärer Behandlungsort akuter psychischer Erkrankungen, zwischen vollstationärer und ambulanter Behandlung.

Die Altenberatung sollte älteren Menschen, bzw. deren Angehörigen oder Betreuungspersonen barrierefrei Informationen über die regionalen Möglichkeiten der Diagnostik, Therapie und Hilfen bei bestehenden psychischen und sozialen Problemsituationen vermitteln. Ganz wichtig erschien in diesem Zusammenhang, auch diese Funktion zu einer engen Verbindung mit den Trägern und Anbietern der Altenhilfe zu nutzen, indem die Altenberatung gemeinsam organisiert werde. Eine solche engere strukturell und organisatorische vorgeprägte Kooperation zwischen Einrichtungen der sozialen Altenpolitik (Altenhilfe) und der Psychiatrie wurde für zwingend erforderlich gehalten.

Das Gerontopsychiatrische Zentrum ist von der Expertenkommission als funktionell und räumlich eigenständige Einrichtung konzipiert worden, das unter eigener ärztlicher Leitung steht und über ein interdisziplinär konfiguriertes Team verfügt. Der Gefahr der Isolierung sollte einerseits durch unterschiedliche Möglichkeiten der Anbindung an bereits existierende Einrichtungen und andererseits durch seine Repräsentanz in regionalen kooperativen Organisationen, wie z.B. dem Beirat oder den psychosozialen Arbeitsgemeinschaften entgegengewirkt werden. Wie schon erwähnt, wurde auch der Ausbau eines über das Gerontopsychiatrische Zentrum hinausgehenden Verbundes aller in einer Region an der Versorgung psychisch kranker Älterer Beteiligten angedacht (s. S. 74).

Für das interdisziplinäre Team wurde folgende Mindestausstattung zugrunde gelegt: 1 leitender Arzt (Arzt für Psychiatrie, 1 Halbtagsarztstelle, 1 Psychologe, 2 Krankenpflegekräfte, 2 Alten-pflegekräfte, 2 Beschäftigungstherapeuten(innen), 1 Krankengymnast(in), 1 Schreibkraft.

Auf die ausführlichen Empfehlungen für die Verbesserung der Versorgung psychisch Kranker im Heimbereich kann in diesem Zusammenhang nicht näher eingegangen werden. Es soll nur darauf hingewiesen werden, daß dieses Problem trotz zunehmender Belastung der Pflegeheime mit chronisch psychisch Kranken bisher in keiner Weise optimal gelöst worden ist. Man muß es als ein Unding betrachten, daß diejenigen, die so schwer chronisch körperlich und psychisch krank sind, daß ein wie auch immer unterstütztes Leben in Selbständigkeit und eigener Wohnung nicht mehr möglich ist, nach dem Prinzip der ambulanten Versorgung durch niedergelassene Ärzte versorgt werden sollen. Diese Kranken verfügen eben nicht über genügend Initiative und Mobilität und oft auch Entscheidungskraft, niedergelassene Ärzte eigener Wahl aufzusuchen. Die Versorgung der Patienten auf der Basis von Heimbesuchen durch niedergelassene Ärzte und Fachärzte ist durch gravierende Limitierungen gekennzeichnet: Nichtverfügbarkeit der Ärzte während der Nacht und feiertags, Begrenzung der Zahl von Heimbesuchen wegen eingeschränkter Abrechnungsmöglichkeiten im Rahmen der Budgetierung, für das Heimpersonal zum Teil chaotische und unübersichtliche Polypragmasie, wenn mehrere das Heim versorgende Ärzte zur Behandlung gleicher Erkrankungen jeweils entsprechend ihren individuellen Erfahrungen unterschiedliche Präparate benutzen, wenig oder gar kein Einfluß der behandelnden Ärzte auf die therapeutische Struktur und das Milieu der Einrichtung. Dies ist Folge der Tatsache, daß ärztliche Kompetenz neben der Heim- und Heimpflegeleitung nicht in die kollegiale Leitung von Heimen eingebunden ist und damit auch in der Regel für die Supervision und systematische Fortbildung des Heimpersonals fehlt. Das Autonomiebedürfnis der Heimleitungen steht dem ebenso entgegen, wie der vordergründig vorgetragene Wunsch, in Heimeinrichtungen die private Wohnatmosphäre zu wahren und nicht durch ärztlichen Einfluß eine Krankenhausatmosphäre aufkommen zu lassen.

1996 hat die WHO in Kooperation mit der Geriatric Psychiatry Section der World Psychiatric Association ein Consensus-Statement mit dem Titel „Psychiatry of the Elderly" vorgelegt. Es seien einige, aus unserer Sicht prinzipiell bedeutsame Sätze in der Reihenfolge ihrer Texterscheinung zitiert:

- „Priority need to be given to these mental illnesses which can cause a great deal of stress not only to older people themselves but also to their families" (S. 1).
- „The emergence of the speciality of psychiary of the elderly has helped to raise the status of this vulnerable group and has also forstood research...".

„Progress in the field must be evidence-based and founded on rigorous empirical research, with which practitioners should aim to keep up to date" (S.2).
- „This speciality deals with a full range of mental illnesses and their consequences, particularly mood and anxiety disorders, the dementias, the psychoses of old age and substance abuse. In addition the speciality has to deal with other people who developed chronic mental illness at a younger age" (S. 3).
- „Consent to treatment by patients no longer competent to make such decisions raises important ethical and legal issues" (S. 4).
- „Therapeutic interventions to encourage autonomy include retraining of daily living skills and improving safety at home" (S. 5).
- „The primary care-team (as well as other service providers) needs to be able to refer to the old age psychiatry service when further oppinions and advice are needed and/or for direct specialist care" (S. 5).
- „The service should be integrated into the health and social welfare system and is dependent upon an adequate social political legal and economic framework" (S. 6).

Schließlich werden folgende Prioritäten empfohlen:

1. Teaching of psychiatry of the elderly to primary health care workers.
2. Training of all the existing mental health professionals in the special mental health problems of the elderly.
3. Establishment of multidisciplinary groups to act as resource centers (S. 8).

1997 wurde im Namen beider Organisationen ein zweites „Technical Consensus Statement" zur „Organisation of Care in Psychiatry of the Elderly" publiziert. Unter den allgemeinen Prinzipien werden die Verpflichtung der Regierungen und das Recht psychisch kranker Älterer und ihrer Familien darauf angesprochen, daß angemessene Gesundheits- und soziale Maßnahmen auf lokaler, kommunaler Ebene entwickelt werden. Unter den spezifischen Prinzipien werden unter dem Acronym CARITAS folgende Qualitätsmerkmale für die Gerontopsychiatrie zusammengefaßt und im einzelnen definiert: Comprehensive, Accessible, Responsive, Individualized, Trans-disziplinary, Accountable and Systemic. Die Publikation, die mit Unterstützung zahlreicher nongovernmental organisations formuliert worden ist, empfiehlt für ein umfassendes gerontopsychiatrisches Versorgungssystem folgende Bausteine:

a) Community mental health teams for older people
b) Inpatient services
c) Day hospitals

d) Out-patient services
e) Hospital respite care
f) Continuing hospital care
g) Liaison services
h) Primary care
i) Community and social support services
j) Prevention

Eines besonderen Kommentars bedarf für deutsche Begriffe der Punkt e), weil er eine Form stationärer Betreuung berührt, die im Hinblick auf das Prinzip einer möglichst lang anhaltenden ambulanten Betreuung sehr sinnvoll erscheint, aber bei der gegenwärtigen Diskussion um möglichst starke Einschränkung stationärer Behandlungsformen in der Diskussion in Deutschland überhaupt keine Rolle spielt. Sie ist wie folgt beschrieben: „Hospital beds may be used to provide a respite service for people with chronic and severe mental illness and difficult associated behavioural problems in order to give their carers a brake and enable care at home to continue as long as possible" (S. 10). Dieser Gedanke regelmäßiger check-ups unter Belastungsbedingungen scheint in Deutschland nur technischen Geräten, wie Flugzeugen, Autos und der Bundesbahn vorbehalten zu sein.

Ein drittes Consensus Statement ist 1998 erschienen und trägt den Titel „Education in Psychiatry of the Elderly". Es enthält Empfehlungen zu Adressaten, Prinzipien, Inhalten und Methoden.

Die Consensus Statements, obwohl keine formalen Publikationen der WHO, sind in Erkenntnis der Notwendigkeit erarbeitet worden, daß die aus der demographischen Dynamik folgenden Konsequenzen dringend die Verbesserung und Entwicklung gerontopsychiatrischer Versorgung erfordern, denn es heißt: „This statement is a contribution to an area in great need of a common basis and language for it's further development and progress" (Consensus Statement 1, S. i).

4.2 Klinische Einrichtungen

Die Gründung und Entwicklung gerontopsychiatrischer Einrichtungen geschah parallel zu und in Folge der Psychiatrie-Enquête, wobei es sich zunächst um die Bildung eigenständiger gerontopsychiatrischer Abteilungen in den Psychiatrischen *Landeskrankenhäusern* handelte. Diese Entwicklung führte zu dem innerhalb der Psychiatrie bis heute kontrovers diskutierten und nicht gelösten Konflikt von Sektorversorgung versus spezialisierter Versorgung. Psychiatrie-Enquête und Expertenempfehlungen bekennen sich einerseits eindeutig zum Prinzip der Sektorversorgung, schließen aber spezialisierte Behandlungsangebote auch im stationären Bereich nicht aus. Nach dem Prinzip der Sektorversorgung obliegt den hierfür zuständigen klinischen Einrichtungen die Gesamtversorgung aller psychisch Kranken, womit Wohnortnähe und Integration in das Gesamt der gemeindepsychiatrischen Versorgungseinrichtungen garantiert und die „institutionsegoistische" Auswahl von psychisch Kranken verhindert werden soll. Demgegenüber steht die auch in der Psychiatrie zu beobachtende Spezialisierung von diagnostischen und Behandlungsangeboten für bestimmte Erkrankungsgruppen, eine Entwicklung, die in Parallele zur Spezialiserung innerhalb des großen Faches der Inneren Medizin gesehen werden kann. Diese Spezialisierung erstreckt sich bis zu therapiespezifischer Milieugestaltung in stationären Settings. Es ist deshalb durchaus in Frage zu stellen, ob es in Zukunft noch den „omnipotenten" Psychiater geben kann. Im Brennpunkt dieser Situation stehen die inzwischen zahlreichen, an Allgemeinkrankenhäusern etablierten psychiatrischen Abteilungen mit Sektorversorgung, die, in ihrer Bettenkapazität beschränkt, kaum die Möglichkeit haben, therapiespezifische Stationsuntergliederungen zu realisieren (bezüglich der gerontopsychiatrischen Versorgungsaufgabe siehe auch im folgenden Text die Ergebnisse der BAG Psychiatrieerhebung, 1997). Auf zwei mögliche Kompromißlösungen, nämlich stationsübergreifend diagnosespezifische Therapiegruppen zu installieren oder im Versorgungsgesamt Einrichtungen mit schwerpunktmäßiger Spezialisierung, z.B. Gerontopsychiatrie, zuzulassen, wird im Abschnitt über zukünftige Versorgungsstrukturen einzugehen sein.

Im *universitären Bereich* nahm an der Freien Universität Berlin innerhalb der Psychiatrischen Klinik und Poliklinik die Abteilung für Gerontopsychiatrie im Februar 1973 ihre Arbeit im Rahmen einer Poliklinik auf; 1976 wurde ergänzend eine gerontopsychiatrische Tagesklinik eröffnet. Aufbau und Entwicklung der Abteilung für Gerontopsychiatrie an der FU orientierte sich an dem Lausanner Modell, das 1963 mit der Eröffnung eines Hôpital Psychogériatrique startete, gefolgt von der Eröffnung einer Poliklinik (1968) und von zwei Tageskliniken (1972, 1974). Diese spezifisch der Gerontopsychiatrie gewidmeten Einrichtungen arbeiten eng koordiniert auf der Basis eine gemeinsamen Personalstruktur. 1991 wurde die Entwicklung mit der Installierung eines Liaisondienstes abgeschlossen (persönliche Mitteilung J. Wertheimer). 1980 hat die zuständige kantonale Behörde diesen gerontopsychiatrischen Bereich des Lausanner Kantonspitals und der Universitätsklinik offiziell anerkannt. Die so früh begonnene Entwicklung in Lausane hatte in Europa eine Vorreiterfunktion und hat noch immer Modellcharakter. In Berlin gelang es erst 1985, stationäre Behandlungsmöglichkeiten im Max-Bürger-Krankenhaus (derzeit Klinik für Alterspsychiatrie, Max-Bürger-Zentrum für Sozialmedizin, Geriatrie und Altenhilfe GmbH) auf der Basis eines Kooperationsvertrages zwischen dem Bezirk Charlottenburg und der FU hinzuzugewinnen. Die dortige Klinik für Alterspsychiatrie übernahm im September 1990 die Voll- und Pflichtversorgung für psychisch kranke Menschen im Alter über 65 Jahren im Bezirk Charlottenburg. Als zweite universitäre Einrichtung in Deutschland wurde im Sommer 1973 eine Abteilung für Gerontopsychiatrie an der Psychiatrischen Universitätsklinik Heidelberg, 1987/88 eine Abteilung für Gerontopsychiatrie an der Psychiatrischen Universitätsklinik Göttingen gegründet. Am Zentralinstitut für Seelische Gesundheit in Mannheim ist seit 1998 die Errichtung einer klinischen Einrichtung für Gerontopsychiatrie konzipiert und genehmigt, jedoch in praxi noch nicht realisiert, die vorgesehene Abteilungsleiterstelle noch nicht besetzt. Die Planung liegt beim Direktor des Zentralinstituts, Herrn Prof. Henn. Seit vielen Jahren besteht allerdings schon eine alterspsychiatrische Tagesklinik mit 12 Plätzen und die größte Gedächtnisambulanz im Rhein-Neckar-Gebiet. Darüber hinaus gibt es gerontopsychiatrische Forschungsschwerpunkte an einigen weiteren Psychiatrischen Universitätskliniken (s. Anhang).

Die Empfehlungen der Expertenkommission zur Gründung von *Gerontopsychiatrischen Zentren* kamen nur sehr langsam und punktuell unter Überwindung zahlreicher Schwierigkeiten in Gang und haben bis heute zu keiner auch nur annähernden Flächendeckung geführt. Auf einem 1998 in Gütersloh durchgeführten Expertenforum mit dem Titel „Das Gerontopsychiatrischen Zentrum – 10 Jahre nach den Empfehlungen der Expertenkommission der Bundesregierung", berichteten 6 Gerontopsychiatrische Zentren (Bonn, Eberswalde, Gütersloh, Münster, Kaufbeuren, Kempten) über ihre Erfahrungen. Obwohl eine Gesamtübersicht über die in Deutschland existierenden Gerontopsychiatrischen Zentren nicht vorliegt, ist zu vermuten, daß über die genannten 6 Zentren hinaus weitere voll funktionsfähige Zentren in Deutschland wohl nicht existieren.

Inzwischen ist zumindest in Berlin z.T. mit Hilfe bundesministerieller Modellförderung die Entwicklung über die Gerontopsychiatrischen Zentren hinaus zu *regionalisierten gerontopsychiatrischen Versorgungsverbünden*, zu denen sich alle an gerontopsychiatrischer Versorgung Beteiligten zusammengeschlossen haben, weitergegangen (s. auch S. 74).

Ab 1983 erfolgten die Gründungen der *ersten Gedächtnissprechstunde/ Memory Clinics* außerhalb Deutschlands. Als erste Einrichtung dieser Art in Deutschland wurde 1985 die Alzheimer-Sprechstunde an der Psychiatrischen Klinik der Technischen Universität in München installiert. Stoppe (1998) führt in einer Übersicht 21 Gedächtnissprechstunden/Memory Clinics in Deutschland tabellarisch auf und kommt zu dem Schluß, daß trotz Unterschiede im einzelnen die Konzepte weitgehend identisch sind. Ziele sind: umfassende Untersuchung von Patienten mit Gedächtnisstörungen unter Einschluß differenzierter neuropsychologischer Testverfahren mit dem Ziel der Frühdiagnostik dementieller Erkrankungen; Empfehlung eines effektiven

Behandlungsplans für die behandelnden Hausärzte; Beratung von Patienten und Angehörigen und „Katalysieren" von Selbsthilfe in Form von Angehörigen- und Patientengruppen, fakultativ unter Einschluß von kognitiven Trainingsverfahren; Demenzforschung. Die Patienten erreichen Gedächtnissprechstunden in der Regel durch Zuweisung niedergelassener Ärzte, ein Teil jedoch auch auf eigene Initiative. Es ist Stoppe zuzustimmen, daß Gedächtnissprechstunden interdisziplinär zu organisieren sind, wobei die Mitarbeit von Psychologen und Sozialarbeitern besonders hervorzuheben ist und auch die internistisch-geriatrische Kompetenz vertreten sein muß, aber andererseits ohne Beteiligung der Psychiatrie nicht durchgeführt werden können: „Die bisherigen Publikationen und Erfahrungen belegen, daß die überwiegende Mehrzahl der Patienten, die eine solche Einrichtung aufsuchen, entweder eine Demenz hat oder aber eine andere seelische Störung. Hier scheinen Angsterkrankungen und Depressionen die Hauptkrankheitsgruppen auszumachen." Dies bestätigen auch Erfahrungen der eigenen Gedächtnissprechstunde, nach denen bei 36% der Patienten eine dementielle Erkrankung identifiziert wird, 28% an leichten kognitiven Störungen leiden, 22% anderen psychischen Erkrankungen, sogenannten funktionellen Störungen zugeordnet werden können und 14% der Zugewiesenen als psychisch nicht krank zu klassifizieren sind. Obwohl eher sporadisch als flächendeckend in Deutschland entwickelt, kommt Gedächtnissprechstunden im Hinblick auf frühe Diagnostik und Therapie von dementiellen Erkrankungen hohe Bedeutung zu. Zwar suchen „etwa 70 bis 90% aller alter Menschen auch mit ihren seelischen Problemen ausschließlich den Hausarzt" auf (WHO-Berechnungen, zit. nach Stoppe, 1998). Diese verfügen jedoch nach eigenen Untersuchungen der Autorin nicht über genügende Kompetenz für demenzspezifische Diagnostik und Therapie (Sandholzer u. Stoppe 1996). Demgegenüber muß man leider feststellen, daß es für die Arbeit der Gedächtnissprechstunde keinen regulären Kostenträger gibt; die Finanzierung erfolgt in einigen Fällen überwiegend über Drittmittel oder Nutzung der personellen Ressourcen einer klinischen Einrichtung. Sinnvoll wäre eine Anerkennung der Gedächtnissprechstunden durch die örtlichen KV, weil in diesem epidemiologisch so bedeutsamen und an Bedeutsamkeit noch zunehmenden Aufgabengebiet eine Sicherstellung der Versorgung durch die niedergelassenen Ärzte mit hoher Wahrscheinlichkeit nirgendwo gegeben ist.

4.3 Wissenschaftliche Gesellschaften

Auf Initiative mehrerer psychiatrischer Universitätskliniken erfolgte 1970 in Deutschland die Gründung einer freien Assoziation gerontopsychiatrisch Interessierter in einer Arbeitsgemeinschaft für Gerontopsychiatrie, deren erste Tagung in Krefeld am 08./09.05.1971 stattfand und jährlich fortgesetzt wurde. Die Tagungsberichte wurden in der Symposionsreihe der Firma Janssen GmbH (Düsseldorf) veröffentlicht. Von Anfang an beteiligten sich holländische, österreichische und Schweizer Wissenschaftler an den Tagungen, so daß im Jahre 1987 die Umwandlung in *die Europäische Arbeitsgemeinschaft für Gerontopsychiatrie* mit fester Vereinssatzung erfolgte, die sich gegenwärtig bemüht, ihre Aktivitäten unter Einbeziehung osteuropäischer Staaten auf ganz Europa auszudehnen (derzeitiger Präsident: Prof. Lars Gustafson, Lund, Schweden). Wenig später erfolgte die Neugründung der *Deutschen Gesellschaft für Gerontopsychiatrie und -psychotherapie,* deren Präsident zur Zeit Prof. Dr. Dr. R. Hirsch (Bonn) ist, und die sich als korporatives Mitglied in die Europäische Arbeitsgemeinschaft eingebracht hat. Auf internationaler Ebene wurde 1982 die International Psychogeriatric Association gegründet, die über ein eigenes Publikationsorgan (International Psychogeriatrics, Springer Publishing Company) verfügt.

4.4 Aus-, Weiter-, und Fortbildung

Eine intensivere Einbeziehung gerontopsychiatrischer Inhalte in Aus- und Weiterbildungscurricula wird von verschiedenen Seiten, insbesondere von Vertretern der Versorgungspraxis nachdrücklich gefordert. Hauptsächlich angezielte Berufsgruppen sind Ärzte, Krankenpflegepersonal, Altenpfleger/innen sowie Sozialpädagogen/innen, Beschäftigungstherapeuten/innen und Heimleiter/innen. Wegen der föderalistischen Struktur und ländergebundenen Aus- und Weiterbildungsordnungen ist es nicht möglich – abgesehen von der ärztlichen Ausbildung – den gegenwärtigen Stand auch nur zusammenfassend zu berichten. Beispielsweise blieben Bemühungen des zuständigen Bundesministers, eine bundeseinheitliche Ausbildungsordnung für Altenpfleger/innen zu erreichen, bisher erfolglos. Eine spezielle Analyse vorliegender Literatur war im Rahmen dieses Auftrags nicht durchführbar.

Ausbildung: In der ärztlichen Approbationsordnung tauchen Geriatrie und Gerontopsychiatrie als spezielle Unterrichtsinhalte nicht auf. Deren Vermittlung bleibt der persönlichen Initiative und dem Engagement des jeweiligen Hochschullehrers überlassen.

Weiterbildung: 1992 hat der Deutsche Ärztetag die fakultative Weiterbildung „Klinische Geriatrie" beschlossen. Eine gemeinsame Expertenkommission der Deutschen Gesellschaft für Gerontologie und Geriatrie (FB 2: Gesellschaft für Geriatrische Medizin) und der Deutschen Gesellschaft für Geriatrie hat im Frühjahr 1993 hierfür einen Inhaltskatalog vorgelegt.

Seit 1995 liegen dem Deutschen Ärztetag Empfehlungen zur Weiterbildungsordnung für einen „Schwerpunkt Gerontopsychiatrie" im Rahmen der

Nervenheilkunde (23.C.1.WBO) und der Psychiatrie und Psychotherapie (36.C.1.WBO) der Deutschen Gesellschaft für Gerontopsychiatrie und -psychotherapie (DGGPP) vor, über die bisher jedoch noch nicht entschieden worden ist. Die vorgesehene Weiterbildungszeit an einer geeigneten Einrichtung beträgt zwei Jahre, wovon 1/2 Jahr bei niedergelassenen Ärzten/-innen absolviert werden kann.

In den Empfehlungen zur Weiterbildungsordnung werden zwei Jahre Weiterbildungszeit vorgeschlagen, zu deren Zielen und Inhalt es heißt: „Vermittlung, Erwerb und Nachweis spezieller Kenntnisse, Erfahrungen und Fertigkeiten in der Ätiologie, Pathogenese, Symptomatologie, Therapie und Rehabilitation von psychischen und psychosomatischen Störungen, Erkrankungen und Behinderungen des höheren Lebensalters. Zusätzlich erforderlich sind fundierte Kenntnisse in der Gerontologie, Geriatrie und Neurologie", die im folgenden Text näher konkretisiert werden. In den Richtlinien werden zu den zu vermittelnden Weiterbildungsinhalten quantitative Angaben über die Zahl der durchgeführten Patientenuntersuchungen, Fallseminare etc. vorgegeben.

Dieselbe Fachgesellschaft hatte schon im Mai 1994 ebenso Empfehlungen zum Anteil der Gerontopsychiatrie und -psychotherapie an der Weiterbildung zum Arzt für Psychiatrie und Psychotherapie verabschiedet, die „in zahlreichen Landeskliniken... als Grundlage für eine diesbezügliche Weiterbildung" dienen (Hirsch 1997).

In dieser Publikation berichtet der Autor als Ergebnis einer Stichprobenbefragung des Arbeitskreises Gerontopsychiatrie, die im Auftrag der Leiter der öffentlichen psychiatrischen Krankenhäuser in Deutschland durchgeführt worden ist, „daß derzeit in ca. der Hälfte der ärztlichen nicht-universitären Weiterbildungsstätten eine adäquate gerontopsychiatrische Kompetenz vermittelt wird." Der Autor schließt mit der Bemerkung, „darüber hinaus muß es Ziel sein, einen ‚Schwerpunkt Gerontopsychiatrie' in die Facharztweiterbildung einzufügen."

Auch die Deutsche Gesellschaft für Psychiatrie, Psychotherapie und Nervenheilkunde (DGPPN) hat auf ihrer ordentlichen Mitgliederversammlung am 07.05.1999 der zunehmenden Differenzierung der Psychiatrie Rechnung getragen und mehrheitlich die Etablierung von vier Schwerpunkten, darunter auch den Schwerpunkt Gerontopsychiatrie beschlossen, wobei die Ausbildung zur Erlangung einer Schwerpunktbezeichnung sich an die Facharztweiterbildung anschließen soll (siehe Protokoll der Mitgliederversammlung).

Abschließend sei darauf hingewiesen, daß andere Länder, wie z.B. Österreich und Großbritannien der stetig zunehmenden Größe geriatrisch/gerontopsychiatrischen Versorgungsbedarfs schon seit vielen Jahren mit eigenen Facharztqualifikationen Rechnung getragen haben.

Gegen die Entwicklung von Geriatrie und Gerontopsychiatrie als eigenständige Spezialdisziplinen der Medizin ist in Deutschland, gerade auch von professioneller Seite, immer wieder der Einwand der Segregation oder gar Ausgliederung der Älteren aus der gesamtgesellschaftlichen Wirklichkeit und Integration erhoben worden. Ohne an dieser Stelle differenzierter auf diese Argumentation einzugehen, ist ihr folgendes entgegenzuhalten:

1. In einem offenen System mit Wahlmöglichkeit auch der Älteren bedeutet die Akzeptanz von Geriatrie und Gerontopsychiatrie nicht, daß alle kranken älteren Menschen zwangsweise nur hier diagnostiziert und behandelt werden dürfen.
2. Daß Ältere und Jüngere in enger integrativer Verflechtung in der Gesamtgesellschaft leben, ist ein Mythos und stimmt nicht einmal mehr für die Familie.
3. Die Erfahrung geriatrischer und gerontopsychiatrischer Einrichtungen lehrt, daß ein großer Teil kranker älterer Menschen die Spezialisierung durchaus wertschätzt und sogar für erforderlich hält, weil viele Patienten erfahren haben, daß ihnen die in der Allgemeinmedizin gegebenen strukturellen Bedingungen nicht gerecht werden.

Allerdings wäre in Deutschland für einen eigenen *Facharzt* womöglich die Versorgungsbasis zu schmal (besonders, wenn ein solcher niedergelassener Gerontopsychiater keinen Anschluß an einen festen Versorgungsauftrag, z.B. für entsprechende Heime etc. hätte). Vor allem aber könnte dies die Geriater veranlassen, die schon bestehende Schwerpunktbildung Geriatrie innerhalb der inneren Medizin zugunsten einer Facharztentwicklung zum Geriater aufzugeben, ein Facharzt, der dann wegen größerer Stärke vermutlich auch die Geronto*psychiatrie* mit einschließen und damit ganz aus der Psychiatrie herauslösen könnte, wodurch die Spezifika der Gerontopsychiatrie sicher zu kurz kämen. Andererseits dürften die „interdisziplinären" Anregungen aus der Einbindung in das weitere Gesamtfach Psychiatrie wie auch ein definierter Bezug zur Geriatrie für die Weiterentwicklung des gerontopsychiatrischen Spezialwissens unverzichtbar sein. Psychiatrie mit Schwerpunkt Gerontopsychiatrie scheint deshalb ein vernünftiger und derzeit allein realisierbarer Kompromiss zwischen Spezialisierung und Integration zu sein (DGPPN).

Analoger Bedarf an gerontopsychiatrisch qualifizierender Zusatzausbildung oder Weiterbildung besteht auch in relevanten *anderen Berufsgruppen,* wie besonders dem Pflegedienst. Auf die Probleme einer „menschenwürdigen Pflege" in den Heimbereichen geht ein Memorandum der Aktion gegen Gewalt in der Pflege (AGP) ein, an dem sich eine Reihe von Institutionen, u.a. auch das Kuratorium Deutsche Altershilfe und die Wilhelmine-Lübke-Stiftung e.V. Köln, beteiligten, vom April 1999 ein und fordert z.B. einen Anteil von 60% Fachkräften im Heimbereich, damit in allen Arbeitsschichten eine „der Situation der Bewohner angemessene Besetzung mit Fachkräften gesichert" ist und ein umfassender Pflegebegriff, der alle Aktivitäten des Lebens einbezieht... und den Zielen eines weitestgehend selbstbestimmten Lebens auch bei Pflegebedürftigkeit nahekommt, garantiert werden kann.

Fortbildung: Zu Fortbildungsangeboten stellt Hirsch (1997) fest, daß diese in den letzten Jahren erfreulich zugenommen und nicht nur Psychiater, Psychotherapeuten und Nervenärzte, sondern auch andere medizinische Disziplinen, insbesondere die Allgemeinmediziner, erreicht hätten. Außerdem sei eine Öffnung auch für andere Berufsgruppen festzustellen. Fortbildungsangebote erstrecken sich seit 1989 auch zunehmend auf Psychotherapie und psychosomatische Störungen im Alter, und Hirsch betont, daß sich als besonders sinnvoll die regionale Einrichtung „Gerontologischer Foren" erwiesen hat. Als Beispiele nennt er das Gerontologische Forum Göppingen (seit 1986) und das Gerontologische Forum Bonn (seit 1994). Natürlich garantieren Fortbildungsveranstaltungen keine gerontopsychiatrische Grundausbildung, sondern nur punktuelle, auf spezielle Themen bezogene Wissenserweiterung. Dies bedeutet keine Schmälerung der Bedeutung solcher Veranstaltungen, sondern unterstreicht lediglich, daß nach wie vor die Notwendigkeit besteht, gerontopsychiatrische Grundausbildung in Aus- und Weiterbildungsprogramme zu integrieren und vor allem auch auf alle professionellen Träger der ambulanten Grundversorgung auszudehnen.

Die Verbesserung und Intensivierung von Aus-, Weiter- und Fortbildungsangeboten setzt jedoch voraus, daß im Rahmen der regionalen Versorgungsplanung bundesweit spezialisierte gerontopsychiatrische Einrichtungen vorgesehen werden, in denen überhaupt gerontopsychiatrische Spezialkompetenz erworben werden kann, um dann einerseits in Aus-, Weiter- und Fortbildungsangeboten und andererseits über den Weg praktisch-konsiliarischer Versorgung vermittelt werden zu können.

5. Gerontopsychiatrische Versorgung

5.1 Bewertung der bisherigen Entwicklung

Schon während des Modellprogramms Psychiatrie hatte sich gezeigt, daß von 14 Modellregionen nur zwei dezidierte Anträge für ein gerontopsychiatrisches Projekt gestellt hatten (Kassel, Oberbergischer Kreis). Dem entspricht, daß die Empfehlungen der Expertenkommission für die Gerontopsychiatrie bislang allenfalls punktuell und im ganzen nur wenig wirksam gewesen sind. Das gilt insbesondere auch für *Gerontopsychiatrische Zentren* (s. S. 50 u. 74).

Eine kritische und zusammenfassende Bewertung der Entwicklung der Psychiatrie im allgemeinen und der Gerontopsychiatrie im besonderen in den zehn Jahren nach den Expertenempfehlungen von 1988, die auch die bedeutsamen Entwicklungen nach der Wiedervereinigung im Ostteil Deutschlands (Loos, 1993) mit einbezöge, fehlt bis auf wenige Ausnahmen:

Schon 1995 hatten Leidinger et al. die gerontopsychiatrische Versorgung noch immer als eine Grauzone der Psychiatrie bezeichnet und auf die Notwendigkeit von Verbesserungen hingewiesen. Die Autoren kennzeichnen den „*gerontopsychiatrischen Versorgungsnotstand*" folgendermaßen (Leidinger et al. 1995, S. 21): „Die Lage älterer Patienten in psychiatrischen Einrichtungen ist erschreckend schlecht. Überfüllte stationäre Bereiche – die in der Regel materiell und personell erheblich schlechter ausgestattet sind als vergleichbare Abteilungen für Jüngere –, quantitativ und qualitativ unzureichende ambulante Dienste, theoretische Defizite und mangelhafter Aus- und Weiterbildungsstand der Betreuer sind weithin typisch für die Gerontopsychiatrie... Nur da, wo spezielle Anstrengungen für die Zielgruppe der älteren Patienten unternommen wurden, konnte die Nutzung der ambulanten und komplementären Dienste verbessert werden." Zur Kostenträgerproblemtik in der Gerontopsychiatrie weisen die Autoren darauf hin, daß die meisten Krankenkassen bestenfalls bereit seien, „für sogenannte medizinische Behandlungspflege die Kosten in Höhe einer Stunde täglich zu vergüten, obwohl aus § 37 SGB V eine Leistungsverpflichtung der Kassen für ambulante psychiatrische Krankenpflege eindeutig hervorgeht" und kritisieren die Unterscheidung zwischen „pflegen" und „behandeln" im sozialrechtlichen Sinne, die zu grotesken Fehlentscheidungen führe. „Die Tendenz zu immer stärkerer Rationalisierung, Senkung der Verweildauern und Technisierung der Pflegeabläufe im Krankenhaus läßt immer weniger Rücksicht auf die spezifischen Bedürfnisse der älteren Patienten und auf die Voraussetzungen ihrer Genesung zu" (S. 22/23). Auf diesem Hintergrund berichten die Autoren über die Bestandsaufnahme der „Kommission Gerontopsychiatrie" des Landschaftsverbandes Westfalen/Lippe, auf deren Ergebnisse hier ebenso wenig eingegangen werden kann wie auf die detaillierten Empfehlungen für eine Verbesserung der gerontopsychiatrischen Versorgung (siehe auch Bauer 1993).

1997 hat die Bundesarbeitsgemeinschaft der Träger psychiatrischer Krankenhäuser BAG Psychiatrie einen *„Bericht über den Stand der klinischgerontopsychiatrischen Versorgung in der Bundesrepublik Deutschland"* auf der Basis einer bundesweiten Erhebung vorgelegt. Grundlage der Erhebung war ein Fragebogen zur geographischen, räumlichen und Infrastruktur sowie zur inhaltlichen Konzeption der Einrichtungen und ein weiterer Fragebogen, der Leistungs- und Strukturdaten für das Jahr 1994 erfragte. Die Strukturdaten sollten sowohl den stationären und den teilstationären Bereich erfassen als auch Institutsambulanzen und Polikliniken bzw. weitere ambulante Dienste. Es wurden 445 Krankenhäuser, Kliniken „etc." angeschrieben, wovon 223 Kliniken antworteten. 146 verwertbare Fragebögen resultierten. Diesen hiermit erfaßten 146 Einrichtungen waren 115 Versorgungsregionen mit ca. 50 Mill. Einwohnern aus allen 16 Bundesländern zugeordnet. Folgende Ergebnisse seien aus der Zusammenfassung des Berichts zitiert:

„Die Zahl der gerontopsychiatrischen Betten pro 100.000 Einwohner im Versorgungsgebiet (Bettenmeßziffer) liegt mit 11.6 im Bundesdurchschnitt deutlich unter den Empfehlungen der Expertenkommission (28 Betten pro 100.000 Einwohner); der Anteil der Tagesklinikplätze ist mit 0.6 sehr gering. Auf 1000 Einwohner einer Region entfallen im Bundesdurchschnitt 0.65 psychiatrische Aufnahmen von Personen über 65 Jahre"... „In der Mehrheit der Einrichtungen (55%) erfolgt die Versorgung der älteren Patienten in einer spezialisierten ‚gerontopsychiatrischen' Abteilung/Station; in einem Drittel (36%) dagegen integriert in die allgemeinpsychiatrische Abteilung; knapp 10% praktizieren Mischformen"... „Ein Viertel der Einrichtungen haben tagesklinische Behandlungsmöglichkeiten. Weitere komplementäre Hilfen werden nur in Ausnahmefällen angeboten"... „Die Unterbringungssituation in den stationären Bereichen hat in den allgemeinpsychiatrischen Abteilungen den höchsten Stand; sie ist dagegen in den gerontopsychiatrischen Langzeitbereichen wegen einer hohen Anzahl an Mehrbettzimmern mit Abstand am schlechtesten und dringend verbesserungsbedürftig"... „Das Behandlungs- und Pflegeangebot ist in den meisten Einrichtungen auf einem hohen Stand differenziert und qualifiziert; es gibt allerdings eine Diskrepanz zwischen (gutem) Personalstand und (unvollständiger) Umsetzung der Betreuungsangebote. In einzelnen Einrichtungen dürfte auch ein erheblicher konzeptueller Entwicklungsbedarf bestehen"... „Das Schwergewicht der Leistungen (Fallzahlen 1994) liegt weiterhin im stationären Bereich, wo 98% aller Patienten aufgenommen werden; tagesklinische Behandlung findet nur im Ausnahmefall statt und dauert dann im Durchschnitt deutlich länger als vollstationäre Behandlung. Auf ein gerontopsychiatrisches Bett kommen ca. 6.5 Aufnahmen pro Jahr; auf einen tagesklinischen Platz ca. 3.3. Die statistische stationäre Verweildauer liegt bei 57 Tagen. Bezüglich Aufnahmezahl und Verweildauer besteht kein wesentlicher Unterschied zwischen allgemeinpsychiatrischen und gerontopsychiatrischen Abteilungen"... „Beim Diagnosen- und Altersvergleich sind in den allgemeinpsychiatrischen Abteilungen wesentlich weniger ältere und demente Patienten und bedeutend mehr jüngere (Altersgruppe 55-65 Jahren) Patienten mit affektiven Störungen vertreten als in der gerontopsychiatrischen Abteilungen, wo allein 94% aller Hochbetagten (über 85 Jahre) bzw. 90% aller Demenzkranken aufgenommen wurden"... „Dagegen ist das Risiko eines Patienten, nach Abschluß der Behandlung in einer Altenpflegeeinrichtung verlegt zu werden in den allgmeinpsychiatrischen Abteilungen dreimal höher als in der Gerontopsychiatrie"... „Die Ergebnisse weisen auf einen starken Nachholbedarf bei der Entwicklung kooperativer und mit allgemeinmedizinischer, pflegerischer und sozialer Versorgung alter Menschen vernetzter gerontopsychiatrischer Hilfen hin."

Auf der Basis dieser Erhebung hat die BAG Psychiatrie zehn Punkte für eine bessere Versorgung psychisch kranker älterer Menschen formuliert, begründet und gesondert publiziert (Aktionsprogramm gerontopsychiatrische Versorgung). Die zehn Punkte lauten:

1. Die Psychiatrie muß ihren besonderen fachlichen Schwerpunkt für die Versorgung älterer psychisch kranker Menschen – die Gerontopsychiatrie – weiterentwickeln.
2. Die psychiatrischen Hilfen für ältere psychisch kranke Menschen müssen mit den Bereichen Allgemeinmedizin (Geriatrie) und Altenhilfe vernetzt werden; gerontopsychiarische Behandlung ist in die übrige medizinische, pflegerische und soziale Versorgung einzubetten.
3. In jedem Versorgungsgebiet (150.000 bis 250.000 Einwohner) soll ein gerontopsychiatrischer Einrichtungsverbund aus Beratungsstelle, Fachambulanz, Tagesklinik und möglichst auch Pflegedienst geschaffen werden (Gerontopsychiatrisches Zentrum).
4. Als Orientierungsgröße ist ein Richtwert von 0.2 Betten/Plätzen pro 1.000 Einwohner für die klinische gerontopsychiatrische Behandlung anzunehmen (30-50 Betten/Plätze je Versorgungsregion). Dabei sollte ein Anteil von 20%-25% für die tagesklinische Behandlung vorgesehen

werden. Der Anteil der tagesklinischen Plätze kann bei Bedarf auch höher liegen.
5. Gerontopsychiatrische stationäre Behandlung muß für die Patienten erreichbar sein; Einrichtungen mit unübersichtlichen oder zu großen Versorgungsgebieten sollen eine Dezentralisierung oder innere Sektorisierung der Angebote überprüfen.
6. Gerontopsychiatrische stationäre Behandlung kann sowohl integriert in allgemeinpsychiatrischen Stationen als auch auf eigens dafür bestimmten Stationen stattfinden.
7. Gerontopsychiatrische Behandlung hat ein umfassendes Spektrum medizinischer, psycho-, sozio- und milieutherapeutischer Angebote sicherzustellen.
8. Gerontopsychiatrische Behandlung muß die Anwendung von Zwang – auch aus fürsorglichen Motiven – kritisch reflektieren und so eng wie möglich begrenzen.
9. Die räumlichen Unterbringungsverhältnisse für ältere psychisch kranke Menschen müssen vielerorts dringend verbessert werden.
10. Konzepte und Strategien zur Rehabilitation für ältere chronisch psychisch Kranke müssen entwickelt werden.

Eine Übersicht nach 20 Jahren Erfahrung mit *gerontopsychiatrischen Tageskliniken* findet sich bei Wächtler (1997). Zum Beginn des Jahres 1996 gab es in der Bundesrepublik Deutschland 29 gerontopsychiatrische Tageskliniken mit 425 Behandlungsplätzen. Hinzu kamen sechs „gemischte" Tageskliniken, in denen jüngere Patienten gemeinsam mit gerontopsychiatrischen, geriatrischen oder neurologisch erkrankten Älteren betreut wurden sowie eine Tagesklinik, die integriert auf einer gerontopsychiatrischen Station arbeitete, in den neuen Bundesländern fand sich „fast keine" (Wächtler 1996). In dieser Übersicht heißt es weiter, daß „einige Tageskliniken zum Kern eines gerontopsychiatrischen Zentrums geworden sind", drei Viertel der Patienten Frauen sind und Depressive die am häufigsten behandelte Patientengruppe darstellen. Im Vergleich zu einer Publikation von 1984 (Steinhardt u. Bosch) habe jedoch die Bereitschaft zugenommen, auch Patienten mit der Diagnose Demenz in Tageskliniken zu behandeln. Die Tageskliniken waren regional sehr unterschiedlich verteilt mit einer überproportionalen Häufung in Nordrhein-Westfalen. In Berlin fanden sich zu diesem Zeitpunkt zwei, in Brandenburg eine (Neuruppin). Zusammenfassend stellte Wächtler fest, daß Tageskliniken noch immer Außenseiter im gerontopsychiatrischen Versorgungssystem der Bundesrepublik Deutschland seien. Denn nach den Empfehlungen der Psychiatrie-Enquête, wonach 25 gerotopsychiatrische Tagesklinikplätze auf 250.000 Einwohner als angemessen angesehen wurden, sollten für die ca. 80 Mill. Einwohner Deutschlands etwa 7.000 bis 8.000 Tagesplätze gegenüber tatsächlich vorhandenen 425 Plätzen zur Verfügung stehen. Folgerichtig nennt Wächtler in seinen Empfehlungen den Ausbau und eine angemessene regionale Verteilung von Tageskliniken an erster Stelle, hält aber auch gerontopsychiatrische klinische Fachabteilungen für weiterhin erforderlich. Für die Versorgung Schwerstpflegebedürftiger somatisch und psychisch kranker älterer Menschen in Pflegeheimen wird die Qualifizierung des Personals, der Einbau von Rehabilitation und innovativen Betreuungskonzepten genannt, wobei der Autor sich auf die Thesen einer Hamburger Expertengruppe „zur Betreuung von demenzkranken alten Menschen" stützt. Für die ambulante Versorgung wird der Hausarzt als Schaltstelle angesehen, dessen Kompetenz im Erkennen und Behandeln psychischer Störungen im Alter erweitert werden müsse. Als dritte Empfehlung wird die Notwendigkeit einer „Vernetzung" betont, wozu die Einrichtung von „Qualitätszirkeln" zwischen Klinikern und niedergelassenen Ärzten ebenso beitragen könnte wie gerontopsychiatriche Tageskliniken bzw. Gerontopsychiatrische Zentren.

Zur *Situation pflegender Angehöriger* seien die Ergebnisse einer Fragebogenuntersuchung zur Belastung und gesundheitlichen Situation der Pflegenden in der häuslichen Pflege vorangestellt, deren Ziel es war, die Belastung der nicht-professionellen Hauptpflegepersonen zu ermitteln. Es wurden 1.911 Pflegepersonen befragt, die sich auf Anzeigen in einem Apothekermagazin und in Arztpraxen ausliegenden Informationszeitschriften gemeldet hatten (Grässel, 1998). Als Altersbeschränkung lag der Erhebung das Kriterium zugrunde, daß die Pflegebedürftigkeit nicht angeboren sein durfte oder sich bereits vor dem 18. Lebensjahr entwickelt hatte. Es wurden nur Angaben in die Auswertung einbezogen, die Hilfs- oder Pflegeleistungen im Bereich der Körperpflege und/oder Nahrungsaufnahme und/oder Toilettenbenutzung/Inkontinenz und/oder körperliche Mobilität/Bettlägerigkeit bezogen. Hinsichtlich der subjektiven Belastung waren 24% der Pflegepersonen als nicht oder nur gering belastet, 61% als mittelgradig belastet und 15% als stark oder sehr stark belastet einzustufen. Die Belastung resultierte hauptsächlich aus körperlicher und zeitlicher Beanspruchung durch die Pflegetätigkeit sowie Konflikten mit anderen Aufgaben und der eigenen Zukunftsplanung. Im Vergleich zu Normwerten der Allgemeinbevölkerung ergab sich in bezug auf körperliche Beschwerden ein signifikant höherer Beschwerdeumfang nach dem Gießener Beschwerdebogen. Im Vordergrund standen körperliche Erschöpfung und Gliederschmerzen (ca. 75%) sowie Magen- und Herzbeschwerden (60-64%). Zwischen subjektiver Belastung und körperlichen Beschwerden ließ sich ein Zusammenhang beobachten. Im Hinblick auf die Lebensqualität der Pflegepersonen ließen 13% eine ernsthafte Einschränkung erkennen, wenn „körpernaher" Pflegebedarf vorlag, bei 44% ergab sich unter diesen Bedingungen eine starke bis sehr starke subjektive Belastung und überdurchschnittlich häufig ausgeprägte Beschwerden. Immerhin waren 43%

der pflegenden Personen auch unter dieser Bedingung noch als relativ risikofrei zu betrachten. Der Autor kommt zu dem Schluß, daß bei 57% der Befragten ein dringender Entlastungsbedarf bestand. 53% der Pflegenden wünschten sich mehr praktische Hilfe und Entlastung durch Familienmitglieder, Verwandte oder Freunde, 44% wünschten sich mehr professionelle Unterstützung in der ambulanten Pflege oder Entlastung durch Tagespflege oder Kurzzeitpflege, 38% wünschten sich mehr strukturelle Hilfe bei der Pflege (auf die Pflegebedürfnisse ausgerichtete Wohnungsumgestaltung, Pflegehilfsmittel oder Schulung), 69% wünschten sich mehr Anerkennung und 25% mehr, respektive bessere medizinische Information und Beratung durch Haus- oder Fachärzte. Zusammenhangsanalysen ergaben, daß es sich konkret um den Wunsch nach möglichst ungestörter Nachtruhe, nach vorübergehender Entlastung in der Pflege tagsüber sowie um Behandlungswünsche wegen Verhaltensstörungen (Gereiztheit, Aggressivität) und Linderung der körperlichen Beschwerden der Pflegenden selbst handelte. Diesem zusammenfassenden Beitrag sind Einzelheiten, z.B. zur Pflege von Demenzkranken, nicht zu entnehmen; es wird diesbezüglich auf die uns nicht vorliegende Originalpublikation verwiesen (Grässel, 1997). Die starke Belastung von Angehörigen unterstreichen auch die Ergebnisse von Meier et al. (1999); sie manifestiert sich in Angst und Depressionen, besonders in späteren Stadien der Demenzbetreuung. Ein Symposion in Leipzig zeigte ebenfalls deutlich die Not der Angehörigen (Neumann 1998); Matter et al. (1998) wiesen in diesem Zusammenhang auf die Bedeutung von Störungen des Tag-Nacht-Rhythmus hin. Vetter et al. (1997) fanden eine unerwartet geringe Inanspruchnahme von Hilfen durch Angehörige von an Alzheimer Demenz Erkrankten trotz bestehender Belastungen. Über 60% der Angehörigen in dieser Studie kannten vorhandene Hilfsangebote nicht, obwohl die Kranken in ärztlicher Behandlung waren, was die oft beklagte mangelnde Information und sozialtherapeutische Beratung durch die behandelnden Ärzte erneut bestätigt.

In einem soeben erschienenen *„Leitfaden für die ambulante und teilstationäre gerontopsychiatrische Versorgung"* (Hirsch et al. 1999) werden von den Autoren die derzeitig noch immer bestehenden Versorgungsmängel beschrieben und Strategien für ihre Beseitigung entwickelt (S. 95-103). Als Grundproblem sehen es die Autoren an, daß „die umfassende und angemessene Versorgung psychisch kranker alter Menschen nie ein zentrales Anliegen bei der Umsetzung von Maßgaben der Psychiatriereform" war und „die wenigsten der Versorgungsverantwortlichen Defizite, die die Gerontopsychiatrie betreffen, als regelungsbedürftiges Manko und Beeinträchtigung der allgemeinen Versorgungsqualität empfinden." In den Psychisch-Kranken-Gesetzen der Länder werden die besonderen Bedarfe psychisch kranker alter Menschen nicht berücksichtigt. Sie fanden auch keine Berücksichtigung bei der Entwicklung gemeindepsychiatrischer Versorgungsbausteine für die Allgemeinpsychiatrie. Es werde stillschweigend davon ausgegangen, daß die gerontopsychiatrische Versorgung im wesentlichen von der Geriatrie und der Altenpflege mit bewältigt würde. Die Defizite der Versorgung, die Mängel „erschließen sich weitgehend nur den Insidern, wie Hausärzten, Pflegediensten, Angehörigen." Die Autoren sehen „grundlegende Mängel, die einer qualitätsgerechten Versorgung außerklinisch im Wege stehen" (S. 100) sowohl im Bereich der *Strukturqualität* (unzulängliche Berücksichtigung in den Leistungsgesetzen, unzulängliche Repräsentanz gerontopsychiatrischer Fachleute, mangelhafte Verantwortungsfestlegungen, lückenhafte Versorgungsinfrastruktur) als auch der *Prozeßqualität* (selektive Feststellung von Beeinträchtigungen abhängig von Zufälligkeit, keine gerontopsychiatrisch ausgerichtete multiprofessionelle Therapierepräsentanz, weitgehendes Defizit der gerontopsychiatrischen Fachpflege, mangelnde Repräsentanz von Förderprogrammen zur sozialen Integration und deren Verknüpfung mit betreutem Wohnen und tagesstrukturierenden Maßnahmen) und der *Ergebnisqualität* (fehlende integrierte Zielplanung, kaum Konsens über angemessene Zielsetzung, nachrangiger Stellenwert solcher Hilfeleistung). Die Autoren geben im Anhang tabellarische Übersichten über gerontopsychiatrische Versorgungsmodelle, soweit sie über Literaturrecherche zugänglich waren. Die Ergebnisse dieser Modellvorhaben bilden eine Grundlage für die im Buch später dargelegten Empfehlungen.

Die Wirkung von gerontopsychiatrischen Modellprojekten wird insgesamt von den Autoren als sehr begrenzt angesehen. So heißt es unter Verweis auf die in den Expertenempfehlungen geforderten Gerontopsychiatrischen Zentren: „Somit wurde eine Einrichtung mit umfassender Versorgungskompetenz unter den verschiedenen regionalen Ausgangsbedingungen nicht erprobt. Einzelbausteine bzw. Ansätze, die eine Besserung der Versorgung gerontopsychiatrischer Patienten zum Ziel hatten, wurden in der Regel als besonderes Versorgungsmodell erprobt. Es wurden nicht – wie sonst üblich – aus den durch die Evaluation gewonnenen Erkenntnissen Konsequenzen für allgemeingültige Versorgungsprogramme gezogen. In keinem anderen Bereich sind mit vergleichbarer Hartnäckigkeit Umsetzungen von Modellerprobungen in allgemeinverbindliche und -gültige Versorgungsstandards unterblieben... aber selbst in für Modellerprobungen aufgeschlossenen Regionen fiel es unvergleichlich schwer, das Erreichte über den Modellzeitraum hinaus zuverlässig abzusichern und zu konsolidieren" (S. 95).

Zusammenfassung: Faßt man die zitierten Analysen der Entwicklungen in der Gerontopsychiatrie nach der Psychiatrie-Enquête (1975), dem Modellprogramm Psychiatrie (1980-1986) und den Expertenempfehlungen (1988) zusammen, so ergeben sich folgende Bewertungen:

Zwar haben die politisch initiierten Psychiatrieprojekte das Bewußtsein bei Bundes- und Landespolitikern und auch bei den professionell in der Psychiatrie Tätigen für den Umfang und die Bedeutsamkeit gerontopsychiatrischer Versorgungsaufgaben geweckt, aber nur dort, wo bei Professionellen eine spezifische Bereitschaft und energisches Engagement für die Gerontopsychiatrie bestanden, konnten sich einzelne, auf das Ganze der Bundesrepublik gesehen, nur wenige Modellprojekte und -programme entwickeln, von denen viele die Zeit der Modellförderung nicht überlebt haben. Immerhin besteht zumindest auf Bundesebene ministerielle Bereitschaft, sinnvolle Modelle weiterhin zu fördern. Nach der Psychiatrie-Enquête sind, wie schon erwähnt, in den Psychiatrischen Landeskrankenhäusern zahlreiche gerontopsychiatrische Abteilungen entstanden. Diese Entwicklung ist jedoch zur Zeit, wie insbesondere im Land Berlin, stark rückläufig. Während im Modellprogramm Psychiatrie wenige gerontopsychiatrische Modelle entstanden sind, haben sich nach Bekanntwerden der Expertenempfehlungen eine ganze Reihe von Modellvorhaben entwickelt, die sicher lokal sensibilisierend wirksam waren, aber eben auch nur lokal die Versorgungssituation verbessert haben. Flächendeckende Impulse sind von solchen Modellen weder innerhalb von Landesgrenzen noch bundesweit ausgegangen. Es darf dabei nicht übersehen werden, daß Widerstand gegen gerontopsychiatrische Spezialisierung sich auch innerhalb der Psychiatrie selbst entwickelt hat, denn Spezialisierung in der Medizin wird immer auch als Konkurrenz um Patienten angesehen, vor allem dann, wenn die Ressourcen knapper werden. Vergleicht man die Entwicklung komplementärer und ambulanter Versorgungseinrichtungen in der Allgemeinpsychiatrie mit derjenigen der Gerontopsychiatrie, so wird die Diskrepanz vor allem dann deutlich, wenn man Ergebnisse zur Zahl der schwer Beeinträchtigten chronisch psychisch Kranken berücksichtigt; sie liegt in der Altersgruppe über 65 Jahren um das Zehn- bis Fünfzehnfache höher als bei den Jüngeren. Demgegenüber ist die Anzahl spezialisierter gerontopsychiatrischer Dienste um ein Vielfaches geringer und damit völlig disproportional. Eine Erklärung für diese unterschiedliche Entwicklung im Vergleich von Allgemein- und Gerontopsychiatrie ergibt sich vielleicht auch aus der seit je bestehenden großen Faszination durch und Präferenz für schizophrene Erkrankungen innerhalb der Psychiatrie, eine Erkrankung, die aber nur 1% der Bevölkerung erfaßt, während hirnorganisch bedingte Erkrankungen, einschließlich der Suchtfolgen auf weniger Interesse in der psychiatrischen Versorgungslandschaft stoßen. Demgegenüber ist das biologisch-psychiatrische Forschungsinteresse weitaus ausgewogener.

5.2 Perspektiven zukünftiger gerontopsychiatrischer Versorgung

Sozialer Funktionswandel mit dem Ausscheiden aus dem Arbeitsleben und Verkleinerung des soziales Netzwerkes, die psychische Entwicklung im sog. dritten Lebensalter mit Rückblick auf das gelebte Leben, Umstrukturierung des aktuellen Lebens und Ausblick auf das Lebensende, und nicht zuletzt zunehmende Multimorbidität mit vorzugsweise dauerhaften depressiven, dementiellen, kardiovaskulären, skeletomuskulären und carcinomatösen Erkrankungen charakterisieren das Altern aus medizinischer Sicht. Hohe Anforderungen an die individuelle Umstellung- und Anpassungsfähigkeit bei gleichzeitig bestehenden Veränderungen der seelischen Verarbeitungsfähigkeit, körperlichen Funktionsminderungen und Abnahme sozialer Kompensationsmöglichkeiten sind *Bedingungen von Hilfsbedürftigkeit* (Baltes 1995, 1996). Diese solange wie möglich hinauszuschieben und Selbständigkeit in vertrauter Umgebung zu erhalten, ist das Ziel aller Altersmedizin. Um es zu erreichen, sind neben der Erfahrung mit alternden Menschen nicht nur vielfältige Kompetenzen in psychologischer und sozialer sowie in allgemein medizinischer und psychiatrischer Hinsicht erforderlich, sondern diese Kompetenzen müssen auch verfügbar sein.

Dabei ist gerontopsychiatrisch die inzwischen belegte Erkenntnis (Borchelt et al. 1996) von Bedeutung, daß körperliche Erkrankungen nicht unbedingt per se zu funktioneller Behinderung und Inanspruchnahme von therapeutischer und pflegerischer Hilfe führen. Vielmehr sind für den Umgang des alten Menschen mit seinen überwiegend chronischen körperlichen Erkrankungen eine Reihe von psychischen Faktoren von Bedeutung, die diese Inanspruchnahme erheblich beeinflussen. „Theoretische Modelle zielen darauf ab, diese bedingenden Faktoren und deren Wechselwirkungen zu beschreiben. Zu den bekannten Modellen zählen beispielsweise das Modell der Gesundheitsüberzeugungen, das ‚Health Belief Model' (Rosenstock 1966, Rosenstock et al. 1988) und das sozialpsychologische Modell von Andersen und Newman (1973), welches sich an prädisponierenden, bedarfsdefinierenden Merkmalen und an sogenannten Rahmenbedingungen orientiert...Neben den medizinischen Gründen wird eine Inanspruchnahme von pflegerischer Hilfe häufig entscheidend vom sozialen Netzwerk beeinflußt. Personen mit geringem sozialen Netzwerk nehmen häufiger professionelle Hilfe in Anspruch. Als weitere bedeutsame Parameter wären das subjektive Gesundheitserleben und die persönlichen Kontrollüberzeugungen zu nennen." (Nieczaj et al. 1996). Eine quantitativ wie qualitativ wichtige Rolle spielen dabei auch psychische Störungen wie affektive Erkrankungen, Persönlichkeitsveränderungen und Demenzen (Linden et al.1996).

Psychische Störungen, insbesondere leichter ausgeprägte Depressionen, treten in erhöhtem Maße bei somatischer Multimorbidität auf, genauer bei schmerzhaften Bewegungseinschränkungen infolge muskuloskeletaler Erkrankungen (Merskey 1999) sowie bei funktionalen Behinderungen infolge Inkontinenz (Brocklehurst 1985) und vor allem infolge kardiovaskulärer Erkrankungen (Glassman et al. 1999) bzw. ihrer Folgen (Herzinfarkt, periphere Verschlußkrankheit, Schlaganfall; in BASE: 45, 38, 36%), die zur Hilfsbedürftigkeit führen. Gerade Depressionen vermögen aber auch diese Hilfsbedürftigkeit ganz erheblich zu verstärken (Helmchen et al. 1993).

Dementsprechend muß der gerontopsychiatrisch tätige Psychiater diese Zusammenhänge genau kennen, um sie bei Diagnostik und Therapie im Alter berücksichtigen zu können. Schon die allen Psychiatern vertrauten Krankheitsbilder können im Alter abgewandelt sein, in anderen Symptommustern oder weniger ausgeprägt erscheinen, und sich länger hinziehen (Ferszt et al. 2000). Ein weiteres typisches Problem sind die Schwierigkeiten, beginnende psychische Störungen von Veränderungen des normalen Alterns abzugrenzen, etwa eine beginnende Demenz von einer gutartigen altersassoziierten Vergeßlichkeit, oder eine leicht ausgeprägte oder „unterschwellige" Depression von einer Müdigkeit nach einem gelebten Leben oder einem Bedrücktsein durch die Beschwerlichkeit des alltäglichen Lebens. Besonders schwierig ist es, den depressiven Charakter körperlicher Beschwerden bei gleichzeitig bestehenden körperlichen Erkrankungen zu erkennen (Helmchen et al. 2000). Gerade die Früherkennung beginnender psychischer Störungen ist jedoch für präventive und früh einsetzende therapeutische Maßnahmen wichtig, um die Entwicklung von Chronifizierungsprozessen zu verhindern. Für alterstypische Besonderheiten der Therapie ist Wissen zur seelischen Entwicklung und Verfassung alter Menschen, etwa in der Psychotherapie (Radebold 1994; Hinze 1994), ebenso von Bedeutung wie Kenntnisse und Erfahrungen zum veränderten Metabolismus von Arzneimitteln im alternden oder gar multimorbiden Organismus und zu Wechselwirkungen bei Multimedikation, die den Regelfall darstellt (Reinicke, 1994). Nicht zuletzt muß der gerontopsychiatrisch tätige Psychiater auch über spezifische Kompetenzen im gerade für alte Menschen breitgefächerten Sozialwesen mit seinen differenzierten materiellen und institutionellen Hilfsangeboten und Finanzierungsmöglichkeiten verfügen. Kompetenz meint hier Wissen zumindest soweit, daß die angemessenen Maßnahmen indiziert, organisiert und supervidiert werden können. Dies sollte heute in einem multiprofessionellen Team erfolgen. Schließlich sei noch darauf hingewiesen, daß Geriatrie im allgemeinen und Gerontopsychiatrie im besonderen ganz wesentlich Medizin und Psychiatrie für erkrankte Frauen sind (Volk et al. 1991; Backes 1994). Dies hängt wohl einerseits mit dem unterschiedlichen Hilfesuchverhalten von Frauen und Männern zusammen. Erfahrungsgemäß ist z.B. die Barriere bei älteren

Männern gegenüber der Psychiatrie wesentlich höher als bei älteren Frauen, andererseits spielt auch die demographische Tatsache eine Rolle, daß ältere Frauen wesentlich häufiger allein leben und verwitwet sind als ältere Männer, also Männer eine viel größere Chance partnerschaflticher Unterstützung und Hilfe haben.

5.3 Strukturelle Verbesserung der Versorgung

Die folgenden Ausführungen ruhen auf zwei Positionen:

1. Die Versorgung psychisch kranker alter Menschen ist Bestandteil und Aufgabe der allgemeinpsychiatrischen Versorgung. Sie bedarf gleichzeitig der engen Kooperation mit den Fächern der somatischen Medizin, vor allem der Geriatrie, ohne indessen der Kompetenz und Organisation beider gänzlich überlassen werden zu können (siehe auch Expertenempfehlungen).
2. Dazu steht nicht im Widerspruch, daß es spezieller gerontopsychiatrischer Einrichtungen und Betreuungsangebote bedarf, um Fachkompetenz im Hinblick auf Diagnostik, Therapie und Rehabilitation unter den besonderen Bedingungen des Alterns zu ermöglichen und weiterentwickeln und darüber hinaus in die allgemeinmedizinische und -psychiatrische Versorgung transportieren zu können. Die Vorhaltung zumindest schwerpunktmäßig gerontopsychiatrischer Einrichtungen stellen auch einen Akt der Gerechtigkeit gegenüber den psychisch kranken alten Menschen dar, denn in vielen Fällen können nur dadurch die Bedürfnisse alter Patienten befriedigend und angemessen erfüllt werden.

Ambulanter Versorgungssektor

Ärztliche Versorgung: Ein Ziel der gegenwärtigen Gesundheitsstrukturreform ist die Stärkung der primärärztlichen Versorgung. Dem entspricht, daß der Hausarzt für erkrankte ältere Menschen schon immer eine große Bedeutung hatte, obwohl zu erwarten ist, daß auch die Älteren in Zukunft infolge zunehmenden Wissens über die Diagnostik und Behandlungsmöglichkeiten von Erkrankungen und die in der Medizin entwickelten Spezialisierungen selbst entscheiden wollen, ob sie bei bestimmten Beschwerden einen Hausarzt in Anspruch nehmen oder einen Facharzt aufsuchen wollen. Diese Wahl- und Entscheidungsmöglichkeit muß auch für alte Menschen offen bleiben; andere Strategien kämen einer partiellen Entmündigung oder einer Verhinderung des „Abstimmungsverhaltens" der Konsumenten darüber gleich, wo sie sich effizienter betreut oder behandelt fühlen. Für die Stärkung der primärärztlichen

Versorgung (Allgemeinmediziner) spricht die schon erwähnte Tatsache, daß ältere Menschen auch in der ärztlichen Betreuung sich Kontinuität wünschen. Hinzu kommt, daß der Arzt für Allgemeinmedizin am ehesten in der Lage sein dürfte, das Gesamtspektrum der Multimorbidität im Kontext des unmittelbaren sozialen Umfeldes zu erkennen, zu übersehen und individuelle Behandlungspläne aufzustellen und gegebenenfalls zu koordinieren, zugleich muß er in der Lage und willens sein, das fachspezifische Konsilium zu suchen und zu nutzen und Behandlung und Therapie zu delegieren, wo seine eigene Kompetenz aufhört, was in der Psychiatrie und Gerontopsychiatrie recht häufig der Fall sein dürfte, denn die ärztliche Ausbildung berücksichtigt die Psychiatrie nur sehr marginal und die Gerontologie überhaupt nicht. Weiterbildungsordnung und Fortbildungsprogramme für Ärzte der Allgemeinmedizin sollten verstärkt gerontopsychiatrisches Wissen vermitteln, gleichzeitig aber lehren, die Grenzen der eigenen diagnostischen und therapeutischen Kompetenz erkennen zu können und die Entwicklung psychiatrischer Omnipotenzgefühle zu vermeiden. Diagnostik und Behandlung schwieriger und komplizierter psychischer Erkrankungen, und das gilt auch für dementielle Krankheitsbilder, müssen der Kompetenz des Psychiaters/Gerontopsychiaters vorbehalten bleiben (J. H. Kretschmar 1993a). Dies gilt auch für die Versorgung psychisch Kranker im Pflegeheimbereich, zumindest dann, wenn der Anteil dieser Patienten relativ hoch ist. Jede andere Sichtweise stellt die Begründung und Notwendigkeit der (Geronto)Psychiatrie überhaupt infrage. J. H. Kretschmar (1993b) weist darauf hin, daß die „Versorgung psychisch Alterskranker in Alten- und Pflegeheimen... überwiegend durch praktische Ärzte" wahrgenommen wird, während Nervenärzte nur in 12 bis 33% der Fälle an der Heimversorgung beteiligt sind. Aufgrund seiner eigenen ausgedehnten Erfahrungen in der Heimversorgung beobachtet er neben dem Morbiditätsspektrum der Heimbewohner die Einstellung der Heimleitung sowie des Personals zum Psychiater und zu psychischen Krankheiten als wesentliche Faktoren, die die große Variabilität der insgesamt zu geringen Inanspruchnahme psychiatrischer Kompetenz im Heimbereich bestimmen. Neben der direkten fachärztlichen Betreuung psychisch Erkrankter in Pflegeheimen sieht er als weitere wesentliche Aufgabe des Psychiaters in diesem Versorgungsbereich die psychiatrische Fortbildung des Personals und als „wichtigste, effektivste, jedoch auch zeitaufwendigste" Aufgabe „das patientenbezogene Gespräch während oder im Anschluß an die Visiten" an. Unter Verweis auf die Nervenarztstudie (Bochnik et al., 1990) betont Kretschmar, daß in der ambulanten Versorgung die rechtzeitige Zuweisung zum niedergelassenen Nervenarzt die Voraussetzung „für eine optimale und kostengünstige ambulante Therapie" sei (J. H. Kretschmar 1993a) und sagt dazu weiter: „Bezüglich der rechtzeitigen Überweisung an den Nervenarzt bestehen in der Praxis noch erhebliche Defizite. Eine Neuregelung durch ein Primärarztsystem würde diese Defizite mit Sicherheit verstärken und einen Rückfall in die Vor-Enquête-Ära bedeuten, es sei denn, der Psychiater würde Primärarztfunktionen auf diesem Gebiet erhalten." Auch wenn des Autors Äußerungen durchaus auf dem Hintergrund berufsständischer Verteilungskämpfe zu sehen sind, bleibt dennoch festzuhalten, daß in der ambulanten gerontopsychiatrischen Versorgung im Hinblick auf zuverlässige und frühzeitige Diagnostik insbesondere von depressiven und dementiellen Erkrankungen eine stärkere psychiatrische Beteiligung zu fordern ist und auch hier die Entwicklung psychiatrischer Praxen mit dem Schwerpunkt Gerontopsychiatrie gefördert werden sollte. Diese Forderung wird auch dadurch unterstrichen, daß in der bereits zitierten Nervenarztstudie (Bochnik et al. 1990) den Problemen gerontopsychiatrischer Versorgung kein besonderes Augenmerk gewidmet, sondern lediglich die Altersstruktur der Patienten in niedergelassenen psychiatrischen Praxen dargestellt wird (S. 63). Der Anteil der über 65jährigen wird mit 26% angegeben und entspricht damit lediglich dem Bevölkerungsanteil, während unter Berücksichtigung der hohen Prävalenz psychischer Erkrankungen ein höherer Anteil zu erwarten wäre.

Gedächtnissprechstunde zur Früherkennung und Frühbehandlung dementieller Erkrankungen: Die bereits erwähnten Gedächtnissprechstunden/Memory Clinics haben sich entwickelt, weil sich sowohl bei den Betroffenen selbst als auch bei den mit Versorgungsproblemen Demenzerkrankter konfrontierten Berufsgruppen die auch von öffentlichen Medien verbreitete Erkenntnis durchgesetzt hat, daß die rechtzeitige Diagnostik dementieller Erkrankungen notwendig ist, um mit Hilfe früh einsetzender Behandlung, Beratung und Betreuung den progredienten Verlauf, insbesondere der Alzheimerschen Demenz, zu verzögern und damit kostenträchtige Behandlungs- und Betreuungsformen so lange wie möglich hinauszuschieben. In diesem Zusammenhang ist es genauso wichtig, kognitive Leistungsstörungen, die nicht demenzbedingt sind, zu erkennen, die Betroffenen von Zukunftsängsten zu entlasten und unter Umständen anderen effizienten Behandlungsstrategien, z.B. der angemessenen Therapie von Depressionen, zuzuführen. Wie die Erfahrungen aus der eigenen Gedächtnissprechstunde zeigen, sind immerhin 22% der mit kognitiven Störungen zugewiesenen Patienten auf nicht-dementielle funktionelle psychische Erkrankungen zurückzuführen, leichte kognitive Störungen, die zum Zeitpunkt der Untersuchung (noch) keine Diagnose einer Demenz erlauben, haben einen Anteil von 28% und 14% der Zugewiesenen blieben ohne psychiatrische Diagnose. Das heißt, nur etwas mehr als ein Drittel (36%) konnten als Demenz diagnostiziert werden (Bschor et al. 1998). Die zuverlässige Unterscheidung dieser sehr unterschiedlichen Gruppen von Patienten mit subjektiven und/oder objektiv nachweisbaren kognitiven Leistungseinbußen erfordert aber große Erfahrung und ein aufwendiges psychiatrisch-diagnostisches Verfahren unter Einschluß von bildgebenden

Verfahren und psychometrischen Testbatterien, das ebenso wie die sich notwendigerweise anschließende Beratung und Behandlung ein multiprofessionelles Team voraussetzt. Hierfür sind in der Regel weder die Hausärzte noch alle niedergelassenen Psychiater ausgerüstet oder ausgebildet. Dies wird auch durch eine Studie von Sandholzer et al. (1999) bestätigt, die zu dem Ergebnis kam, daß in den in die Studie einbezogenen Praxen nach Einführung eines systematischen Screeningverfahrens bei 18.6% der insgesamt untersuchen 446 Patienten von den Ärzten bislang unbekannte kognitive Beeinträchtigungen aufgedeckt wurden, bei denen in 96.4% (80 von 83 Patienten) eine positive Demenzdiagnose zu stellen war. Wolf u. Weber (1998) untersuchten Einflußfaktoren auf die Erstdiagnose von Demenzerkrankungen kasuistisch. Als solche erwiesen sich auf Seiten der Patienten Krankheitsstadium, Krankheitseinsicht und Leidensdruck, auf Seiten der Angehörigen medizinische Aufklärung, familiäre Rolle und ebenfalls der Leidensdruck. Die Zeitspanne zwischen retrospektiv bestimmtem Krankheitsbeginn und der Diagnosestellung schwankte zwischen 1 ¼ und 11 Jahren, obwohl die Patienten regelmäßige Arztkontakte hatten. Die Chance rechtzeitiger Diagnosestellung wurde nicht erkannt. Als Gründe vermuten die Autoren bei den Ärzten unterschiedliches Wissen und den Einfluß gesundheitspolitischer Rahmenbedingungen. Daß auch die Differentialdiagnose dementieller Erkrankungen in der hausärztlichen Praxis Probleme bereitet, zeigten Sandholzer et al. (1996) schon in einer früheren Publikation. Zwei alternative Konsequenzen sind hieraus abzuleiten: Wenn diese Aufgabe von Hausärzten/Allgemeinärzten übernommen werden sollte, verlangt dies eine intensive, flächendeckende Schulung derselben, bzw. eine wesentlich intensivere konsiliarische Kooperation per Überweisung mit niedergelassenen Fachärzten für Psychiatrie, deren gerontopsychiatrische Kompetenz ebenfalls im Rahmen der Weiterbildung zu stärken wäre. Der alternative Weg wäre, Gedächtnissprechstunden/Memory Clinics in ausreichender Zahl und Flächendeckung zu gründen, die allerdings von den regionalen Kassenärztlichen Vereinigungen im Rahmen der Sicherstellung der kassenärztlichen Versorgung akzeptiert werden müßten, um ihre Leistungen im Rahmen des Budgets der gesetzlichen Krankenversicherungen abrechnungsfähig zu gestalten. Man könnte durchaus auch daran denken, die Entwicklung psychiatrischer Praxen mit Schwerpunkt Gerontopsychiatrie anzuregen, die dann eine weitere Alternative für die Lösung dieses Problems böten.

In jedem Fall ist nicht nur die Frühdiagnostik zu leisten, sondern, wie schon erwähnt, ebenso die Einleitung möglichst früher Behandlung, die Beratung von Patienten und Angehörigen über eventuell bereits notwendige oder in Zukunft nötig werdende Hilfen und Unterstützungen im Sinne einer vorausschauenden Beratung und damit „Entängstigung" (siehe auch Mitteilungen der Alzheimer Gesellschaft Berlin e.V. No. 6, 9. Jahrgang, April

1998: Frühdiagnostik bei Demenzerkrankungen). Es ist vorherzusehen, daß mit der Entwicklung effizienterer medikamentöser und nicht-medikamentöser Behandlungs- und Betreuungsstrategien in Zukunft die Nachfrage nach und der Druck auf frühe Diagnostik dementieller Erkrankungen erheblich wachsen wird (s. auch S. 26-28).

Ambulante Krankenpflege: Die Pflege psychisch Erkrankter unterscheidet sich ganz wesentlich von der Pflege körperlich Erkrankter. Während für diese körperlich orientierte Pflegemaßnahmen ganz im Vordergrund stehen, spielen solche Maßnahmen bei jenen eher eine untergeordnete Rolle. Dies hat Auswirkungen auf die Planung des pflegerischen Zeitaufwandes und damit auch auf die Gebührenordnung. Körperliche Krankenpflege ist in ihren Einzelakten besser beschreibbar, leichter abgrenzbar gegenüber Alltagsverrichtungen und im Zeitaufwand begrenzbarer. *Zentrale Aufgaben psychiatrischer Krankenpflege* sind: das Gespräch mit Patienten und Angehörigen; Förderung von sozialer Kommunikation und Einbindung, um der psychischer Erkrankung innewohnenden Tendenz zur Isolation zu begegnen; sinnvolle Tagesstrukturierung und Hilfe zu deren Realisierung. Die zentrale Stellung des Gespräches ergibt sich daraus, daß es Entlastung vom Leidensdruck psychopathologischen Erlebens bieten soll, zur Stabilisierung des durch die psychische Erkrankung häufig beeinträchtigten Selbstwertgefühls beitragen soll und dem Erkennen und Bewältigen krankheitsbedingter Alltagsprobleme zu dienen hat. Regelmäßigkeit und Kontinuität der Gesprächsbereitschaft und ausreichende Zeit sind unerläßliche Voraussetzungen. In der ambulanten Krankenpflege gehört zu den Aufgaben fernerhin die Mobilisierung, Stärkung und Aufrechterhaltung nicht professioneller Hilfen und Unterstützung. Die genannten Aufgaben ambulanter Krankenpflege gelten uneingeschränkt auch für die Gerontopsychiatrie. In diesem Felde müssen aber in Abhängigkeit von der individuellen somatischen Komorbidität auch noch Maßnahmen körperlicher Krankenpflege angemessen berücksichtigt werden, insbesondere was Körperpflege und Hygiene betrifft, weil vor allem bei depressiven und dementiellen Erkrankungen das Fehlen des eigenen Antriebs und/oder das Nachlassen kritischer Selbstwahrnehmung eine erhebliche Gefahr der Verwahrlosung beinhalten, die schließlich bei krisenhafter Zuspitzung zu Zwangseinweisung wegen Selbstgefährdung führen kann. Schließlich ist in der Gerontopsychiatrie die Überwachung und Kontrolle der regelmäßigen Einnahme verordneter Medikamente, die „Compliance", ebenso von besonderer Bedeutung wie die Abstimmung der Maßnahmen professioneller und nicht-professioneller Hilfen. Für die Organisation und Finanzierung ambulanter Krankenpflege in der Psychiatrie kommt erschwerend hinzu, daß sich die genannten zentralen Aufgaben nicht spezifischen Berufsgruppen zuordnen lassen. Unbeschadet professioneller Kernkompetenzen können dieAufgaben überlappend von Kräften der Kranken- und Altenpflege, Ergotherapeuten und Physiotherapeuten wahrgenommen werden. Hier liegt die Begründung multiprofessioneller Teams in der Psychiatrie. In den vergangenen 20 Jahren haben sich in der Psychiatrie im sogenannten ambulanten und komplementären Versorgungssektor zahlreiche, entweder zielgruppenspezifisch oder aufgabenspezifisch orientierte unterschiedliche Dienste entwickelt, die jedoch die psychisch kranken Älteren kaum oder gar nicht erreichen.

Obwohl *Sozialstationen* zu einem engmaschigen und flächendeckenden Netz ausgebaut worden sind, spielen sie für die psychiatrische ambulante Krankenversorgung eher eine marginale Rolle (Heinemann-Knoch 1993; Stuhlmann 1993). Stuhlmann sieht trotzdem die Voraussetzung als günstig an, psychiatrische und gerontopsychiatrische Versorgung an die Sozialstationen anzugliedern, weil nach seinen Angaben schon jetzt 25% der Familien, die einen pflegebedürftigen alten Menschen betreuen, zusätzlich Pflegekräfte von Sozialstationen überwiegend für die somatische Pflege in Anspruch nehmen, Sozialstationen schon jetzt einen hohen Anteil von über 65jährigen betreuen und Modellprojekte überzeugend nachgewiesen hätten, „daß durch häusliche psychiatrische Krankenpflege über Sozialstationen psychisch kranke alte Menschen in ihrem gewohnten Umfeld so stabilisiert werden konnten", daß Krankenhauseinweisungen zu vermeiden waren, Krankenhausaufenthalte abgekürzt werden konnten und auch drohende Heimunterbringungen vermieden oder hinausgeschoben werden konnten. Hinzu käme nach seiner Ansicht, daß Sozialstationen von der Bevölkerung eher akzeptiert werden als psychiatrische Institutionen. In dem zitierten Beitrag berichtet er auch über die positiven Erfahrungen mit einem Modellprogramm des Landschaftsverbandes Rheinland aus den Jahren 1986 bis 1989 unter Einbeziehung von fünf Sozialstationen. Nach Beendigung des Modellprojektes mußte leider, wie in den meisten Fällen üblich, die modellhafte und belegbar wirksame ambulante gerontopsychiatrische Betreuung von den am Projekt beteiligten Sozialstationen wieder abgebrochen werden, da eine Regelfinanzierung nicht zu erreichen war, was wiederum bestätigt, daß Modellprojekte eine Regelversorgung nicht ersetzen können.

Heinemann-Knoch (1993) kommt zu der Feststellung, daß Sozialstationen in der Betreuung psychisch kranker alter Menschen „problemlos lediglich zwei Aufgaben übernehmen können, nämlich die Sicherung der ärztlichen Behandlung und die Sicherung der somatischen Existenzbedingungen". Personalmangel und mangelnde Finanzierbarkeit umfangreicherer Hilfen verhindern die „Sicherung der psychischen Existenzbedingungen" und die „Sicherung der sozialen und materiellen Existenzbedingungen und Lebensvollzüge". Besonders problematisch gestalte sich die Betreuung psychisch kranker Alleinlebender, weshalb vorhandene Ressourcen in der Regel viel zu spät eingeschaltet würden. Hier fallen „ungleich häufigere, schwierigere und zeitaufwendigere Arbeitseinsätze" an als in Lebenssituationen mit vorhandenen

Angehörigen, und es ist die Kompetenz gut ausgebildeter professioneller Kräfte erforderlich, „die freiwillige, unausgebildete Helferinnen nicht erbringen können". Dies trifft vor allen Dingen für desorientierte Kranke zu. Heinemann-Knoch weist auf die Belastung der in den Sozialstationen Tätigen hin: „Von den Ärzten fühlen sie sich alleingelassen und in der alltäglichen Konfrontation mit den Erwartungen der Angehörigen überfordert." Dies muß auch auf dem Hintergrund der Ergebnisse einer Erhebung in Nordrhein-Westfalen von 1987 gesehen werden, nach der mehr als 40% der Mitarbeiter/Mitarbeiterinnen ungelernt sind. Heinemann-Knoch stellt folgende Forderungen zur Verbesserung der Versorgung durch Sozialstationen auf:

- Größere Flexibilität der Hilfsangebote
- Verbesserte Personalausstattung
- Möglichkeit zur Tagesbetreuung in eigenen Räumen der Sozialstationen
- Bring- und Holdienste
- Erweiterte und neue Abrechnungspositionen für psychosoziale Hilfen
- Rehabilitationsangebote
- Verstärkte Angehörigenberatung
- Personalfortbildung und Supervision
- Verstärkte Mobilisierung nicht-professioneller Ressourcen und Aufbau von Angehörigengruppen
- Verbesserte Koordination und Kooperation mit niedergelassenen Ärzten und Kurzpflegeeinrichtungen.

Nach Meinung der Autorin bieten sich auch im Vergleich gegenüber Sozialpsychiatrischen Diensten Sozialstationen als die zentralen Hilfeeinrichtungen für psychisch Kranke alte Menschen und ihre Angehörigen an. Dem ist nur hinzuzufügen, daß in der ambulanten gerontopsychiatrischen Krankenpflege unbedingt Effizienz und Qualitätskontrollen notwendig sind, nicht nur, um für den einzelnen eine angemessene Betreuung sicher zu stellen, sondern auch zur Wahrnehmung der kritischen Schwelle, von der ab institutionelle Betreuung sowohl humaner, medizinisch optimaler und auch kostengünstiger ist. Dies scheint vor allem dort notwendig, wo, wie in Ballungszentren, in zunehmendem Maße privatwirtschaftlich organisierte Hilfsangebote sich unkontrolliert entwickeln. Die Zuverlässigkeit regelmäßig notwendiger Hilfen ist für ältere Kranke ebenso bedeutsam wie nach Möglichkeit *die personelle Kontinuität* der Betreuenden. Nicht selten anzutreffender nahezu täglicher Wechsel der betreuenden Personen ist weder fachlich vertretbar noch dazu dienlich, das bei alten Menschen oft vorhandene Mißtrauen und die Abwehr, fremde Personen in den eigenen Wohnbereich hereinzulassen und sich ihrer Betreuung anzuvertrauen, abzubauen. Unzureichende ambulante Krankenpflege mündet schließlich mit Sicherheit in krisengesteuerte Krankenhauseinweisung. Abschließend sei auf „Empfehlungen zur ambulanten und teilstationären gerontopsychiatrischen Pflege der Fachgruppe Gerontopsychiatrie des Sozialpsychiatrischen Verbundes Hannover" (1999) hingewiesen, die sich auf die Sachlage, den Personenkreis, Pflegeinhalte, Unterscheidung von Grund- und Behandlungspflege, Finanzierungsmöglichkeiten, Leistungen der häuslichen Pflege, Qualifikation der Anbieter und Qualitätssicherung beziehen (siehe hierzu auch: Schmidt u. Thiele 1998; Schmidt u. Winkler 1998).

Sozialpsychiatrische Dienste: Sozialpsychiatrische Dienste sind regional in durchaus unterschiedlichem Umfang mit gerontopsychiatrischen Versorgungsproblemen konfrontiert (12.9% der Klientel in Bremen – 36.9% in Berlin-Steglitz, im Durchschnitt der Modellregionen 30.22%; Expertempfehlungen, S. 442). Gollmer u. Eikelmann (1993) kommen aufgrund der Analyse anonymisierter Daten des Jahres 1998 zu folgenden Aussagen: 18.5% der 1019 Klienten waren über 65, im Mittel 77.6 Jahre alt, die über 75jährigen hatten einen der demographischen Verteilung entsprechenden Anteil. 58% der betreuten alten Menschen lebten allein mit einem hohen Anteil von verwitweten Frauen. Mit 72% stellten dementielle Erkrankungen die größte Diagnosegruppe dar, gefolgt von Alkoholerkrankungen (19%) und schizophrenen Psychosen (12,5%). Bedeutsam ist auch das Ergebnis der Jahrgangsanalyse, daß Patienten, die in einem Heim lebten, die unter Pflegschaft standen und die auch schon vorher häufiger in stationärer Behandlung waren, während des Beobachtungszeitraums bis zu dreimal in stationäre Behandlung eingewiesen werden mußten. Dies betraf 30% der über 65jährigen (80 Aufnahmen von 58 Patienten). Im Hinblick auf offensichtlich unabweisbare stationäre Behandlung ist dies eine berücksichtigenswerte Risikopopulation. Die Vorgeschichte, die Wohnsituation und die Häufigkeit von Kriseninterventionen ließ zwischen altgewordenen psychisch Kranken und erst im Alter psychisch erkrankten Patienten unterscheiden. Kriseninterventionen waren bei den altgewordenen psychisch Kranken deutlich häufiger notwendig als bei den Spätererkrankten. Die häufigste Diagnose in der Gruppe der altgewordenen psychisch Kranken waren Folgeerkrankungen von Alkoholmißbrauch. Im Vergleich zu den jüngeren Klienten des Sozialpsychiatrischen Dienstes waren die Interventionen bei den Älteren durch eine größere Zahl von Hausbesuchen, viele Kontakte mit Nachbarn und Betreuern, insbesondere auch den Hausärzten gekennzeichnet, wobei die Tatsache imponierte, daß viele Patienten keine ausreichend tragfähige Arztbetreuung hatten und selbst auch nicht imstande waren, angemessene Hilfen zu suchen. Hierbei spielte nach Einschätzung der Untersucher ein hohes Maß an Krankheitsverkennung und mangelnder Behandlungsmotivation seitens der Patienten eine Rolle. Als weitere Gründe für unzureichende Betreuung psychisch erkrankter alter Menschen nennen die Autoren unter Verweis auf zitierte Literatur die Zurückhaltung des Allgemeinarztes gegenüber Überweisungen, weiterhin schließlich Ko- und Multimorbidität, die somatotherapeutische Behandlungsverfahren in den Vordergrund rücke, die Angst alter Menschen vor Stigmatisierung sowie schließlich Informationsdefizite und geringere Mobilität. Nachgehende Betreuung durch den Sozialpsychiatrischen Dienst hat bei diesen Klienten nach Meinung der Autoren vorrangige Bedeutung und muß sich unter anderem auf die Mitgestaltung des Lebensmilieus und die Beratung von Bezugspersonen erstrecken. Von daher gesehen, „müssen die Sozialpsychiatrischen Dienste ihren Schwerpunkt von den Kriseninterventionen und den hoheitlichen Funktionen hin zu einer dauerhaften psychosozialen Betreuung und Integration ihrer alten Patienten in der Gemeinde wandeln..., das bedeutet in praxi auch eine Verpflichtung der Träger von Sozialstationen und Altenheimen, psychiatrische Konsil- und Beratungstätigkeit (etwa durch den Dienst) in Anspruch zu nehmen."

Aus all dem wird sichtbar, daß auch die Sozialpsychiatrischen Dienste in der gerontopsychiatrischen ambulanten Versorgung eine wesentliche Rolle nicht nur im Sinne der Krisenintervention, sondern auch der nachgehenden Betreuung spielen oder spielen können, wenn sie dazu qualitativ (Weiterbildung) und auch quantitativ (personell) in den notwendigen Stand gesetzt werden. Die Aufgabenabgrenzung zwischen Hausärzten, niedergelassenen Psychiatern und Sozialpsychiatrischen Diensten im Rahmen der nachgehenden Betreuung ist schwierig und wahrscheinlich nur regional zu entscheiden, im Unterschied z.B. zwischen ländlichen Regionen und städtischen Ballungszentren mit einer hohen Nervenarztdichte, und sollte deshalb in kommunaler Verantwortung geschehen.

Gerontopsychiatrische Zentren: Auf die in Deutschland insgesamt gesehen defizitäre Entwicklung Gerontopsychiatrischer Zentren nach den Experten-Empfehlungen wurde bereits hingewiesen. Daß sie auch unter schwierigen Bedingungen und finanziellen Beschränkungen erfolgreich arbeiten können und einen wesentlichen Beitrag zur Verbesserung der gerontopsychiatrischen Grundversorgung leisten können, läßt sich aufgrund der bisherigen Erfahrugen feststellen (Expertenforum Gütersloh 1998, Leidinger et al. 1993), so daß sie in Übereinstimmung mit den Experten-Empfehlungen als Minimalbestand regionaler gerontopsychiatrischer Versorgung weiterhin anzusehen sind und ihre Gründung zu befürworten ist.

Gerontopsychiatrische Versorgungsverbünde: Das Bundesministerium für Arbeit und Sozialordnung hat innerhalb des „Modellprogramms zur Verbesserung der Situation der Pflegebedürftigen" Verbünde ambulanter und stationärer Einrichtungen gefördert, die pflegerische und sonstige Leistungen für ältere Menschen, insbesondere psychisch erkrankte alte Menschen, unter dem leitenden Gesichtspunkt einer bedarfsgerechten Durchlässigkeit zwischen verschiedenen Versorgungsformen anbieten, und nahm damit eine schon erwähnte Anregung der Expertenempfehlungen auf, die über die Kernempfehlung der Gründung von Gerontopsychiatrischen Zentren hinauswies (Bundesministerium für Gesundheit, 1997). Im eigenen Arbeitsbereich wurde ein solches ministeriell gefördertes Modellprojekt am 01.07.1997 mit einem dreijährigen Förderungszeitraum begonnen. Der im August 1999 erschienene Zwischenbericht drückt sehr optimistische Erfahrungen hinsichtlich der Beteiligungsbereitschaft, Motivation und Erfüllung von Erwartungen an den Gerontopsychiatrischen Verbund aus. Beispielsweise sind 16 von 21 Charlottenburger Pflege- und Seniorenheimen, die 1.209 von insgesamt 1.477 Heimbewohnern des Bezirks betreuen, ebenso Mitglied des Verbundes wie der größte Teil ambulanter Pflegedienste. Diese 14 Dienste versorgen insgesamt über 2.700 Patienten im häuslichen Bereich. Auch die Zusammenarbeit mit niedergelassenen Ärzten hat sich wesentlich positiver als erwartet gestaltet. Wesentliche Inhalte der bisherigen gemeinsamen Tätigkeit waren die Planung von Fortbildungsangeboten, Hospitationsmöglichkeiten und die Entwicklung eines Qualitätsleitfadens. Fallkonferenzen ermöglichen die Beratung bei schwierigen Versorgungssituationen. Die Intensivierung der Patientenüberleitung von einer betreuenden Institution zur nächsten unter Qualitätssicherung ist eines der Ziele für das verbleibende Modellförderungsjahr. Die bisherigen Erfahrungen ließen den Wunsch nach einer Gerontopsychiatrischen Ambulanz, auch unter Einbeziehung der niedergelassenen Ärzte, zur Verbesserung der Diagnostik insbesondere Demenzkranker, der sozialen Betreuung und psychotherapeutischer Interventionen sowie die Möglichkeit eines aufsuchenden Dienstes im Falle von Krisen, die oft spätabends oder an den Wochenenden in der Wohnung der Patienten, aber auch in Heimbereichen entstehen, aufkommen. Mit einem solchen Dienst könnte ein Teil akuter stationärer Einweisungen vermieden werden. Diskutiert wird auch die Frage der Erweiterung des Gerontopsychiatrischen Verbundes durch geriatrische Institutionen, weil im Verbund der Zusammenhang mit diesen als positiver und enger angesehen wird, als mit der Allgemeinpsychiatrie, die vorwiegend jüngere Patienten betreut (Anmerkung: Der Zwischenbericht des Gerontopsychiatrischen Verbundes Charlottenburg kann bei den Autoren angefordert werden).

Teilstationärer Versorgungssektor

Gerontopsychiatrische Tageskliniken sind von der Expertenkommission als essentieller Bestandteil Gerontopsychiatrischer Zentren für die Ausstattung von zwei benachbarten psychiatrischen Standardversorgungsregionen empfohlen worden. Sie sind sehr wohl geeignet, vollstationäre Behandlung zu ersetzen und bieten dabei den Vorteil, diagnostisch und therapeutisch belastende Faktoren der Lebenssituation und sozialen Beziehungen präziser erkennen und die Wirksamkeit therapeutischer Interventionen während der Behandlungsphase auf diesem Hintergrund besser abzuschätzen zu können. Außerdem können Tageskliniken helfen, den Übergang von stationärer Behandlung in die ambulante Betreuung gestuft zu fördern und damit abrupte Belastungen zu vermeiden. Dies gilt nicht nur im Anschluß an psychiatrische stationäre Behandlung, sondern gerade auch für die Entlassung psychisch Erkrankter aus nicht-psychiatrischen Kliniken. Es ist deshalb dringend zu empfehlen, die von Wächtler (1997) aufgezeigte, bislang defizitäre Entwicklung und regional sehr ungleichgewichtige Verteilung gerontopsychiatrischer Tageskliniken zu überwinden (s. auch S. 59 ff).

Tagesstätten: Sie stellen eine sinnvolle und notwendige Ergänzung der ambulanten Betreuung pflegebedürftiger chronisch psychisch Kranker dar. Zank (2000) konnte in einem evaluativen Vergleich zwischen Tagesstättenbesuchern und einer Kontrollpopulation die Effektivität eines solchen Angebotes belegen. Die Tagespflegesätze liegen zwischen 150,-- und 170,-- DM; der Tagesstättenbesuch wird bislang nur ganztags angeboten, praktische Erfahrungen legen nahe, daß auch Halbtagsbetreuungsangebote erwünscht und sinnvoll wären. Das Platzangebot erschient zumindest aus Berliner Sicht ausreichend, jedoch fehlen speziell auf jüngere Demenzkranke einerseits und ältere Demenzkranke im beginnenden Demenzstadium andererseits spezifisch zugeschnittene Betreuungsangebote.

Stationärer Versorgungssektor

Die Notwendigkeit *stationärer Behandlung* im Krankenhaus ergibt sich in der Gerontopsychiatrie für dementielle Erkrankungen, Depressionen, vor allem deren chronifizierte oder therapieresistente Formen, paranoide Psychosen und altgewordene Abhängigkeitskranke. Die Notwendigkeit stationärer Behandlung kann aus verschiedenen Bedingungen resultieren:

• Für Demenzerkrankung zwecks der Diagnostik bei komplizierter oder unklarer Komorbidität. Unter solchen Bedingungen kann stationäre Diagnostik effektiver, unter Umständen sogar kostengünstiger sein als ihre ambulante Durchführung. Hinzu kommt, daß die Einbeziehung mehrerer niedergelassener Fachärzte in den diagnostischen Prozeß älteren Patienten mit stark eingeschränkter Mobilität und Belastungsfähigkeit nicht zumutbar ist und deshalb auch oft scheitert. Auch die Schwere psychopathologischer Phänomene (Wahnsymptomatik, Halluzinationen, psychomotorische Unruhe und Umtriebigkeit bei gleichzeitig bestehender Verwirrtheit, Umkehr des Schlaf-Wach-Rhythmus und aggressives Verhalten gegenüber der Umwelt sowie Selbstgefährdung) überfordert häufig ambulante Behandlungsmöglichkeiten, ebenso der krisenhafte Zusammenbruch ambu-

lanter Betreuung bzw. Überforderung der Betreuungsmöglichkeiten im Heimbereich. Unter therapeutischen Gesichtspunkten ergibt sich die Notwendigkeit zu stationärer Behandlung am häufigsten im Hinblick auf die Optimierung komplizierter medikamentöser Behandlung infolge von Multimorbidität.
- Für Depressionen wird stationäre Behandlung bei schweren agitierten oder gehemmten Depressionen unausweichlich, selbstverständlich auch bei Suizidalität und depressionsbedingter Gefährdung der Selbstversorgung. Die Entwicklung partieller oder völliger Therapieresistenz unter ambulanter Behandlung stellt eine weitere Indikation dar sowie schließlich auch die Einleitung von unterstützenden psychotherapeutischen und soziotherapeutischen Maßnahmen.
- Für paranoide Psychosen ergibt sich die Notwendigkeit bei mangelnder Krankheitseinsicht, psychotischen Erregungszuständen, sehr stark ausgeprägter psychotischer Symptomatik mit Fehlverhalten und bei Therapieresistenz.
- Entzugsbehandlung ist ebenfalls in aller Regel stationär einzuleiten.

Für alle vier Erkrankungsgruppen erfordert die Optimierung der medikamentösen Behandlung unter Nutzen-Risiko-Aspekten und den veränderten pharmakokinetischen und pharmakodynamischen Bedingungen des Alterns sehr häufig eine intensive tägliche Beobachtung des psychopathologischen Bildes und der Wirksamkeit von Pharmaka, die unter ambulanter Behandlung nicht zu erreichen ist.

Die erste Konsequenz ist, daß bei der Berechnung der psychiatrischen teilstationären/stationären Behandlungskapazitäten regional auch die gerontopsychiatrische Versorgung berücksichtigt werden muß, und zwar so, daß auch die Gruppe der Höchstaltrigen Behandlungschancen hat, die, wie auch die Erhebung der Bundesarbeitsgemeinschaft Psychiatrie gezeigt hat, von allgemeinpsychiatrischen stationären Einrichtungen kaum versorgt wird, so daß hieraus allein schon ein Argument für die Einrichtung auch spezieller gerontopsychiatrischer stationärer Versorgungsbereiche abzuleiten ist. In zweiter Konsequenz ergibt sich eine Unterstützung dieser Forderung aus folgenden Überlegungen: Gerade wenn man davon ausgeht, daß auch in Zukunft ein nicht unbedeutender Teil psychisch kranker alter Menschen wegen der somatischen Komorbidität in nicht-psychiatrischen Kliniken, d.h. vorwiegend internistischen und geriatrischen Abteilungen behandelt werden wird und auch die allgemeinpsychiatrischen Kliniken die Verantwortung für die gerontopsychiatrische Versorgung mittragen (Bauer 1993), sollte es spezialisierte, gerontopsychiatrische stationäre Behandlungsangebote geben, deren Erfahrung und Kompetenz die erfolgreiche Behandlung schwieriger Erkrankungen oder unter besonders belastenden

Lebensbedingungen gestattet und als Voraussetzung hierfür die Gestaltung psychisch kranken alten Menschen angemessener therapeutischer Milieus ermöglicht. Spezialisierte gerontopsychiatrische Kliniken/Abteilungen sind als notwendige und sinnvolle Ergänzung der psychiatrischen stationären Versorgung anzusehen und nicht als Entscheidungsdilemma. Das Pro und Kontra spezialisierter vs. integrierter stationärer Behandlung gerontopsychiatrischer Patienten haben Kipp u. Kortus (1996) in einem gemeinsamen Beitrag am Beispiel von Demenzkranken dargestellt. Auch auf den Beitrag von Volk et al. (1991) sei nochmals hingewiesen. Spezialisierte stationäre Einrichtungen gebieten sich auch als Orte intensiver und konzentrierter Erfahrungsbildung und Kristallisationskerne für die Weitergabe dieser Erfahrungen im Rahmen von Aus-, Weiter- und Fortbildungsangeboten. Weil sie gleichzeitig auch Stätten intensiver gerontopsychiatrischer Forschung sein müßten, sollten sie, wo immer möglich, Teil psychiatrischer Universitätskliniken sein oder zumindest den Status eines akademischen Lehrkrankenhauses haben. Die Verbindung mit einem gerontopsychiatrischen-Zentrum ist als sinnvoll anzusehen. In Verbindung mit einer Universitätsklinik oder auch als Psychiatrische Universitätsklinik mit gerontopsychiatrischem Schwerpunkt ist die Errichtung von Professuren für Gerontopsychiatrie dringend zu empfehlen, um damit auch eine entsprechende Förderung wissenschaftlichen Nachwuchses zu garantieren.

Stationäre Versorgung chronisch psychisch Kranker (Heimbereich)

Der Anteil chronisch psychisch kranker alter Menschen im Heim- und Pflegeheimbereich variiert zwischen den einzelnen Einrichtungen in Abhängigkeit von deren Größe und Zielsetzung stark, erreicht aber einen Anteil bis zu über 70% (Bickel 1996, Dahlem 1997; Schneekloth, Müller, 1997; Zimber et al., 1998), wobei Demenzen und Depressionen weitaus überwiegen. Die Enthospitalisierungsbewegung und die Schließung von Stationen/Abteilungen für chronisch Kranke in den psychiatrischen Krankenhäusern hat den Versorgungsdruck besonders im Pflegeheimbereich erheblich verstärkt. Zwei kritisch zu betrachtende Defizite seien hier hervorgehoben:

1. Heime und Pflegeheime sind in die psychiatrische Pflichtversorgung nicht eingebunden, sondern haben das Recht der freien Patientenauswahl. Bei regionalem Platzmangel resultieren hieraus in den Krankenhäusern lange Wartezeiten bei der Suche nach einem geeigneten Heimplatz für einen individuellen Patienten und verstärken das sogenannte „Misplacement" in den Krankenhäusern.
2. Aus verschiedenen, zum Teil „ideologischen" Gründen wird an dem Prinzip der Versorgung in der Regel schwer behinderter und mit erheblicher

Multimorbidität belasteter Patienten durch niedergelassene Ärzte nach dem Prinzip der freien Arztwahl festgehalten.

Nun wird man in Deutschland aus prinzipiellen Gründen das erstgenannte Problem nicht durch Einbeziehung des Heimsektors in die sogenannte „hoheitliche Belehnung" mit psychiatrischer Pflichtversorgung lösen können, sondern eher über vertragliche Vereinbarungen im Rahmen der Pflegesatzverhandlungen. Was die ärztliche Versorgung der Heimbewohner anbetrifft, so haben Ahlert et al. (1991), Bruder (1993) und Dieck (1993) ebenso wie die Expertenkommission in ihren Empfehlungen seit längerem gefordert, ärztliche Kompetenz in einer strikteren und besser organisierten Weise in die Heimstrukturen einzubinden und an der Entwicklung und Supervision der im Heimbereich notwendigen therapeutischen und rehabilitativen Angebote im Rahmen der Heimleitung zu beteiligen. Ahlert et al. (1991) schreiben hierzu: „Heime für alte Menschen mit dem Schwerpunkt Behandlung, Pflege und Therapie benötigen einen ständig anwesenden bzw. rufbereiten Arzt für die ärztliche Behandlung der Heimbewohner. Sie benötigen die Mitwirkung eines verantwortlichen Arztes an der Entwicklung und Überprüfung von Heimkonzepten. Das Pflegepersonal und das therapeutische Personal müssen ihr eigenes Fachwissen in Teambesprechungen durch das Fachwissen und den Patientenzugang des Arztes ergänzt sehen. Aber: Die Heime für alte Menschen dürfen nicht durch die konventionelle Arztperspektive dominiert werden, sie sind keine Krankenhäuser, sondern sie sind der letzte Wohnaufenthalt ihrer Bewohner. Es gibt keinen Grund anzunehmen, die Einbeziehung des Arztes in das Heim ohne diese Dominanz könne nicht gelingen... Heimärzte sind eine Chance, die Hinwendung der Medizin zu chronisch kranken alten Menschen zu stimulieren" (Ahlert et al. 1991, S. 49), und sie betonen am Schluß ihres Beitrages zur Ausgestaltung der ärztlichen Versorgung im Heimbereich: „... So bietet sich die Chance der Einrichtung ärztlicher Ausbildungsplätze in den Heimen. Zu der geforderten neuen Kultur der Heime für alte Menschen zählt auch eine neue Kultur der ärztlichen Hinwendung zu chronischen Erkrankungszuständen alter Menschen, zur Erhaltenstherapie ebenso wie zur Sterbebegleitung" (S. 57). Die Autoren unterschieden sechs Formen der Organisation der ärztlichen Versorgung im Heimbereich (S. 52) und diskutieren kurz deren Vor- und Nachteile und wenden sich insbesondere gegen sogenannte „Schmetterlingslösungen", bei denen der Arztbesuch in der sprechstundenfreien Zeit am Mittwochnachmittag und Samstagmorgen stattfindet und damit kurze Anwesenheitszeiten des Arztes vorprogrammiert sind und auch ein Engagement für das Heim als Institution in der Regel unterbleibt. Unter solchen Bedingungen gibt es nur eine beschränkte Kommunikation mit Patienten, Heimmitarbeitern und Heimleitungen. Die Autoren wiesen auch darauf hin, daß eine mittlere Allgemeinpraxis nicht mehr als etwa 30

Heimpatienten verkrafte, die als höhergradig pflegebedürftig eingestuft sind, ohne die Gefahr von Regreßverfahren für den Arzt auszulösen. Unter den heutigen Budgetbegrenzungen in der ärztlichen ambulanten Versorgung dürfte die Belastungsgrenze eher noch niedriger sein. Bei Heimen mit einem hohen Anteil von chronisch psychisch kranken alten Menschen ist die Verbesserung der gerontopsychiatrischen ärztlichen Versorgung in dem genannten Sinne vorrangig vor anderen Fachdisziplinen. Das gleiche gilt für die geriatrische Präsenz in Heimen mit einem geringen Anteil chronisch psychisch Kranker. Soweit die Versorgung durch andere Fachärzte notwendig ist, könnte dieselbe natürlich konsiliarisch erfolgen. Das Konzept von Heimärzten schließt die freie Arztwahl durch die Heimbewohner keineswegs aus.

Die Intensivierung von aktivierender Pflege und rehabilitativen Bemühungen, die selbst im Heimsektor noch das Ziel der Wiederentlassung in ambulante Versorgungsbedingungen vor Augen haben sollte, wird sicher nicht nur durch eine unzureichende ärztliche Versorgung behindert, sondern auch durch die finanziellen Barrieren, die sich aus der unterschiedlichen Zuständigkeit von Krankenversicherung, Pflegeversicherung und Sozialhilfeträgern ergeben. Wir sehen es allerdings nicht als unsere Aufgabe und in unserer Kompetenz liegend an, hierauf näher einzugehen

Prinzipielle Elemente gerontopsychiatrischer Therapie

Unter Verweis auf den Abschnitt „Therapie – Forschung" (S. 26-30) wird an dieser Stelle indikations- und institutionsübergreifend eine kurze Zusammenfassung gegeben (siehe auch Förstl, 1997, Kapitel 3).

1. Pharmakotherapie:

Sie umfaßt die internistische Basistherapie und die spezielle Psychopharmakotherapie und muß in beiden Bereichen die pharmakokinetischen und pharmakodynamischen Besonderheiten des alternden Organismus ebenso berücksichtigen wie mögliche Interaktionen gleichzeitig gegebener Pharmaka und verlangt deshalb spezielle Kenntnisse. Die aus gerontopsychiatrischer Sicht als Basistherapie bezeichnete internistisch-medikamentöse Behandlung ist auf die Heilung oder Kompensation gleichzeitig bestehender somatischer Komorbidität gerichtet und so gesehen die Voraussetzung für eine optimale Behandlung psychischer Erkrankungen. Die Psychopharmakotherapie ist im Alter ebenfalls durch höhere und zum Teil altersspezifische Nebenwirkungsrisiken belastet, andererseits aber nicht weniger effektiv als bei jüngeren Patienten. Die Indikation zum sinnvollen Einsatz von Psychopharmaka und individuell optimaler Substanzauswahl ist ebenfalls an die Voraussetzung spezieller Kenntnisse und Erfahrungen der Gerontopsychiatrie gebunden. *Wichtig ist, daß jede Medikation in einen Gesamtbehandlungsplan eingebun-*

den sein muß und keinesfalls als Ersatz für angemessenere andere, aber fehlende Interventionen mißbraucht werden sollte.

2. Psychotherapie:

Das Spektrum reicht von dem situations- und konfliktbezogenen psychotherapeutisch orientierten ärztlichen Gespräch bis zur Anwendung psychodynamisch oder verhaltenstherapeutisch orientierter Verfahren (z.B. verhaltenstherapeutisch orientierte Depressionsbehandlung; siehe M. Hautzinger, Kap. 3.7 in Förstl, 1997). Dabei müssen sowohl die Vielschichtigkeit psychischer, physischer, sozialer und lebensgeschichtlicher Einflüsse berücksichtigt werden, wie die speziellen Aspekte psychischer und psychopathologischer Entwicklungen im Alter. Die hier ebenfalls einzuordnende Reminiszenstherapie (life review) wird hinsichtlich ihrer Effektivität noch unterschiedlich beurteilt. *Insgesamt besteht ein erheblicher Forschungsbedarf zur Effizienz und Indikation psychotherapeutischer Interventionen bei psychische kranken älteren Menschen, da die Erfahrungen mit diesen Verfahren bei jüngeren nicht ohne weiteres auf alte Menschen übertragbar sind.*

3. Aktivitätstraining:

Hierfür lassen sich schwerpunktmäßig verschiedene Ziele, die sich in der Ausgestaltung durchaus überlappen können, definieren:

- Kognitive Trainingsverfahren (z.B. Gedächtnistraining) sind vorwiegend für dementielle Erkrankungen entwickelt worden. Ihre Anwendung beschränkt sich auf leichte Stadien, ihre Effizienz ist auf die Anwendungsdauer beschränkt und läßt kaum Transfereffekte auf nicht-trainierte Bereiche erkennen. Realitätsorientierungsprogramme sind auch bei mittelgradig ausgeprägten Krankheitsstadien noch anwendbar, unterliegen aber den gleichen Beschränkungen.
- Das Training von Alltagsaktivitäten hat für dementielle und depressive Erkrankungen gleichermaßen Bedeutung und zwar sowohl unter rehabilitativer als auch unter progressionsverzögernder Zielsetzung.
- In enger Verbindung hiermit ist die Hilfe zur Tagesstrukturierung zu sehen.
- Sehr große Bedeutung in der Gerontopsychiatrie haben Förderung der sozialen Kontaktfähigkeit, der Erhalt bestehender Kontakte bzw. Unterstützung beim Aufbau neuer Kontakte.

4. Unterstützung, Beratung und Betreuung von pflegenden Angehörigen bzw. anderen Betreuungspersonen:

Von gleichrangiger Bedeutung sind Aufklärung über Krankheiten und ihre Folgen sowie die Prognose des Verlaufs, Beratung über ergänzende externe Unterstützungsmöglichkeiten und Hilfe bei deren Vermittlung, psychotherapeutische Unterstützung im Hinblick auf die Vermeidung oder Bewältigung psychischer Überlastungsreaktionen und Unterstützung im Vorfeld oder in der Zeit während des Übergang von der ambulanten häuslichen zur institutionellen Betreuung.

5. Soziale Beratung:

Hier sind es vor allem Informationen über lokale Behandlungs-, Betreuungs- und Pflegeangebote sowie deren komplizierte Finanzierungsmöglichkeiten, wenn die Grenze des Potentials natürlicher, familiärer und nachbarschaftlicher Hilfen erreicht ist.

Lücken und Barrieren der Versorgung:

Es ist schon jetzt unübersehbar, daß mit intensiverem Bemühen um Frühdiagnostik zunehmend jüngere, also präsenile Manifestationsformen und vermehrt Frühstadien der Demenz auch bei älteren Patienten diagnostiziert werden, bei denen Pflegebedürftigkeit im Sinne der Pflegeversicherung noch nicht besteht, die Betroffenen aber dennoch bereits mit Problemen konfrontiert sind, die sie ohne unterstützende Entlastungsangebote nur schwer lösen können. Hierbei handelt es sich in erster Linie um Hilfen zur Teilnahme am sozialen und kulturellen Leben und Begleitung bei der Umsetzung ihrer gewohnten und gewünschten Beschäftigungen, im weiteren um Hilfen zur Tagesstrukturierung, wenn diese alleine oder mit Hilfe der Angehörigen nicht mehr geleistet werden kann. Die vorhandenen Hilfsangebote sind bislang sicher zurecht auf fortgeschrittenere Demenzstadien zugeschnitten, wie zum Beispiel in den Tagesstätten. Hier fühlen sich diese Kranken mit beginnender Demenz jedoch unterfordert und sind auch unter therapeutischen Gesichtspunkten in Gruppen mit fortgeschrittenen Demenzen nicht integrierbar, zudem würde ihnen das auch ihr späteres Schicksal vor Augen führen und damit depressionsfördernd wirken. Die Alzheimer Gesellschaft Berlin hat deshalb einen Modellförderungsantrag „Psychosozialer Treff für Demenzkranke in den anfänglichen Krankheitsstadien" im Rahmen des Programms „Altenhilfestrukturen für die Zukunft" des Bundesministeriums für Familie, Senioren, Frauen und Jugend gestellt. Regelfinanzierungen wären denkbar durch Kostenübernahme des Sozialhilfeträgers im Rahmen der Eingliederungshilfe für psychisch Kranke nach § 39 des BSHG, Verhandlung mit Krankenkassen über die Finanzierung der Angehörigenberatung nach SGB XI, Finanzierung therapeutischer Einzel- oder Gruppenbehandlung auf der Rechtsgrundlage des SGB V. Dabei ist zu bedenken, daß Freizeitprogramme und Freizeitstätten für „normale" Senioren generell kostenlos angeboten werden, was die Frage sozialer Gerechtigkeit oder Angemessenheit aufwirft. Das SGB XI verpflichtet in seinem § 45 die Pflegekassen zur Einrichtung von Schulungskursen für Angehörige und ehrenamtliche Pflegepersonen. Pflegende Angehörige von Demenzkranken benötigen aber darüber hinaus sehr häufig begleitende Gesprächsgruppen zur eigenen psychischen Entlastung und begleitenden Beratung in Betreuungs- und Pflegefragen, die nur sinnvoll angeboten werden können, wenn zur gleichen Zeit eine therapeutische Betreuung der Demenzkranken selbst stattfindet. Solche Angehörigengruppen dienen nicht nur dem Ziel, die ambulante Versorgung von Demenzkranken solange wie möglich aufrechtzuerhalten, sondern auch der Prävention psychischer Erkrankung der pflegenden Angehörigen selbst. Hierfür gibt es bisher keine generelle Finanzierungsregelung. In einigen Bundesländern wird die Betreuung der Demenzkranken über die „häusliche Pflege bei Verhinderung der Pflegeperson" nach § 39 des Pflege- und Versicherungsgesetzes oder nach § 45 (Pflegekurse) abgerechnet, dies kann aber dann nicht greifen, wenn die Kranken noch keine Leistung nach dem Gesetz erhalten. Es wäre durchaus denkbar, darauf hinzuwirken, daß die Krankenkassen die psychotherapeutische Unterstützung und Entlastung pflegender Angehöriger im Sinne der Krankheitsprävention als Leistung anerkennen und finanzieren. Unzureichend ist auch die Krisenintervention und Beratung unmittelbar nach der Diagnosestellung im Sinne psychosozialer Einzelfallhilfe und verhaltenstherapeutischer Unterstützung bei der erforderlichen Anpassung an die zunehmenden krankheitsbedingten Einschränkungen. Kommt die Pflegebelastung auf einen Lebenspartner zu, so ist in konfliktbeladenen partnerschaftlichen Beziehungen die Chance einer Pflege durch den Partner nur dann gegeben, wenn die partnerschaftlichen Konflikte therapeutisch beeinflußt werden können (Haupt 1999). Defizitär ist auch die ambulante ergotherapeutische, logopädische und aktivierend pflegerische Versorgung von Demenzkranken. Auf die Nachteile der unterschiedlichen Zuständigkeit verschiedener Kostenträger für differente Versorgungsaufgaben (Krankenkassen, Pflegekassen, Sozialhilfeträger, Versorgungsämter) wurde mehrfach hingewiesen. Leistungskombinationen nach BSHG § 39 und § 68, SGB V und SGB XI unterliegen eher einer konkurrierenden Ablehnungspraxis, als daß sie zu einer sinnvollen Leistungskombination führen. Dies ist als eine negative Folge der Einführung der Pflegeversicherung anzusehen, die es anderen Leistungsträgern (z.B. BSHG) ermöglicht hat, sich aus der gemeinsamen Verantwortung zurückzuziehen. So scheint es gängige Praxis zu sein, wenn jemand nach dem BSHG und dem SGB XI Hilfen zur Pflege bei Pflegebedürftigkeit erhält, bzw. besonders dann, wenn die Kranken bereits im Heim leben, Eingliederungshilfen nicht zu bewilligen. Prophylaxe und Rehabilitationsmaßnahmen, für die als Kostenträger das SGB V und die Paragraphen 39/40 BSHG infrage kämen, sind Forderungen aus der Praxis, die bisher kaum realisiert werden können. Entsprechend der gesetzlichen Verpflichtung der einzelnen Kostenträger ist eine anteilige Übernahme der Kosten eines sinnvollen Gesamtkonzeptes der Behandlung und Rehabilitation nach dem Modell des „Kostensplittings" zu fordern. Kenntnisse über die Rechts- und Finanzierungsgrundlagen fehlen nicht nur den Ärzten, sondern selbst Mitarbeitern von Sozialdiensten, Sozialstationen, Tagesstätten und Heimen. Die zersplitterten Finanzierungszuständigkeiten werden häufig und notgedrungen durch eingeschränkte spezialisierte Leistungs- oder Versorgungsangebote beantwortet, ein weiteres Argument für die Gründung Gerontopsychiatrischer Versorgungsverbünde. Noch idealer aus der Perspektive der Kranken und Angehörigen wäre es, wenn ambulante, teilstationäre und stationäre Betreuungsangebote unter einem Dach vereint wären.

5.4 Hinweise zur Abschätzung des quantitativen Bedarfs:

Eine verläßliche Abschätzung des zahlenmäßigen Bedarfs nach Typ und Zahl der Einrichtungen und Zahl der erforderlichen Personen mit gerontopsychiatrischem Spezialwissen erscheint nicht möglich, weil weder eine bundesweite Ist-Analyse noch eine ergänzende Lücken- oder Mängelanalyse vorliegen. Auch in dem bereits zitierten, jüngst erschienenen „Leitfaden für die ambulante und teilstationäre gerontopsychiatrische Versorgung" (Hirsch et al. 1999) werden im Kapitel über den „Aufbau der gerontpsychiatrischen Versorgung in einer Region als Planungsprozeß" (S. 233ff) keine Zahlen angegeben, sondern lediglich formale Vorschläge für die Bedarfsermittlung und deren Umsetzung. Auch Nißle (1998) vermittelt keine Bedarfszahlen. Berücksichtigt man die Tatsache, daß in Deutschland die Kompetenz für die Gesundheits- und Sozialplanung bei den Ländern und Kommunen liegt, so liegt die Schlußfolgerung nahe, daß die wahre Bedarfsermittlung auch dort erfolgen muß und auf Bundesebene vornehmlich strukturelle Empfehlungen zu geben sind. Trotzdem seien hier noch einmal grobe, auf Schätzungen beruhende rahmengebende Zahlen genannt.

Epidemiologie: Aufgrund vorliegender epidemiologischer Studien ist der Anteil behandlungsbedürftig psychisch Erkrankter in der über 65jährigen Bevölkerung mit 25% anzunehmen. Rechnet man nach der derzeitig gültigen internationalen psychiatrischen Klassifikation als „unterschwellig"[2] geltende

---

2 Unterschwellige Krankheitszustände sind solche, die nach klinischen Kriterien behandlungsbedürftig sind, aber unterhalb der Schwelle (subthreshold) operationalisierter Diagnosen bleiben, also vor allem

Krankheiten hinzu, die aber durchaus behandlungsbedürftig sind, weil sie subjektives Leiden bewirken und Alltagsfunktionen beeinträchtigen (Wilms et al. 2000), ist der Anteil sogar auf ca. 40% zu schätzen. Auf absolute Zahlen der gegenwärtigen Bevölkerung in Deutschland umgerechnet ergeben sich zwischen 3.241.600 und 5.186.560 behandlungsbedürftige psychisch kranke über 65jährige. Für die Zukunft ist ein Ansteigen der Absolutzahl erheblichen Ausmaßes aufgrund der Bevölkerungsprognosen (siehe S. 14) zu erwarten. Für die Mehrzahl dieser psychisch kranken alten Menschen dürfte ein Bedarf vorzugsweise an ambulanter ärztlich-gerontopsychiatrischer Behandlung bzw. einer konsiliarischen Mitbehandlung und Betreuung bei primärmedizinischer Versorgung bestehen, der allerdings auch ergänzender Unterstützung durch multiprofessionelle soziale, rehabilitative und komplementäre Betreuung oder Betreuung in teilstationären Einrichtungen (Tagesklinik/Tagesstätte) bedarf. Dies wird auch durch die immer wieder bestätigte Aussage in der Literatur unterstrichen, daß ca. 80% der geschätzten ca. 1.3 Millionen über 65jähriger, an Demenz Erkrankter ambulant versorgt werden. Demgegenüber ist der Anteil jener Kranken, die vorzugsweise funktionserhaltender und pflegerischer Betreuung bedürfen, wesentlich kleiner. 1996 hat die Bundesregierung (Antwort auf eine große Anfrage zur Situation der Demenzkranken in der Bundesrepublik Deutschland, Deutscher Bundestag: Drucksache 13/5257 vom 10.07.1996) die Zahl der Kranken mit mittel- bis schwer ausgeprägter Demenz, die einer permanenten grundpflegerischen Versorgung bedürfen oder einen hohen Hilfsbedarf haben, auf 720.000 bis 850.000 Menschen geschätzt, von denen jedoch ein nicht unerheblicher Teil bei Inanspruchnahme professioneller Hilfen und Leistungen nach dem Pflegeversicherungsgesetz ebenfalls noch in der ambulanten Versorgung verbleiben kann. Zu dieser Zahl Demenzkranker mit hohem Pflege- und Hilfsbedarf sind allerdings Patienten mit schwer ausgeprägten und chronifizierten Depressionen, altgewordene schizophren Erkrankte, Neuerkrankungen an späten paranoiden Psychosen ebenso hinzuzurechnen wie Kranke mit schwerwiegenden versorgungsbedürftigen Persönlichkeitsstörungen. Dahlem (1997) gibt im Pflegeheimbereich den Anteil an Depressionen mit 12% für Persönlichkeitsstörungen und Alkoholismus mit je 5% und für Schizophrenie mit 1% an. Patienten mit depressiven Erkrankungen haben nach seinen Angaben im Altenheim einen Anteil von 16%, in Altenwohnheimen von 23%. Eine zukunftsbezogene Vorausschätzung des wahren institutionellen und auch berufsgruppenbezogenen Bedarfs an Behandlungsangeboten im ambulanten und komplementären Sektor überschreitet die Kompetenz und Möglichkeiten der Auftragnehmer dieser Expertise. Auch eine spezielle Anfrage nach Berechnungsgrundlagen hat den Autoren nicht weitergeholfen (s. Anlage:

---

beginnende, abklingende, fluktuierende oder residuale Krankheitszustände in keineswegs immer nur leichter Ausprägung (Helmchen et al. 1999).

Schriftwechsel mit Prof. Schmähl, Bremen). Auf die für Deutschland wichtigsten Schätzungen wurde im Zusammenhang mit der Psychiatrie-Enquête (S. 39), den Empfehlungen der Expertenkommission (S. 40-46) und dem Bericht der BAG Psychiatrie (S. 57-69) bereits hingewiesen. Wahrscheinlich wären weitergehende Bedarfsberechnungen am ehesten von der Kommission für den 3. Altenbericht selbst in der Zusammenschau aller Expertisen zu leisten.

Stationäre und teilstationäre Behandlung: Bezüglich der Einschätzung des Bedarfs an Plätzen für die gerontopsychiatrische teilstationäre und stationäre Versorgung sei auf die Empfehlungen der Expertenkommission bzw. deren Modifizierung durch die BAG Psychiatrie (siehe S. 58-59) verwiesen. Darauf zu beziehende Personalberechnungen können sich auf die Schlüsselzahlen der Psychiatriepersonalverordnung stützen, die allerdings in Abhängigkeit von Stichtagserhebungen zur Patientenstruktur variabel gestaltet ist. Darüber hinaus muß allerdings auch ein Bedarf an gerontopsychiatrischen Konsilen und Supervisionen berücksichtigt werden. Dieckmann und Nißle (1995, zit. nach Nißle 1998, S. 19) berichten, daß 67% der Gerontopsychiater Konsile in anderen Einrichtungen durchführen, wohingegen Supervision von teilstationären und ambulanten Einrichtungen mit 13% zu selten war, was angesichts der wachsenden Bedeutung professioneller ambulanter Altenhilfe dringend reformbedürftig erscheint.

Dazu führte Nißle (1998, S. 43) aus: „Allerdings ist die Möglichkeit einer suffizienten umfassenden gerontopsychiatrischen Versorgung mit sämtlichen indizierten Assessments derzeit durch niedergelassene Nervenärzte und Psychiater nur äußerst eingeschränkt möglich", wofür vorwiegend Aspekte mangelnder Wirtschaftlichkeit maßgeblich seien. „Auch ist die Einbindung nicht ärztlicher Berufsgruppen, wie z.B. Sozialpädagogen, Fachpfleger/-schwestern, Ergotherapeuten, Logopäden und Krankengymnasten als ‚multiprofessionelles Team' stärker zu berücksichtigen im Sinne einer Liquidationsfähigkeit in der ärztlichen Praxis" (S. 44).

Bei allen Prognosen über den künftigen personellen Bedarf an gerontopsychiarischer Versorgung ist zu berücksichtigen, daß derzeit die familienbasierte Versorgung psychisch kranker Älterer von erheblicher Bedeutung ist. Das Verbleiben in der vertrauten familiären Umgebung ist sicher sowohl aus humanen als auch aus ökonomischen Gründen ein erwünschtes Ziel, was allerdings nur erreicht werden kann, wenn quantitativ und qualitativ ausreichend extramurale Unterstützungsangebote zur Verfügung stehen. Allerdings sind Grenzen zu beachten, jenseits derer ambulante Versorgung weder unter humanen und qualitativen noch unter ökonomisch-quantitativen Kriterien vertretbar ist. Das muß für die Zukunft insbesondere deshalb bedacht werden, weil die Zahl potentieller Familienmitglieder, die Betreuung und Pflege übernehmen können, infolge der demographischen Entwicklung ständig abnimmt und wegen der von allen geforderten Mobilität (Arbeitsmarksituation!) nur noch begrenzt möglich sein wird. Aus diesem Grunde ist für die Zukunft eine Verstärkung professioneller und institutioneller Hilfen dringend erforderlich. Damit verbunden ist aber auch die Notwendigkeit, in der ambulanten Hilfe Qualitätsstandards und deren Sicherung zu implementieren, denn es besteht die Gefahr, daß unter den oben genannten Voraussetzungen Defizite in der Qualität ambulanter Betreuung und Hilfen zu einer Zunahme der Einweisungen in klinisch-stationäre Einrichtungen und Einrichtungen der stationären Altenhilfe zur Folge hätten. Deshalb sind gegenwärtig zu beobachtende gesundheitspolitische Tendenzen, zum Beispiel im Land Berlin, stationäre gerontopsychiatrische Behandlungsangebote für nicht mehr notwendig zu erachten und auch von einem reduzierten stationären Versorgungsbereich in der Altenhilfe auszugehen, mit größter Sorge zu betrachten. Neben dem Versorgungsaspekt hat dies mit Sicherheit auch zur Folge, daß die Möglichkeiten zur Entwicklung und Verbesserung gerontopsychiatrischen Wissens und gerontopsychiatrischer Erfahrung in Zukunft deutlich eingeschränkt werden. Nicht zuletzt wird die Motivation, sich für besondere Versorgungsbereiche zu engagieren, auch von der Möglichkeit bestimmt, in diesem Gebieten tätig sein zu können (Karriereaspekt). Auch der Zusammenschluß aller an gerontopsychiatrischer Versorgung Beteiligter im Rahmen der beschriebenen Gerontopsychiatrischen Versorgungsverbünde ist, wenn er erfolgreich sein will, auf gerontopsychiatrische Kompetenz angewiesen.

5.5 Pro und kontra Gerontopsychiatrie

Die vorliegende Expertise will als ein Votum für die institutionelle Berücksichtigung der Gerontopsychiatrie bei der bundesweiten Psychiatrieplanung aufgefaßt sein. Die dafürsprechenden Gründe werden noch einmal kurz zusammengefaßt:

- Die bevölkerungsepidemiologischen Voraussagen für die nächsten drei Dekaden in Verbindung mit den bekannten Prävalenzraten für psychische Erkrankungen im Alter lassen erwarten, daß der Bedarf an gerontpsychiatrischer Versorgung stark zunehmen wird.
- In Jahrzehnten gewachsene und belegbare Erfahrung zeigt, daß in Regionen, die kein gerontopsychiatrisches Spezialangebot *vor*halten, psychisch kranke ältere Menschen in der Konkurrenz um diagnostische, therapeutische und rehabilitative Ressourcen wenig Berücksichtigung finden und in der Regel gegenüber Jüngeren unterliegen. Bei absoluter oder relativer Verknappung der im Gesundheitswesen verfügbaren Ressourcen ist zu befürchten, daß sich dieser Trend in Zukunft noch deutlich verstärken wird

und Sparmaßnahmen ganz besonders zu Lasten der älteren Bürger wirksam werden. Negative Altersstereotype im Sinne von „Ageism" sind noch immer gesamtgesellschaftlich verbreitet.

- Diagnostik, Behandlung, Rehabilitation und Betreuung langfristig psychisch kranker Älterer erfordert solide Kenntnisse der Ergebnisse der biologischen, psychologischen und sozialen Alternsforschung, die in berufsspezifischen Ausbildungen, insbesondere der Ärzte, in der Regel nicht vermittelt werden. Die praktische Umsetzung dieser Kenntnisse ist an spezielle Erfahrung im Umgang mit psychisch kranken Älteren gebunden, die konzentriert und in hinreichender Breite nur in gerontopsychiatrischen Einrichtungen gewonnen werden kann. Solche Erfahrungen verhindern das unzutreffende Vorurteil, daß psychisch kranke alte Menschen nur als wenig erfolgversprechende „lästige, zeitkonsumierende Randgruppe" angesehen werden.
- Spezielle Kenntnisse geriatrischer Pharmakotherapie sind notwendig, um auf dem Hintergrund von erforderlichen Nutzen-Risiko-Erwägungen bei der oft unvermeidbaren gleichzeitigen Gabe verschiedener Arzneimittel die medikamentöse Behandlung erfolgreich durchzuführen und Sekundärschädigungen der Patienten zu vermeiden.
- Die Notwendigkeit altersgemäßer Anpassung von Behandlungsstrategien gilt auch für nicht-medikamentöse Verfahren.
- Diagnostik, Behandlung und Rehabilitation alter Patienten erfordern einen höheren Zeitbedarf, der in der Regel nur in Einrichtungen mit qualifiziertem Personal in genügender Zahl erfüllt werden kann, das sich auf die Behandlung und Betreuung alter Menschen konzentrieren kann.
- Die besonders enge Verflechtung von biologischen, psychologischen und sozialen Bedingungen psychischen Krankseins im Alter verlangt in aller Regel eine integrative, multimodale Behandlungsplanung, Erfahrung in der Prognoseeinschätzung und kann optimal nach aller Erfahrung nur von einem gut ausgebildeten, integrierten gerontopsychiatrischen Team erbracht werden.
- Von den psychiatrischen Diensten der ambulanten und komplementären Versorgung wird nur ein sehr geringer Anteil betreuungsbedürftiger, vor allem chronisch psychisch Kranker erfaßt.

Diesen Begründungen werden häufig folgende Argumente entgegengestellt:

- Unter dem Ideal einer generationenintegrierenden Gesellschaft ist die Ausgrenzung alter Menschen im Gesundheitswesen zu vermeiden.
- Die integrierte Versorgung bietet positive Erfahrung hinsichtlich der Unterstützung, die jüngere Patienten älteren gewähren.

- Das die Psychiatrie dominierende Prinzip der regionalen, gemeindenahen, integrierten Versorgung spreche gegen jede weitere Spezialisierung psychiatrischer Dienste. Die Gesamtverantwortung für die psychiatrische Pflicht- bzw. Vollversorgung verhindere, daß sich die einzelnen Einrichtungen nur den ihnen „genehmsten" Patienten zuwenden.
- Psychisch kranke ältere Menschen zögen es vor, gemeinsam mit jüngeren behandelt zu werden und lehnten altersspezialisierte Einrichtungen eher ab.

Es ist nicht zu übersehen, daß die Diskussion um Notwendigkeit, Sinn und Nutzen spezialisierter gerontopsychiatrischer Versorgungsangebote insbesondere von den Gegnern zunehmend emotional und wenig empirisch begründet geführt wird. Hierzu hat die Finanzierungskrise im öffentlichen Gesundheitswesen wesentlich beigetragen, weil der Streit um Patientenpopulationen eng mit gesetzlich gegebenen Finanzierungsmöglichkeiten und mit der Sicherung von Existenzbedingungen der Anbieter verknüpft ist. In der Diskussion wird übersehen, daß die Gerontopsychiater in Übereinstimmung mit den Empfehlungen der Expertenkommission keinen ausschließlichen Alleinversorgungsanspruch psychisch kranker Älterer einfordern, sondern es ihnen um die notwendige und auch sinnvolle Ergänzung der allgemeinpsychiatrischen Versorgung geht, die dem wachsenden Anteil älterer Bürger auch das Recht auf eine spezialisierte Versorgung zugesteht. Unter dieser Betrachtung erscheint es auch möglich, die gegenseitigen Argumente als Teilwahrheiten und Teilperspektiven zu akzeptieren und Tendenzen werden überflüssig, aus der jeweils eigenen Perspektive die Gegenargumente polemisch erledigen zu müssen.

6. Zusammengefaßte Empfehlungen

Forschung:
1. Epidemiologie:
   1.1 Analytische Epidemiologie (Pathogenetisch relevante Prädiktoren/umweltabhängige Risikofaktoren).
2. Demenzforschung:
   2.1 Frühe Diagnostik und Differentialdiagnostik (Genetik/Neurobiochemie/Neuropsychologie)
   2.2 Arzneimittelforschung
   - Verbesserung der Methodik zur Wirksamkeitsbeurteilung von Nootropika/Antidementiva
   - Langzeitstudien zur Beurteilung der Progressionsverzögerung
   - Kombinationsbehandlung mit Antidementiva, die pharmakologisch unterschiedliche Wirkungsmechanismen haben.
   - Genetische Intervention
   - Pharmakoökonomische Studien

   2.3 Kritische Überprüfung der Wirksamkeit nicht-medikamentöser therapeutischer Verfahren (kognitives Training, Training von Alltagsaktivitäten, verhaltenstherapeutische Interventionen)
3. Depressionsforschung:
   3.1 Verbesserung der Diagnostik depressiver Erkrankungen in der allgemeinärztlichen Praxis (Gründe für die Nichtbeachtung von Depressionen, Unter- oder Fehlbehandlung)
   3.2 Wechselwirkungen zwischen Depresionen und somatischer Multimorbidität, Überprüfung des Konzeptes der „vaskulären Depression"
   3.3 Langzeitstudien zur Prognose „unterschwelliger" Depressionen und zum Einfluß von vorauslaufenden Depresionen auf die Inzidenz von dementiellen Erkrankungen
   3.4 Untersuchung zur Psychogenese vs. Somatogenese unterschwelliger Depressionen

3.5 Vergleich unterschiedlicher Behandlungsstrategien für therapieresistente Depressionen im hohen Alter
3.6 Vergleich behandelter und nicht-behandelter Depressionen im Hinblick auf die Entwicklung von Pflegebedürftigkeit
4. Versorgungsforschung
    4.1 Pflegeforschung
    - Entwicklung und Evaluation ganzheitlicher Pflegemodelle
    - Präventive Pflege zur Kompetenzerhaltung und Verstärkung der Potentiale zur Selbstpflege und Stärkung der Rehabilitationspotentiale
    - Forschung zur Pflegequalität und Qualitätssicherung
    4.2 Gesundheitsberichterstattung unter Einschluß der Auswirkung von Gesetzen, Reformen auf die finanziellen Rahmenbedingungen der Versorgung
    4.3 Untersuchungen zur Verbesserung der ärztlichen Versorgung und der Rehabilitationsmöglichkeiten in Altenheimen und Altenpflegeheimen
    4.4 Untersuchungen zum Thema Qualitätsbrüche im Übergang von stationärer/teilstationärer zur ambulanten Betreuung und deren Vermeidung
    4.5 Systematische Untersuchungen von Friktionen und Blockaden zwischen Kostenträgern mit Auswirkung auf die Versorgungskette
    4.6 Untersuchungen zu den gesetzlich festgelegten Leistungen der Pflgeversicherung, den Begutachtungskriterien und dem realen Pflegebedarf chronisch psychisch kranker älterer Menschen.
5. Ethische Probleme:
    5.1 Einstellung von Patienten mit Demenz vom Alzheimer-Typ und ihren Angehörigen zur genetischen Testung im Hinblick auf Risikofaktoren
    5.2 Aufklärungswunsch, Aufklärungsbereitschaft und optimale Wege der Aufklärung von Patienten und Angehörigen bei Demenzerkrankung
    5.3 Klärung der Bereitschaft von Erkrankten und Angehörigen an Forschungsprojekten der Grundlagenforschung, der diagnostischen und therapeutischen Forschung, auch unter den Bedingungen eingeschränkter Einwilligungsfähigkeit oder Einwilligungsunfähigkeit, teilzunehmen
    5.4 Untersuchungen zur Einstellung bei Patienten und Angehörigen zu therapeutischen Maßnahmen auch gegen den Willen der Erkrankten bei Selbst- und Fremdgefährdung und zur Unterlassung oder zum Abbruch therapeutischer Maßnahmen in Spätstadien der Demenz

5.5 Untersuchungen zum Motivationsgefüge, das Beihilfe zum Suizid und Tötung auf Verlangen als gesellschaftlich vertretbar erscheinen läßt (z.B. finanzielle Belastungen der Gesellschaft und des Gesundheitssystems und deren Diskussionen in der Öffentlichkeit und den Medien sowie deren Auswirkungen auf jüngere und ältere Bürger)

5.6 Untersuchungen zu der Frage, ob die von der UN festgelegten menschenrechtlichen Prinzipien (UN-Resolution 1991) durch finanzielle Restriktionen im Gesundheitswesen im Hinblick auf psychisch kranke alte Menschen, besonders aber chronisch psychisch Kranke verletzt werden.

Aus-, Weiter-, Fortbildung:

1. Eine intensivere Einbeziehung gerontopsychiatrischer Inhalte in Aus- und Weiterbildungscurricula erscheint für folgende Berufsgruppen geboten: Ärzte, Krankenpflegepersonal, Altenpfleger/innen, Sozialpädagogen/innen, Beschäftigungstherapeuten/innen, Heimleiter/innen.
2. Speziell für die ärztliche Aus- und Weiterbildung wird empfohlen:
   - In der ärztlichen Approbationsordnung Geriatrie und Gerontopsychiatrie stärker als bisher zu berücksichtigen.
   - Die Empfehlungen der Deutschen Gesellschaft für Gerontopsychiatrie und -psychotherapie und der Deutschen Gesellschaft für Psychiatrie, Psychotherapie und Nervenheilkunde, einen „Schwerpunkt Gerontopsychiatrie", in die Weiterbildungsordnung zum Facharzt für Nervenheilkunde, respektive Facharzt für Psychiatrie und Psychotherapie aufzunehmen.
3. Für die Berufsgruppe der examinierten Krankenpflegekräfte ist zu erwägen, Weiterbildung zur Fachkrankenpflegekraft für Gerontopsychiatrie zu ermöglichen.

Gerontopsychiatrische Versorgung:

1. Bei der regionalen psychiatrischen Versorgungsplanung für *den teilstationären und stationären Versorgungsbereich* sind bei der Festlegung der Platz-/Bettenmeßziffern die Empfehlungen der Expertenkommission und der BAG Psychiatrie zu berücksichtigen, insbesondere ist auf ein ausreichendes Angebot tagesklinischer Behandlungsplätze zu dringen. In Regionen, in denen keine spezialisierten gerontopsychiatrischen Behandlungsangebote vorgehalten werden, ist darauf zu achten, daß eine angemessene Versorgung psychisch kranker älterer Menschen, insbesondere

der Gruppe der Höchstaltrigen und Patienten mit hirnorganischen Erkrankungen (Demenzen), im teilstationären/stationären Sektor durch allgemeinpsychiatrische Einrichtungen garantiert ist. Auf die zehn Leitlinien der BAG Psychiatrie sei an dieser Stelle nochmals hingewiesen (s. S. 58-59).

2. Es wir dringend empfohlen, gerontopsychiatrische Kliniken/Abteilungen neben der allgemeinpsychiatrischen Versorgung vorzuhalten, die, wo immer möglich, mit psychiatrischen Universitätskliniken als Träger oder in der Form des Akademischen Lehrkrankenhauses verbunden sein sollten. Neben der spezialisierten Patientenversorgung sollten sie Träger von Aus-, Weiter- und Fortbildungsprogrammen und der notwendigen Forschung sein. Sie sollten ferner die Möglichkeit tagesklinischer und ambulanter Behandlung, zumindest aber einen kooperativen Zugang dazu haben (z.B. als Bestandteil eines gerontopsychiatrischen Versorgungsverbundes)

3. In der primärärztlichen Versorgung ist die gerontopsychiatrische Kompetenz zu stärken, gleichzeitig jedoch auch die konsiliarische Zusammenarbeit mit Fachärzten für Psychiatrie/Nervenheilkunde (Schwerpunkt Gerontopsychiatrie) und Neurologen zu fördern

4. Bei der Niederlassung psychiatrischer Fachärzte sollte seitens der kassenärztlichen Vereinigung die Schwerpunktbildung Gerontopsychiatrie ermöglicht werden

5. Im Rahmen einer solchen Schwerpunktbildung könnten Frühdiagnostik und Frühbehandlung dementieller Erkrankungen durch niedergelassene Ärzte sichergestellt werden. Andernfalls muß die Sicherstellung dieser in Zukunft noch wesentlich an Bedeutung gewinnenden Aufgabe über eine regional angemessene Gründung und Verteilung von Gedächtnissprechstunden/Memory Clinics gelöst werden

6. Im Hinblick auf die ambulante Krankenpflege sind sowohl ein ausreichendes Angebot als auch spezielle gerontopsychiatrische Qualifizierung dringend zu fordern. Sozialstationen sind am ehesten geeignet, auch diese Aufgabe zu übernehmen. Die von Heinemann-Knoch formulierten Forderungen zur Verbesserung der gerontopsychiatrischen Versorgung durch Sozialstationen müssen in der Gebührenordnung adäquat berücksichtigt werden.

7. Gerontopsychiatrische Zentren sind nach wie vor im Sinne der Expertenempfehlungen als minimales gerontopsychiatrisches Versorgungsangebot anzusehen. Ihre drei Teilfunktionen (Tagesklinik, ambulanter Dienst, Beratungsstelle) sind essentiell für jeden gerontopsychiatrischen Versorgungsverbund. In Regionen, in denen keine anderen spezialisierten gerontopsychiatrischen Einrichtungen existieren, erscheint das Gerontopsychiatrische Zentrum als unerläßliche Voraussetzung dafür, daß

wenigstens eine Institution die Verantwortung für diesen Versorgungssektor übernimmt.
8. Gerontopsychiatrische Versorgungsverbünde
9. Tagesstätten stellen eine sinnvolle und notwendige Ergänzung der ambulanten Betreuung pflegebedürftiger, chronisch psychisch Kranker dar, die regional genügend Kapazität für die Betreuung vor allem Demenzkranker vorhalten sollten. Für jüngere Demenzkranke und Demenzkranke am Beginn ihrer Erkrankung sind gesonderte Betreuungsangebote notwendig. Wenn solche Angebote nicht innerhalb der Tagesstätten realisiert werden können, sind für diese beiden Gruppen für die Zukunft Betreuungsangebote im Sinne von „Treffs" für Patienten und Angehörige notwendig. Für sie besteht finanzieller Regelungsbedarf.
10. Im Heimbereich ist eine Verbesserung der direkten gerontopsychiatrischen Versorgung der Patienten ebenso notwendig wie die Einbeziehung des Arztes in die Entwicklung, Supervision und Weiterbildung des Heimpersonals.
11. Wenn die ambulante Versorgung chronisch psychisch Kranker generell und chronisch psychisch kranker Älterer im besonderen tragfähig bleiben soll, erscheint es zwingend erforderlich, Modelle des Kostensplittings zu entwickeln, die die unterschiedlichen Kostenträger veranlassen, ihre gemeinsame Verantwortung für die Umsetzung sinnvoller Gesamtbehandlungskonzepte zu erkennen, die notwendigen gesetzlich vorgesehenen Finanzierungsmöglichkeiten hierfür auszuschöpfen und zu bündeln und vor allem dafür zu sorgen, daß Patienten mit der Pflegestufe 0 im Sinne des Pflegeversicherungsgesetzes nicht aus dem Blickfeld der solidarischen Verpflichtung zum Lastenausgleich geraten und ihnen notwendige Unterstützung versagt bleibt. Der Tendenz der Träger der Sozialhilfeleistungen, sich aus den Verpflichtungen zurückzuziehen und sie ausschließlich der Pflegeversicherung zu überantworten, ist entgegenzuwirken.
12. Es gibt eine nicht genau quantifizierbare Gruppe von schwerstbehinderten, verhaltensgestörten, chronisch psychisch erkrankten jüngeren und alten Menschen, die in gewöhnlichen Pflegeeinrichtungen nicht hinreichend versorgt werden können, für die im Krankenhausbereich nach Schließung der Stationen und Abteilungen für chronisch psychisch Kranke kein Platz mehr ist und deren Betreuung die Möglichkeit amgulante Hilfen überfordert. Für diese Gruppe von Erkrankten sind spezielle gerontopsychiatrische Pflegeheime wahrscheinlich die ultima ratio.

Anhang:

Gerontologische Forschungszentren in Deutschland

1. *Berlin, Deutsches Zentrum für Altersfragen (DZA) (Tesch-Römer)*
   1973 wurde in Berlin das DZA auf Initiative des Bundes und des Landes Berlin gegründet. Seine Aufgabe liegt primär im Bereich der Sozialpolitik für Ältere, der sozialen Aspekte gesundheitlicher Versorgung Älterer und der wissenschaftlichen Beratung der sozial- und gesundheitspolitischen Planung auf Bundes- und Länderebene. Es werden jedoch auch eigene Forschungsprojekte durchgeführt.
2. *Heidelberg, Deutsches Zentrum für Alternsforschung, (Lehr/Martin/ Kruse/Wahl)*
   Aufgaben dieses 1995 an der Ruprecht-Karls-Universität als selbständige Stiftung öffentlichen Rechts gegründeten Institutes liegen primär in eigenbestimmter Alternsforschung mit Schwerpunkten in der Psychologie und den Sozialwissenschaften
3. *Berlin, Max Planck-Institut für Bildungsforschung (Baltes/Mayer)*
   Hier hat sich ein Forschungsschwerpunkt zur menschlichen Entwicklung im Alter um den Psychologen Baltes und den Soziologen Mayer gebildet, die als bisher größtes interdisziplinäres empirisches Projekt 1989 die Berliner Altersstudie (BASE) initiiert und unter dem Dach der Berlin-Brandenburgischen Akademie der Wissenschaften im Verbund mit Kliniken und Instituten der Freien Universität und der Humboldt Universität durchgeführt haben.

Gerontopsychiatrische Forschungsgruppen in Deutschland

Grundlagenforschung zur neurodegenerativen Demenz

- Frankfurt, Senckenbergisches Anatomisches Institut (Braak)
- Freiburg, Psychiatrische Universitätsklinik (Bauer/Huell/Lieb)
- Hamburg, Max Planck-Einheit für Strukturelle Molekulare Biologie (Mandelkow/ Mandelkow)

- Heidelberg, Zentrum für Molekulare Biologie der Universität (Beyreuther)
- Heidelberg, Arbeitsgruppe für Hirnstoffwechsel, Institut für Pathochemie der Universität (Hoyer)
- Leipzig, Paul Flechsig Institut für Hirnforschung (Arendt/Bigl)
- Mannheim, Zentralinstitut für Seelische Gesundheit (ZI), Abteilung für Molekulare Biologie (Haas)
- München, Max Planck-Institut für Psychiatrie (Holsboer)
- Würzburg, Abteilung für Klinische Neurochemie, Psychiatrische Klinik der Universität (Riederer)

Klinische Forschung in Universitätskliniken

- Berlin, Psychiatrische Klinik der FU, Berliner Altersstudie (BASE) (Helmchen/Linden/ Reischies/Geiselmann/Kanowski)
- Berlin, Psychiatrische Klinik der FU, Abt. f. Gerontopsychiatrie (Kanowski/Ferszt/Kühl)in Zusammenarbeit mit der Gerontopsychiatrischen Abteilung, Wilhelm-Griesinger-Krankenhaus (Gutzmann)
- Bochum, Zentrum für Psychiatrie und Psychotherapie, Ruhr-Universität (Schröder)
- Bonn, Psychiatrische Klinik der Universität (Maier/Heun)
- Düsseldorf, Psychiatrische Klinik der Universität (Haupt/Ihl/Kretschmar)
- Erlangen, Psychiatrische Klinik der Universität, Bereich Klinische Psychologie (Erzigkeit)
- Erlangen, Institut für Psychogerontologie, Universität Erlangen-Nürnberg (Oswald)
- Frankfurt, Psychiatrische Klinik der Universität (Maurer/Frölich/Wetterling)
- Frankfurt, Institut für Pharmakologie, Biozentrum der Universität (Müller)
- Göttingen, Psychiatrische Klinik der Universität (Kornhuber/Stoppe)
- Heidelberg, Psychiatrische Klinik der Universität (Pantel/Schröder)
- Leipzig, Psychiatrische Klinik der Universität (Gertz)
- Mannheim, Zentralinstitut für Seelische Gesundheit (ZI) (Adler/Heuser/ Weyerer)
- München, Psychiatrische Klinik der TU (Förstl/Bickel/Kurz/Lauter/ Zimmer)
- München, Psychiatrische Klinik der LMU (Buch/Engel/Hampel/Hegerl/ Fichter/Meller/ Möller/Satzger)
- Würzburg, Psychiatrische Klinik der Universität, Arbeitsgruppe Gerontopsychiatrie (Rössler)

Literatur

Ahlert U, Altschiller C, Bäumerich G (1991) Heimkonzepte der Zukunft. Deutsches Zentrum für Altersfragen, Kuratorium Deutsche Altershilfe (Hg) Weiße Reihe DZA Berlin.

Aisen PS, Pasinetti GM. Glucocorticoids in Alzheimer's disease. The story so far. Drugs Aging 12, 1-6. 1998.

Alexander GE, Greenwood PM, Parasuraman R, Pietrini P, Furey ML, Mentis MJ, Desmond RE, Szczepanik J, Levine B, Conolly C, Schapiro MB, Rapoport SI. Use of target relevant distractors to probe the visual attention system with functional neuroimaging: potential applications for early diagnosis of Alzheimer's disease. Eur Arch Psychiatry Clin Neuroscie 248(Supplement 1), 16-16. 1998.

Alexopoulos GS, Meyers BS, Young RC, Campbell S, Silbersweig D, Charlson M. ‚Vascular Depression' Hypothesis. Archives of General Psychiatry 54, 915-922. 1997.

Almeida OFX, Canteros MG, Condé GL, Crochemore C, Deicke J, Fischer D, von Rosenstiel P, Holsboer F. Corticosteroid-induced apoptosis in the dentate gyrus mechanisms and protective strategies. Eur Arch Psychiatry Clin Neuroscie 248(Supplement 1), 10-10. 1998.

Andersen R, Newman JF (1973) Societal and individual health determinants of medical care utilization in the United States. Milbank Quarterly 51, 92-124.

Arolt V, Schmidt HE. Differentielle Typologie und Psychotherapie depressiver Erkrankungen im höheren Lebensalter – Ergebnisse einer epidemiologischen Untersuchung in Nervenarztpraxen. Z Gerontopsychologie & -psychiatrie 5, 17-24.1992.

Babigian HM, Reed SK (1994) Epidemiology: Prevalence, Incidence, Course of Illness and Mortality. In: Copeland JRM, Abou-Saleh MT, Blazer D (eds) Principles and Practice of Geriatric Psychiatry. John Wiley & Sons, Chichester, pp 661-665

Backes GM Alter(n)smedizin gleich Frauenmedizin? – Oder: Alte Frauen als Herausforderung an die Kompetenz geriatrischer Versorgung J Gerontopsychologie & -psychiatrie 7, 117-126. 1994.

Baldereschi M. Di Carlo A, Lepore V, Bracco L, Maggi S, Grigolette F, Scarlato G, Amaducci L. Estrogen-replacement threapy and Alzheimer's disease in the Italian Longitudinal Study on Aging. Neurology 50, 996-1002. 1998.

Baltes MM, Carstensen LL (1999) Social-Psychological Theories and Their Applications to Aging: From Individual to Collective. In: Bengtson VL, Schaie KW (eds) Handbook of Theories of Aging. Springer, Wien New York, pp 209-226

Baltes MM Verlust der Selbständigkeit im Alter: Theoretische Überlegungen und empirische Befunde Psychologische Rundschau 46, 159-170 1995

Baltes MM The many faces of dependency in old age. Cambridge University Press 1996

Baltes MM, Kühl KP, and Sowarka D. Testing for limits of cognitive reserve capacity: a promising strategy for early diagnosis of dementia? J Geront Psychol Sci 47, 165-167. 1992.

Baltes PB, Baltes MM (1990) Psychological perspectives on successful aging: The model of selective optimization with compensation. In: Baltes PB, Baltes MM (eds) Successful Aging. Cambridge University Press, Cambridge, New York, Port Chester, Melbourne, Sydney, pp 1-34.

Bauer M (1993) Versorgungsprobleme aus der Sicht der psychiatrischen Fachabteilung. In: Möller H-J, Rohde A (Hg) Psychische Krankheiten im Alter. Springer-Verlag, Berlin Heidelberg, pp. 472-479.

Bauer J, Huell M, Lieb K, and Fiebich B. Inflammatory mechanisms in Alzheimer's disease: links between cytokine pathology and arachidonic acid metabolism. Eur Arch Psychiatry Clin Neurosci 248(Supplement 1), 24-24. 1998.

Baumann U, Perst A. Der Gerontosektor: Stiefkind der klinischen Psychologie/Psychotherapie. Z Gerontopsychologie & -psychiatrie 12, 129-136. 1999.

Behl C and Holsboer F. Oxidativer Stress in der Pathogenese der Alzheimer Krankheit und antioxidative Neuroprotektion. Fortschr Neurol Psychiat 66, 113-121. 1999.

Bengtson VL, Rice CJ, Johnson ML (1999) Are Theories of Aging Important? Models and Explanations in Gerontology at the Turn of the Century. In: Bengtson VL, Schaie KW (eds) Handbook of Theories of Aging. Springer New York, pp 1-20.

Bericht über die Lage der Psychiatrie in der Bundesrepublik Deutschland – Zur psychiatrischen und psychotherapeutisch/psychosomatischen Versorgung der Bevölkerung. Deutscher Bundestag, Drucksache 7/4200, 1975.

Beyreuther K (1997) Molekularbiologie der Alzheimer-Demenz. In: Förstl H (ed) Lehrbuch der Gerontopsychiatrie. Enke, Stuttgart, pp 31-43.

Bickel H. Pflegebedürftigkeit im Alter: Ergebnisse einer populationsbezogenen retrospektiven Längsschnittstudie. Gesundheitswesen 58, Sonderheft 1, 56-62. 1996.

Bickel H (1997) Epidemiologie psychischer Erkrankungen im Alter. In: Förstl H (ed) Lehrbuch der Gerontopsychiatrie. Enke, Stuttgart, pp 1-15

Bickel H (1999) Deskriptive Epidemiologie der Demenzen. In: Helmchen H, Henn FA, Lauter H, Sartorius N (eds) Psychische Störungen bei somatischen Erkrankungen. 4 edition. Springer, Berlin-Heidelberg-New York, pp 33-52

Birren JE, Bengston VL (eds) (1986) Emergent Theories of Aging. Springer, New York.

Blazer D (1980) The epidemiology of mental illness in late life. In Busse EW, Blazer DG (eds) Handbook of Geriatric Psychiatry. New York: Van Nostrand Reinhold, pp 249-271

Blazer D (1994) Epidemiology of Neuroses. In: Copeland JRM, Abou-Saleh MT, Blazer D (eds) Principles and Practice of Geriatric Psychiatry. John Wiley & Sons, Chichester, pp 715-718

Bochnik HJ, Koch H (1990) Die Nervenarzt-Studie. Deutscher Ärzteverlag Köln.

Bobinski M, de Leon MJ, Convit A, De Santi S, Wegiel J, Tarshish CY, Saint Louis LA, Wiesniewski HM. MRI of entorhinal cortex in mild Alzheimer's disease. Lancet 353, 38-40. 1999.

Borchelt M, Gilberg L, Horgas AL, Geiselmann B (1996) Zur Bedeutung von Krankheit und Behinderung im Alter. In: Mayer KU, Baltes PB (Hg) Die Berliner Altersstudie. Akademie Verlag, Berlin, pp 449-474

Braak H and Braak E. Neuropathology stageing of Alzheimer-related changes. Acta Neuropathol 82, 239-259. 1991.

Brocklehurst JC. Incidence and correlates of incontinence in stroke patients. J Am Geriatr Soc 33, 540-542. 1985.

Bruder J (1993) Viele seelisch Kranke und wenige Psychiater. Über die Zufälligkeit gerontopsychiatrischer Behandlung von Pflegeheimbewohnern. In: Möller H-J, Rohde A (Hg) Psychische Krankheiten im Alter. Springer-Verlag, Berlin Heidelberg, pp 494-503.

Brun A, Englund B, Gustafson L. Clinical and neuropathological criteria for frontotemporal dementia. J Neurol Neurosurg Psychiat 57, 416-418. 1994.

Bschor T, Kühl KP, Reichies FM. Spontaneous speech of patients presenting at a memory clinic. Eur Arch Psychiat Clin Neuroscience 248, 103. 1998.

Buch K, Riemenschneider M, Bartenstein P, Willoch F, Müller U, Schmolke M, Nolde T, Steinmann C, Guder WG, Kurz A. Tau-Protein: ein potentieller biologischer Indikator zur Früherkennung der Alzheimer-Krankheit. Nervenarzt 69, 379-385. 1998.

Bürger M. Altern und Kranheit als Problem der Biomorphose. Thieme Leipzig. 1960.

Bürger/Abderhalden (1939) zit.n. Pickenhain u. Ries (1988) S. 28.

Bundesarbeitsgemeinschaft der Träger Psychiatrischer Krankenhäuser BAG (Hg) Bericht über den Stand der klinisch-gerontopsyciatrischen Versorgung in der Bundesrepublik Deutschland, Köln 1997

Bundesarbeitsgemeinschaft der Träger Psychiatrischer Krankenhäuser BAG (Hg) Aktionsprogramm gerontopsychiatrischer Versorgung. Köln 1997.

Bundesgesundheitsamt (BGA) (Hg) Empfehlungen zum Wirksamkeitsnachweis von Nootropika im Indikationsbereich „Demenz" (Phase III) Bundesgesundheitsblatt 7 S342-350 1991.

Bundesregierung. Situation der Demenzkranken in der Bundesrepublik Deutschland. Deutscher Bundestag, Drucksache 13(5257), 1-21. 1996.

Bundesministerium für Gesundheit (Hg) Modellprojekt Gerontopsychiatrisches Verbundnetz in der Altenhilfe in Würzburg. Integration und ambulante Versorgung älterer Menschen mit psychischen Störungen. Abschlußbericht über die gesamte Modellphase, im Modellverbund Psychiatrie. Nomos, Baden-Baden, 1997.

Burns A. Psychogeriatric services in the UK. Eur Arch Psychiatry Clin Neuroscie 248(Supplement 1), 14-14. 1998.

Cannstatt CF (1839) Krankheiten des höheren Alters und ihre Heilung.

Charcot PM (1867) Lecons cliniques sur les maladies du vieillards.

Chiu E. Psychosocial rehabilitation in the elderly with mental disorders: an international perspective. Eur Arch Psychiatry Clin Neuroscie 248(Supplement), 6-6. 1999.

Coper H, Kanowski S. Geriatrika: Theoretische Grundlagen, Erwartungen, Prüfung, Kritik. Hippokrates 47, 303-319.1976.

Coper H, Kanowski S (1983) Nootropika: Grundlagen und Therapie. In: Langer G, Heimann H (Hg) Psychompharmaka. Grundlagen und Therapie. Springer-Verlag, Wien New York, pp. 409-433.

Cooper B (1986) Mental illness, disability and social conditions among old people in Mannheim. In: Häfner H, Moschel G, Sartorius N (eds) Mental health in the elderly. A review of the present state of research. Springer, Berlin, Heidelberg, New York, 35-45.

Dahlem O: Zur Situaion der Heimbewohner: Beiträge zum Recht der sozialen Dienste und Einrichtungen 35, 48-63. 1997.

de Leon MJ, Convit A, George AE, Golomb J, De Santi S, Tarshish CY, Rusinek H, Bobinski M, Ince C, Miller D, Wiesniewski HM. In vivo structural studies of the hippocampus in normal aging and in incipient Alzheimer's disease. Ann NY Acad Sci 777, 1-13. 1996.

Deutscher Bundestag. Situation der Demenzkranken in der Bundesrepublik Deutschland. Drucksache 13/5257, 1-21. 1996.

Deutscher Bundestag. 2. Zwischenbericht der Enquête-Kommission demograpischer Wandel. Herausforderungen unserer älter werdenden Gesellschaft an den einzelnen und die Politik. Bonn, Bonner Universitätsdruckerei 1998.

Dieck M (1993) Zukunftsperspektiven der Heimversorgung alter Menschen. In: Kulenkampff C, Kanowski S (Hg) Die Versorung psychisch kranker alter Menschen. Tagungsberichte Bd 20. Rheinland-Verlag Köln, pp 86-100

Dinkel RH (1992) Demographische Alterung. Ein Überblick unter besonderer Berücksichtigung der Mortalitätsentwicklungen. In: Baltes PB (ed) Zukunft des Alterns und gesellschaftliche Entwicklung. de Gruyter, Berlin-New York, pp 62-93

Dinkel RH. Die Entwicklung der Demenz bis zum Jahre 2050. Gesundheitswesen 58(Sonderheft 1), 50-55. 1996.

Emery V, Oxman T. Update on dementia spectrum of depression. Am J Psychiatry 149: 305-317. 1992.

Empfehlungen der Expertenkommission der Bundesregierung zur Reform der Versorgung im psychiatrischen und psychotheapeutisch/psychosomatischen Bereich. Aktion Psychisch Kranke e.V., Bonn (Hg.), 1988.

Ehrhardt T, Kötter U, Hampel H, Schaub A, Hegerl U, Möller H-J. Psychologische Theapieansätze bei Demenz. Z Gerontopsychologie & -psychiatrie 10, 85-98. 1997.

Ernst K. Alterssuizid: ein ethischer Sonderfall? Z Gerontopsychologie & -psychiatrie 8, 39-45. 1995.

Esquirol JED, Chevallier, Villerme, Parent-Duchatelet. Note relative à quelques conditions que doivent présenter les hopitaux destinés à des individus âgés de plus de 60 ans et infirmes. Ann Hyg Publ (Paris) 9, 296-307. 1833.

Expertenforum Gütersloh 1998. Das Gerontopsychiatrische Zentrum – 10 Jahre nach den Empfehlungen der Expertenkommission der Bundesregierung. Veranstalter: Abteilung Gerontopsychiatrie der Westfälischen Klinik für Psychiatrie, Psychotherapie, Psychosomatik und Neurologie in Zusammenarbeit mit der Deutschen Gesellschaft für Gerontopsychiatrie und- psychotherapie e.V.

Feil N (1970) Validation. Delle Karth, Wien.

Ferszt R, Kanowski S. (2000) Das Altern psychisch Kranker. In: Helmchen H, Henn FA, Lauter H, Sartorius N (eds) Psychiatrie der Gegenwart. Springer-Verlag, Berlin Heidelberg New York, Bd. 3, pp 223-238.

Förstl H, Hentschel F, Besthorn C, Geiger-Kabisch C, Sattel H, Schreiter-Gasser U, Bayerl JR, Schmitz F, Schmitt HP. Frontal und temporal beginnende Hirnatrophie: Klinische und apparative Befunde. Nervenarzt 65, 611-618. 1994.

Förstl H (Hrg) Lehrbuch der Gerontopsychiatrie. Enke Stuttgart 1997.

Frölich L (1997) Neurochemie – Glukosestoffwechsel – freie Sauerstoffradikale – Apolipoprotein E. In: Weiss S WB (Hg) Handbuch Morbus Alzheimer – Neurobiologie, Diagnose, Therapie. Beltz – PsychologieVerlagsUnion, Weinheim, pp 411-434

Frölich L, Blum-Degen D, Bernstein HG, Engelsberger S, Humrich J, Laufer S, Muschner D, Thalheimer A, Turk A, Hoyer S, Zochling R, Boissl KW, Jellinger K, Riederer P. Brain insulin and insulin receptors in aging and sporadic Alzheimer's disease. J Neural Transm 105, 423-438. 1998.

Frölich L, Riederer P. Free radical mechanisms in dementia of Alzheimer type and the potential of antioxidative treatment. ArzneimittelForsch/Drug Res 45, 443-446. 1995.

Fuchs T. Die Verteilung medizinischer Ressourcen – ethische Aspekte der Gesundheitspolitik. Z Gerontopsychologie & -psychiatrie 8, 51-56. 1995.

Fuchs T, Lauter H. Der Fall Chabot. Assistierter Suizid aus psychiatrischer Sicht. Nervenarzt 68, 878-883.1997.

Fuchs T (1997) Isolierte Wahnformen und Halluzinosen. In: Förstl H (ed) Lehrbuch der Gerontopsychiatrie. Enke, Stuttgart, pp 396-402

Gatterer G (1996) Rehabilitation. In: Zapotoczky HG, Fischhof PK (Hg) Handbuch der Gerontopsychiatrie. Springer, Wien New York, pp 480-513.

Geist L (1860) Klinik der Greisenkrankheiten. Enke, Erlangen.

Gertz HJ (1997) Morphologische Befunde bei dementiellen Erkrankungen. In: Förstl H (ed) Lehrbuch der Gerontopsychiatrie. Enke, Stuttgart, pp 58-70.

Gertz HJ, Xuereb J, Huppert F, Brayne C, McGee MA, Paykel E, Harrington C, Mukaetova-Ladinska E, Arendt T, Wischik CM. Examination of the validity of the hierarchical model of neuropathological staging in normal aging and Alzheimer's disease. Acta Neuropathol (Berl) 95, 154-158. 1998.

Glassmann AH, Giardina EG. Eine Untersuchung der Zusammenhänge zwischen koronarer Herzkrankheit und Depression. In: Helmchen H, Henn FA, Lauter H, Sartorius N (eds) Psychiatrie der Gegenwart. Springer-Verlag, Berlin Heidelberg New York, pp 319-333. 1999.

Görres S. Gesundheit und Krankheit im Alter. Defizite und Perspektiven in der Versorgungsforschung. Z Gerontol Geriat 29, 375-381. 1996.

Gollmer E, Eikelmann B (1993) Zur Aufgabe sozialpsychiatrischer Dienste in der Betreuung psychisch kranker alter Menschen. In: Möller H-J, Rohde A (Hg) Psychische Krankheiten im Alter. Springer-Verlag, Berlin Heidelberg, pp 545 -51.

Grässel E. Häusliche Pflege: Belastung und gesundheitliche Situation der Pflegenden. Spektrum 27, 51-52. 1998.

Grässel E (1997) Belastung und gesundheitliche Situation der Pflegenden. Querschnittuntersuchung zur häuslichen Pflege bei chronischem Hilfs- oder Pflegebedarf im Alter. Hänsel-Hohenhausen, Egelsbach, Frankfurt Washington.

Grimley Evans J (1988) Aging and disease. In: Anonymous Research and the aging population. John Wiley and Sons, Chichester, UK, pp 38-57.

Grunwald M, Wolf H, Angerhöfer S, Gertz HJ. EEG Theta-power and subtypes of mild cognitive impairment. Eur Arch Psychiatry Clin Neuroscie 248(Supplement 1), 64. 1998.

Grunwald F, Horn R, Rieker O, Klemm E, Menzel C, Möller H-J, Biersack HJ. HMPAO-SPECT in Alzheimer-type dementia and major depression with memory disorders. Nuklearmedizin 32, 128-133. 1993.

Gutzmann H. Behavioral and social therapies in old age. Eur Arch Psychiatry Clin Neuroscie 248(Supplement 1), 6-7. 1998.

Hager W, Hasselhorn M. Kontroll- und Alternativtraining bei der Evaluation von Trainingsprogrammen – und Retesteffekte. Z Gerontopsychologie & -psychiatrie 7, 169-177. 1994.

Haas C. A central role of intracellular amyloid-beta peptide for Alzheimer's disease? Eur Arch Psychiatry Clin Neuroscie 248(Supplement 1), 21-21. 1998.

Haas C, Cazorla P, Miguel CD, Valdivieso F, Vasquez J. Apolipoprotein E forms stable complexes with recombinant Alzheimer's disease beta-amyloid precursor protein. Biochem J 325, 169-175. 1997.

Häfner H (1986) Mental health in the elderly. A review of the present state of research. Springer, Berlin, Heidelberg, New York,

Hampel H, Sunderland T, Kötter HU, Schneider C, Dukoff R, Levy J, Möller H-J. Decreased soluble interleukin-6 receptor in CSF of patients with Alzheimer's disease. Brain Research 780, 351-354. 1998.

Harrel DE, Marson D, Duke L, Foster J, Burgard S, Anderson B, Chatterjee A, Bartolucci A. Behavioral changes in early Alzheimer's disease. In Iqbal K, Mortimer JA, Winblad B, Wisniewski HM (ed) Research Advances in Alzheimer's disease and Related Disorders. Wiley, Chichester New York 1995, pp 219 -224

Hass S, Fresser F, Kochl S, Beyreuther K, Utermann G, and Baier G. Physical interaction of ApoE with amyloid precursor protein independent of the amyloid Abeta region in vitro. J Biol Chem 273, 13892-13897. 1998.

Haupt M. Der Verlauf von Verhaltensstörungen und ihre psychosoziale Behandlung bei Demenzkranken. Z Gerontol Geriat 32, 159-166. 1999.

Hegerl U, Frodl-Brauch T. Neurophysiological approach to early diagnosis of dementia. Psychiatry Res Neuroimaging 74, 109-118. 1997.

Heinemann-Knoch M (1993) Die Bedeutung ambulanter sozialer Dienste für psychisch kranke alte Menschen In: Kulenkampff C, Kanowski S (Hg) Die Versorgung psychisch kranker alter Menschen. Tagungsberichte Bd 20. Rheinland-Verlag Köln, pp53-66.

Heiss WD, Herholz K, Pawlik G, Beil C, Wienhard K (1985) Positronen-Emissions-Computer-Tomographie: Stand, Probleme, Perspektiven für die klinische Praxis und Forschung. In: Helmchen H, Hedde JP, Pietzcker A (eds) Hirndiagnostik mit bildgebenden Verfahren. MMV Medizin Verlag, München, pp 85-97.

Helmchen H, Linden M. The differentiation between depression and dementia in the very old. Aging and Society 13, 589-617. 1993.

Helmchen H, Reischies FM. Normales und pathologisches kognitives Altern. Nervenarzt 69(5), 369-378. 1998.

Helmchen H. Research with patients incompetent to give informed consent. Current Opinion in Psychiatry 11, 295-297. 1998.

Helmchen H, Vollmann J (1999b) Ethische Fragen in der Psychiatrie. In: Helmchen H, Henn FA, Lauter H, Sartorius N (eds) Psychiatrie der Gegenwart. Springer-Verlag, Berlin Heidelberg New York, pp 521-577.

Helmchen H, Baltes MM, Geiselmann B, Kanowski S, Linden M, Reischies FM, Wagner M, Wernicke T, Wilms HU (1999a) Psychiatric Illnesses in Old Age. In: Baltes PB MK (ed) The Berlin Aging Study. Aging from 70 to 100. 1 edition. Cambridge University Press, New York, pp 167-196

Helmchen H, Lauter H. (2000) Diagnostische Probleme in der Psychiatrie des höheren Lebensalters. In: Helmchen H, Henn FA, Lauter H, Sartorius N (eds) Psychiatrie der Gegenwart. Springer-Verlag, Berlin, Heidelberg, New York, Bd. 3, pp 205-222

Henderson S (1998) The epidemiology of dementia: central issues. Eur Arch Psychiatry Clin Neuroscie 248(Supplement 1), S4-S4.

Heuser I. Depression as a cardiovascular risk factor. Eur Arch Psychiatry Clin Neuroscie 248(Supplement 1), 19-19. 1998.

Hinze E (1994) Besonderheiten der therapeutischen Beziehung zwischen Jüngeren und Älteren. In: Radebold H, Hirsch RD (Hg) Altern und Psychotherapie. Hans Huber Bern, pp 35-41.

Hippius H, Kanowski S. Zum gegenwärtigen Stand der Gerontopsychiatrie in der Bundesrepublik. Nervenarzt 45, 289-297. 1974.

Hirsch RD. Ärztiche Weiter- und Fortbildung in der Gerontopsychiatrie und -psychotherapie. Z Gerontol Geriat 30, 89-93. 1997.

Hirsch RD Gegenwärtige Grenzen und notwendige Entwicklungen der Alterspsychologie. Spektrum 4, 94-97. 1999.

Hirsch RD, Holler G, Reichwaldt W, Gervink T. Leitfaden für die ambulante und teilstationäre gerontopsychiatrische Versorgung. Schriftenreihe des Bundesministeriums für Gesundheit Bd. 114. 1999.

Hock C, Golombowski S, Müller-Spahn F, Naser W, Beyreuther K, Monning U, Schenk D, Vigo-Pelfrey C, Bush AM, Moir R, Tanzi RE, Growdon JH, Nitsch RM. Cerebrospinal fluid levels of amyloid precursor protein and amyloid beta-peptide in Alzheimer's disease and major depression – inverse correlation with dementia severity. Eur Neurol 39, 111-118. 1998.

Horan MA, Pendleton N. The relationship between aging and disease. Reviews in Clinical Gerontology 5, 125-141. 1995.

Horn R, Ostertun B, Fric M, Solymosi L, Steudel A, Möller H-J. Atrophy of hippocampus in patients with Alzheimer's disease and other diseases with memory impairment. Dementia 7: 182-186. 1996.

Hoyer S. Metabolic Aspects of Brain Aging. Eur Arch Psychiatry Clin Neuroscie 248(Supplement1), 2-2. 1998.

Ihl R, Grass-Kapanke B. Dementia Screening test with high sensitivity and specificity. XXVI. Kongreß der Europäischen Arbeitsgemeinschaft für Gerontopsychiatrie, 1998 Berlin.

Ihl R, Grass-Kapanke B. TFDD – Test zur Früherkennung der Demenz mit Depressionsabgrenzung. 1999, Schwabe Karlsruhe

Janzarik W (1973) Über das Kontaktmangelparanoid des höheren Alters und den Syndromcharakter schizophrenen Krankseins. Nervenarzt 44: 515-526

Kanowski S. Methodenkritische Überlegungen zur Prüfung von Geriatrika. Z Gerontologie 5, 316-322. 1975.

Kanowski S, Fischhof P, Hiersemenzel R, Röhmel J, Kern U. Wirksamkeitsnachweis von Nootropika am Beispiel von Nimodipin – ein Beitrag zur Entwicklung geeigneter klinischer Prüfmodelle. Z Gerontopsychologie & -psychiatrie 1, 35-44. 1988.

Kanowski S, Ladurner G, Maurer K, Oswald WD, Stein U. Empfehlungen zur Evaluierung der Wirksamkeit von Nootropika. Z Gerontopsychologie & -psychiatrie 3, 67-79. 1990.

Kanowski S (1992) Gerontopsychiatrisches Versorgungssystem. In: Anonymous Ambulante gerontopsychiatrische Versorgung in Bayern. Bezirk Schwaben, Ingolstadt,

Kanowski S, Herrmann WM; Stephan K, Wierich W, Hörr R. Proof of Efficacy of the Ginkgo Biloba Special Extract EGb 761 in Outpatients Suffering from Mild to Moderate Primary Degenerative Dementia of the Alzheimer Type of Multi-infarct Dementia. Pharmacopsychiat 29, 47-56. 1996.

Kaschel R, Zaiser-Kaschel H, Mayer K. Realitäts-Orientierungs-Training: Literaturüberblick und Implikationen für die neuropsychologische Gedächtnisrehabilitation. Z Gerontopsychologie & -psychiatrie 5, 223-235. 1992.

Katona CLE. Pharmacotherapy of depression in old age. Eur Arch Psychiatry Clin Neuroscie 248(Supplement1), 7-7. 1998.

Kay DWK, Beamish P, Roth M. Old Age Mental Disorders in Newcastle upon Tyne. Brit J Psychiat 110, 146-158. 1964.

Kern OA, Harms G, Beske F. Hirnleistungsstörungen im Alter. Epidemiologische und volkswirtschaftliche Aspekte der Pflegebedürftigkeit durch Hirnleistungsstörungen im Alter. Institut für Gesundheitssystemforschung Schriftenreihe Bd. 48 (1995)

Kiloh LG. Pseudodementia. Acta Psychiatrica Scandinavica 37, 336-351. 1961.

Kipp J, Kortus R (1996) Betreuungskonzepte Demenzkranker: Integration oder Separation Demenzkranker in der Psychiatrie – sind „Demenzstationen" sinnvoll? In: Wächtler C, Hirsch RD, Kortus R, Stoppe G (Hg) Demenz Die Herausforderung. Verlag Egbert Ramin, pp 179-194.

Kornhuber J, Wiltfang J. Neurochemical surrogate markers for the early and differential diagnosis of dementia. Eur Arch Psychiatry Clin Neuroscie 248(Supplement 1), 17-17. 1998.

Kretschmar C (1993) Die Funktion des psychiatrischen Krankenhauses für die Versorgung psychisch kranker alter Menschen. In: Kulenkampff C, Kanowski S (Hg) Die Versorgung psychisch kranker alter Menschen. Tagungsberichte Bd 20. Rheinland-Verlag, Köln, pp 73-85.

Kretschmar JH (1993a) Gerontopsychiatrische Versorgung aus Sicht des niedergelassenen Nervenarztes. In: Kulenkampff C, Kanowski S (Hg) Die Versorgung psychisch kranker alter Menschen. Tagungsberichte Bd 20. Rheinland-Verlag, Köln, pp 42-52.

Kretschmar JH (1993b) Die Bedeutung des niedergelassenen Nervenarztes für die gerontopsychiatrische Versorgung. In: Möller H-J, Rohde A (Hg) Psychische Krankheiten im Alter. Springer-Verlag, Berlin Heielberg, pp 529-537.

Krishan KRR. Vascular depression. Eur Arch Psychiatry Clin Neuroscie 248 (Supplement 1), 19-19. 1998.

Lauter H (1997) Ethische Aspekte der Gerontopsychiatrie. In: Förstl H (ed) Lehrbuch der Geontopsychiatrie. Enke, Stuttgart, pp 228-243.

Lehr U (1979) Psychologie des Alterns. Uni-Taschenbücher 55.Quelle & Meyer, Heidelberg.

Lehr U. Family care and its limitations. Eur Arch Psychiatry Clin Neuroscie 248(Supplement 1), 2-2. 1998.

Leidinger F, Averdiek L, Diekmann S, Dietz-Grygier C, Kankowski B, Malzer C, Remlein K-H, Überschär W, Werner B (1993) Ein Jahr Gerontopsychiatrisches Zentrum Gütersloh – ein Erfahrungsbericht. In: Kulenkampff C, Kanowski S (Hg) Die Versorung psychisch kranker alter Menschen. Tagungsberichte Bd 20. Rheinland-Verlag, Köln 1993, pp 183-200.

Leidinger F, Heissler M, Kankowski, B, Hopfmüller E, Werner B. Gerontopsychiatrisches Zentrum – mehr Gemeindenähe für die Alterspsychiatrie? In: Möller H-J, Rohde A (Hg) Psychische Krankheiten im Alter. Springer-Verlag, Berlin Heidelberg, pp. 504-507.

Leidinger F, Pittrich W, Spöhring W (Hg) (1995) Grauzonen der Psychiatrie. Psychiatrie-Verlag, Bonn.

Linden M, Horgass AL, Gilberg R, Steinhagen-Thiessen E (1999) The Utilization of Medical and Nursing Care in Old Age. In: Baltes PB, Mayer KU (eds) The Berlin Aging Study. Cambridge University Press, Cambridge, pp 430-449.

Linden M, Maier W, Achberger M, Herr R, Helmchen H, Benkert O. Psychische Erkrankungen und ihre Behandlung in Allgemeinarztpraxen in Deutschland. Nervenarzt 67, 205-215. 1996.

Linden M, Kurtz G, Baltes MM, Geiselmann B, Reischies FM, Helmchen H. Depression bei Hochbetagten. Ergebnisse der Berliner Altersstudie. Nervenarzt 69, 27-37. 1998.

Loos H (1993)Versorgung psychisch kranker alter Menschen in den fünf neuen Bundesländern – Situation und Perspektiven für die Zukunft In: Kulenkampff C, Kanowski S (Hg) Die Versorung psychisch kranker alter Menschen. Tagungsberichte Bd 20. Rheinland-Verlag, Köln, pp 34-41.

Loske C, Neumann A, Cunningham AM, Nichol K, Schinzel R, Riederer P, Munch G. Cytotoxicity of advanced glycation end products is mediated by oxidative stress. J Neural Transm 105, 1005-1015. 1998.

Lovestone S. Genetic counselling in Alzheimer's disease and other dementias. Europ Arch Psychiat Clin Neurosci 248(Supplement 1)15. 1998.

Mandelkow EM, Mandelkow E. Tau in Alzheimer's disease. Trends Cell Biol 8, 425-427. 1998.

Mann K, Mundle G (1997) Alkoholismus und Alkoholfolgekrankheiten. In: Förstl H (ed) Lehrbuch der Gerontopsychiatrie. Enke, Stuttgart, pp 345-355

Markowitsch HJ (1997) Neuropsychologie des Gedächtnisses. In: Förstl H (ed) Lehrbuch der Gerontopsychiatrie. Enke, Stuttgart, pp 71-83.

Martin GM. Aging theories. Eur Arch Psychiatry Clin Neuroscie 248(Supplement1), 2-2. 1998.

Masters CL, Beyreuther K. Science, medicine, and the future: Alzheimer's disease. British Medical Journal 316, 446-448. 1998.

Matter C, Späth C. Belastung und Belastungserleben pflegender Angehöriger durch Tag-Nacht-Rhythmus-Störungen Demenzkranker. Z Gerontopsychologie & -psychiatrie 11, 51-59. 1988.

Mayer KU, Baltes PB, Baltes MM, Borchelt M, Delius J, Helmchen H, Linden M, Smith J, Staudinger UM, Steinhagen-Thiessen E, Wagner M (1996) Wissen über das Alter(n): Eine Zwischenbilanz der Berliner Altersstudie. In: Mayer KU, Baltes PB (Hg) Die Berliner Altersstudie. Akademie Verlag, Berlin, pp 599-638.

McKeith IG, Fairbairn AF, Perry RH et al. The clinical diagnosis and misdiagnosis of senile dementia of the Lewy body type (SDLT). Brit J Psychiat 165, 324-332. 1994.

Meier D, Ermini-Fünfschilling D, Monsch AU, Stähelin HB. Pflegende Familienangehörige von Demenzpatienten. Z Gerontopsychologie & -psychiatrie 12, 85-96. 1999.

Merskey H. Schmerz und Schmerztherapie. In: Helmchen H, Henn FA, Lauter H, Sartorius N (eds) Psychiatrie der Gegenwart. Springer-Verlag, Berlin Heidelberg New York, Bd 4, 405-432. 1999.

Miller RA (1994) The biology of aging and longevity. In: Hazzard WR, Bierman EL, Blass JP, Ettinger Jr WH, Halter JB (eds) Principles of geriatric medicine and gerontology. McGraw-Hill, New York, pp 3-18.

Mittelman MS, Ferris SH, Steinberg G, Shulman E, Mackell JA, Ambinder A, Cohen J. An intervention that delays institutionalization of Alzheimer's disease patients: Treatment of spouse-caregivers. The Gerontologist 33, 730-740.1993.

Mittelman S, Ferris SH, Shulman E, Steinberg G, Levin B. A family intervention to delay nursing home placement of patients with Alzheimer disease. JAMA 276, 1725-1731. 1996.

Modellprogramm Psychiatrie, Abschlußbericht, ungekürzte Fassung., Bd. 1, Teil A, S. 4, (Hrsg.): Prognos, Okt. 1986.

Modellprogramm Psychiatrie im Auftrage des Bundesministers für Jugend, Familie, Jugend und Gesundheit, Porgnos (Hg) Bonn 1988.

Möller HJ. Pharmacotherapy of dementia. Eur Arch Psychiatry Clin Neuroscie 248(Supplement1), 7-7. 1998.

Müller C (1967) Alterspsychiatrie. Thieme, Stuttgart.

Nehen HG, Ammer N, Haseke J, Honnet J. Interface between geriatrics and psychogeriatrics. NeuroReport 6, 3-4. 1998.

Nascher I (1909), zit. n. Pickenhain u. Ries 1988, S. 25

Neumann E-M. Editorial: Belastungserleben pflegender Angehöriger von Demenzkranken und Entlastungsangebote – Ergebnisse des Symposions vom 20.9.1997 in Leipzig. Z Gerontopsychologie & -psychiatrie 11, 49-50. 1998.

Nieczaj R, Steinhagen-Thießen E (1996) Morbidität im Alter. In: Farny D L (ed) Lebenssituationen älterer Menschen. Beschreibung und Prognose aus interdisziplinärer Sicht. Duncker & Humblot, Berlin, pp 161-201.

Nißle K (1998) Psychisch krank im Alter. Die Versorgungssituation gerontopsychiatrischer Patienten in der BRD. Kuratorium Deutsche Altershilfe, Köln, pp 1-80.

Nitsch R. From acetylcholine to amyloid: neurotransmitters and the pathology of Alzheimer's disease. Neurodegeneration 5, 477-482. 1996.

Orrell M, Katona CLE, AL-Asady M, Durani S, Barker D, Joyce C. Domiciliary visits in psychiatry of the elderly: outcome and GP expectations. Eur Arch Psychiatry Clin Neuroscie 248(Supplement 1), 22-22. 1998.

Oswald WD, Hagen B, Rupprecht R. Bedingungen der Erhaltung und Förderung von Selbständigkeit im höheren Lebensalter (SIMA) – Teil X: Verlaufsanalyse des kognitiven Status. Z Gerontopsychologie & -psychiatrie 11, 202-221. 1998.

Ott-Chervet C, Rüegger-Frey B, Klaghofer R, Six P. Evaluation eines computergestützten kognitiven Trainings mit hochbetagten Patienten eines geriatrischen Krankenhauses. Z Gerontopsychologie & -psychiatrie 11, 13-23. 1998.

Pantel J, Schröder J. Posteriore cortikale Atrophie – ein neues Demenzsyndrom oder eine Form der Alzheimer Krankheit? Fortschr Neurol Psychiat 64, 492-508. 1996.

Pantel J, Schröder J, Schad LR, Friedlinger MI, Knopp MV, Schmitt R, Geissler M, Blüml S, Essig M, Sauer H. Quantitative magnetic resonance imaging and neuropsychological functions in dementia of the Alzheimer type. Psychological Medicine 27, 221-229. 1997.

Parsons CG, Danysz W, Quack G. Glutamate in CNS disorder as a target for drug development: An update. Drug News Perspect 11, 523-569. 1998.

Pasinetti GM. Cyclooxygenase-2 and inflammation in Alzheimer's disease: experimental approaches and therapeutic implications. Eur Arch Psychiatry Clin Neuroscie 248(Supplement 1), 25-25. 1998.

Pickenhain L, Ries W (Hg) (1988) Das Alter. VEB Bibliographisches Institut, Leipzig.

Pietrini P, Schapiro MB. Cerebral metabolic abnormalities in Down's syndrome subjects at risk for Alzheimer's disease prior to dementia. Am J Psychiatry 154, 1063-1069. 1997.

Prince MJ. Impairment, disability and handicap as risk factors for depression in old age. The Gospel Oak Project V. Psychological Medicine 27, 311-321. 1997.

Proebsting H. Entwicklung der Sterblichkeit. Wirtschaft und Statistik 1, 13-24. 1984.

Prognos Abschlußbericht Bd 1, Teil A,S. 4. Okt. 1986.

Radebold H (1994) Behandlungskonzepte der Psychoanalyse. In: Radebold H, Hirsch RD (Hg) Altern und Psychotherapie. Hans Huber, Bern, pp 43-82.

Rapoport SI. In vivo brain imaging during activation for staging synaptic dysfunction in the course of Alzheimer disease. Eur Arch Psychiatry Clin Neuroscie 248(Supplement1), 4-4. 1998.

Regier DA, Farmer ME, Rae DS, Myers JK, Kramer M, Robins LN, George LK, Karno M, Locke BZ. (1993) One-month prevalence of mental disorders in the United States and sociodemographic characteristics: The epidemiologic catchment area study. Acta Psychiat Scand 88: 35-47

Riecher-Rössler A (1997) Spät beginnende schizophrene und paranoide Psychosen. In: Förstl H (ed) Lehrbuch der Gerontopsychiatrie. Enke, Stuttgart, pp 384-395

Reinicke C (1994) Pharmakotherapie im Alter. In: Olbrich E, Sames K, Schramm A (Hg) Compendium der Gerontologie V-24 ecomed Landsberg, pp 1-36.

Reisberg B, Finkel J, Overall J, Schmidt-Gollas N, Kanowski S, Hulla F, Sclan SG, Wilms HU, Lehfeld H, Heemmler Mininger K, Hindmarch I, Stemmler M, Poon L, KLuger A, Cooler C, Bergener M, Hugonot-Diener L, Robert P, Erzigkeit H. The activities of daily living international scale (ADL-IS). Eur Arch Psychiatry Clin Neuroscie 248(Supplement), 4-5. 1998.

Reischies FM (1993) Heterogeneity of the time course of cognitive performance of depresssed patients. In: Bergener M, Belmaker RH, Tropper MS (eds) Psychopharmacotherapy for the elderly – research and clinical implications. Springer, New York, pp 318-327.

Reischies FM, Schaub RT. Longitudinal neuropsychological assessment of cognitive decline and incident dementia in old age. J Geront submitted 1999.

Ribbe MW, Muller MT, van der Wal G. Euthanasia and Physician-Assisted Suicide in the Netherlands with special focus on nursing homes. Z Gerontopsychologie & -psychiatrie 8, 71-75. 1995.

Riederer P, Gsell W, Münch G, Gerlach M, and Danielczyk W. Neurochemical aspects of brain aging and neurodegeneration. Eur Arch Psychiatry Clin Neuroscie 248(Supplement1), 2-3. 1998.

Romero B, Eder G. Selbst-Erhaltungs-Therapie (SET): Konzept einer neuropsychologischen Therapie bei Alzheimer-Kranken. Z Gerontopsychol & -psychiatrie 5, 267-282. 1992.

Rösler M, Retz W, Thome J, Riederer P. Free radicals in Alzheimer's dementia: currently available therapeutic strategies. J Neural Transm 54(Supplement), 211-219. 1998.

Rosenstock L (1966) Why people use health services. Milbank Quarterly 44, 128-162.

Rosenstock L, Stecker VJ, Becker MH (1988) Social learning theory and the health belief model. Health Education Quarterly 15, 175-183.

Roth M. The natural history of mental disorder in old age. J Ment Sci 101, 281-301. 1955.

Rush (1812) An account of the body and the mind in old age with observation on it's diseases. In: Rusch B (ed) Medical inquiries and observations. Kimber, Philadelphia, pp. 367-380. 401-431.

Rybnikow A (1929) zit. n. Pickenhain u. Ries 1988, S. 27.

Sandholzer H, Stoppe G (1996) Demenzerkrankungen in der hausärztlichen Praxis: Ergebnisse von Befragungen zur Problemerkennung In: Wächtler C, Hirsch RD, Kortus R, Stoppe G (Hg) Demenz – Die Herausforderung. Verlag Egbert Ramin, pp 273-278

Sandholzer H, Breull A, Fischer GC. Früherkennung und Frühbehandlung von kognitiven Funktionseinbußen: eine Studie über eine geriatrische Vorsorgeuntersuchung im unausgelesenen Patientengut der Allgemeinpraxis. Z Gerontol Geriat 32, 172-178. 1999

Saunders PA (1994) Epidemiology of Alcohol Problems and Drinking Patterns. In: Copeland JRM, Abou-Saleh MT, Blazer D (eds) Principles ansd Practice of Geriatric Psychiatry. John Wiley & Sons, Chichester, pp 801-805

Scharb B (1996) Validation – ein humaner Zugang zu alten, verwirrten Menschen In: Zapotoczky HG, Fischhof PK (Hg) Handbuch der Gerontopsychiatrie. Springer-Verlag, Wien New York, pp 471-479.

Schmidt R, Thiele A (Hg) (1998) Konturen der neuen Pflegelandschaft – Positionen, Widersprüche, Konsequenzen Beiträge zur sozialen Gerontologie, Sozialpolitik und Versorgungsforschung, Bd 4, transfer verlag, Regensburg.

Schmidt R, Winkler A (Hg) (1998) Ansätze zur Weiterentwicklung der ambulanten pflegerischen Versorgungsstruktur Beiträge zur sozialen Gerontologie, Sozialpolitik und Versorgungsforschung, Bd 5, transfer verlag, Regensburg.

Schneekloth U, Müller U. Hilfe- und Pflegebedürftige in Heimen. Schriftenreihe des Bundesministeriums für Familie, Senioren, Frauen und Jugend Bd 147.2 1997

Schröder J, Pantel J, Ida N, Essig M, Hartmann T, Knopp MV, Schad LR, Sandbrink R, Sauer H, Masters CL, Beyreuther K. Cerebral changes and cerebrospinal fluid beta-amyloid in Alzheimer's disease: a study with quantitative magnetic resonance imaging. Mol Psychiatry 2, 505-507.1997.

Schröder J, Kratz B, Pantel J, Minnemann E, Lehr U, Sauer H. Prevalence of mild cognitive impairment in an elderly community sample. J Neural Transm Suppl 54, 51-59. 1998.

Smoor I. Dementia in the family. Eur Arch Psychiatry Clin Neuroscie 248 (Supplement1), 15-16. 1998

Solomon DH (1999) The Role of Aging Processes in Aging-Dependent Diseases. In: Bengtson VL, Schaie KW (eds) Handbook of Theories of Aging. Springer, New York, pp 133-150.

Sozialpsychiatrischer Vebund Hannover (Hg) Empfehlungen zur ambulanten und teilstationären gerontopsychiatrischen Pflege der Fachgruppe Gerontopsychiatrie des Sozialpsychiatrischen Verbundes Hannover. Psychiatrie & Altenhilfe News pan 2 S13-18, 1999.

Statistisches Bundesamt (1992) Entwicklung der Bevölkerung bis zum Jahre 2030. Wiesbaden, p 271.

Statistisches Bundesamt (1996) Fachserie 1. Bevölkerung und Erwerbstätigkeit. Reihe 1. Gebiet und Bevölkerung.

Steinhardt L, Bosch G. Zum Stand tagesklinischer Behandlung älterer psychisch Kranker in der Bundesrepublik Deutschland und in Westberlin. Z Gerontol 17, 367-372. 1984.

Steinwachs KC, Oswald WD, Hagen B, Rupprecht R. Bedingungen der Erhaltung und Förderung von Selbständigkeit im höheren Lebensalter (SIMA) – Teil XI: Verlaufsanalyse des psychopathologischen Status. Z Gerontopsychologie & -psychiatrie 11, 222-239. 1998.

Stoppe G, Schütze R, Kögler A, Staedt J, Munz DL ,Emrich D, Rüther E.. Cerebrovascular Reactivity to Acetazolamide in (Senile) Dementia of Alzheimer's Type: Relationship to Disease Severity. Dementia 6, 73-82. 1995a.

Stoppe G, Staedt J, Kögler A, Schütze R, Kunert HJ, Sandrock D, Munz DL, Emrich D, Rüter E. Tc-HMPAO-SPECT in the diagnosis of senile dementia af Alzheimer's type – a study under clinical routine conditions. J Neural Transm (GenSect) 99, 195-211. 1995b.

Stoppe G. Gedächtnissprechstunde/Memory Clinic: zur gegenwärtigen Situation. Spektrum 27, 9-12. 1998.

Stuhlmann W (1993) Ambulante gerontopsychiatrische Versorgung durch Sozialstationen. In: Möller H-J, Rohde A (Hg) Psychische Krankheiten im Alter. Springer-Verlag, Berlin Heidelberg, pp. 538-544.

Sullivan CF (1994) Hypnotic and Sedative Abuse. In: Copeland JRM, Abou-Saleh MT, Blazer D (eds) Principles and Practice of Geriatric Psychiatry. John Wiley & Sons, Chichester, pp 807-811

Tendolkar I, Schoenfeld A, Golz G, Kühl KP, Ferszt R, Heinze HJ. Event-related brain potentials dissociate declarative memory functions in patients with Alzheimer's disease. Eur Arch Psychiatry Clin Neuroscie 248(Supplement 1), 45-45. 1998.

Thome J, Kornhuber J, Munch G, Schinzel R, Taneli Y, Zielke B, Rosler M, Riederer P. New hypothesis on etiopathogenesis of Alzheimer syndrome. Advanced glycation end products. Nervenarzt 67, 924-929. 1996.

Thöne AIT, Markowitsch HJ. Möglichkeiten des Erwerbs neuer Informationen bei chronisch alkoholabhängigen Patienten mit Gedächtnisstörungen. Ein Vergleich verschiedener Trainingsstrategien. Verhaltensmedizin Heute 5, 59-63. 1995.

Tibbitts (1960) Handbook of Social Gerontology. University of Chicago Press, Chicago.

Tropper MS (1993) Cognition-Enhancing Drugs in Alzheimer's Disease: Concepts, Strategies, and Challenges In: Bergener M, Belmaker RH, Tropper MS (eds) Psychopharmacotherapy for the Elderly. Springer Publishing Company, New York, pp 279-317.

Tropper S. Psychogeriatrics in Israel – new developments and trends. NeuroReport 6, 15-15. 1998a.

Tropper S. Transcultural Psychogeriatrics. NeuroReport 6, 32-32. 1998b.

UN Resolution 46/119: The Protection of Persons with Mental Illness and the Improvement of Mental Health Care, 1991, in WHO (ed) Guidelines for the promotion of human rights of persons with mental disorders, Geneva 1996.

Van Someren EJW, Kessler A, Mirmiran M, Swaab DF. Indirect Bright Light Improves Circadian Rest-Activity Rhythm Disturbances in Demented Patients. Biological Psychiatry 41, 955-963. 1997.

Verzar F (1954) zit. n. Pickenhain u. Ries, 1988, S. 36.

Vetter P, Steiner O, Kraus S, Kropp P, Möller W-D Belastung der Angehörigen und Inanspruchnahme von Hilfen bei Alzheimerscher Krankheit. J Gerontopsychologie & -psychiatrie 10, 175-18. 1997.

Volk S, Kaendler S, Georgi K, Pflug B. Stellenwert stationärer psychiatrischer Behandlung von Patienten mit organischen Psychosyndromen – Ergebnisse einer Längsschnittanalyse 1970 – 1988. Z Gerontopsychologie & -psychiatrie 4, 99-110. 1991.

Vollhardt BR (1993) Memantine: A new principle of treatment for dementia by modulation of glutamate neurotransmission? In: Bergener M, Belmaker RH, Tropper MS (eds) Psychopharmacotherapy for the Elderly. Springer Publishing Company, New York, pp.239-253.

Wächtler C (Hg) (1997) Die Gerontopsychiatrische Tagesklinik. S. Roderer Verlag, Regensburg.

Wells CE. Pseudodementia. Am J Psychiatry 136, 895-900.1979.

WHO/WPA (eds) Psychiatry of the Elderly – A Consensus Statement. Geneva 1996.

WHO/WPA (eds) Organization of care in psychiatry of the elderly. A Technical consensus statement. Geneva 1997.

WHO/WPA (eds) Education in psychiatry of the elderly. A Technical consensus statement. Geneva 1998.

Wiedemann G (1997) Andere psychische Störungen im Senium. In: Förstl H (ed) Lehrbuch der Gerontopsychiatrie. Enke, Stuttgart, pp 427-438

Wille G. Psychosen des Greisenalters. Z. Psychiatrie 30, 269-294. 1874.

Wilms H-U, Kanowski S, Baltes MM. Limitations in activities of daily living: Towards a better understanding of subthreshold mental disorders in old age. Comprehensive Psychiatry 41,Suppl 1, 19-25. 2000.

Winblad FB, Poritis N. Memantine in severe dementia: Results of the M-best study (benefit and efficacy in severly demented patients during treatment with memantine). Int J Geriat Psychiatry 14, 135-146. 1999.

Wolf H, Ecke GM, Angerhöfer S, Grunwald M, Gertz HJ. Prognostic significance of white matter changes in elderly individuals with mild cognitive impairment. A longitudinal study. Eur Arch Psychiatry Clin Neuroscie 248(Supplement1), 66-67. 1998.

Wolf R, Weber S. Einflußfaktoren für eine verzögerte Erstdiagnose bei Demenzerkrankungen. Z Gerontol Geriat 31, 209-221, 1998

Working Group. Consensus Report of the Working Group on 'Molecular and Biochemical Markers of Alzheimer's Disease'. Neurobiol Aging 19, 109-116. 1998.

Zank S, Niemann-Mermehdi M. Psychotherapie im Alter: Ergebnisse einer Befragung von Psychotherapeuten. Z klinische Psychologie 27, 125-129. 1998.

Zank S. Psychotherapy and aging: Results of two empirical studies between psychotherapists and elderly people. Psychotherapy 35, 531-536. 1999.

Zank S. (2000) Chancen und Grenzen der Rehabilitation – Eine Evaluation ambulanter Einrichtungen. Pabst Science Publishers, Lengerich

Zimber A, Schäufele M, Weyerer S. Alten- und Pflegeheime im Wandel: Alltagseinschränkungen und Verhaltensauffälligkeiten der Bewohner nehmen zu. Gesundheitswesen 60, 239-246. 1998.

Hans Förstl, Hans Lauter & Horst Bickel

Ursachen und Behandlungskonzepte der Demenzen

1. Einleitung: die numerische Größe des Problems 115
2. Forschung und Versorgung: Entwicklungen der letzten Dekade 116
   2.1 Trends wissenschaftlicher Arbeit im Spiegel der Publikationen 116
   2.2 Alzheimer Zentren – Bindeglied zwischen Forschung und Versorgung 119
   2.3 Hausarzt und Demenz 119
   2.4 Real existierende Versorgungssituation 123
3. Aktuelle Aspekte der Grundlagenforschung 124
   3.1 Epidemiologie dementieller Erkrankungen 124
   3.2 Genetik und Molekularbiologie 128
4. Aktuelle Aspekte der Klinik: Demenzformen und -stadien 133
   4.1 Leichte kognitive Beeinträchtigung 135
   4.2 Alzheimer Demenz 137
      4.2.1 Symptomatik der Alzheimer Demenz 137
      4.2.2 Neurobiologie der Alzheimer Demenz 140
   4.3 Die Lewy-Körperchen Variante der Alzheimer Demenz 143
   4.4 Fokal beginnende kortikale Hirnatrophien (z.B. Morbus Pick) 145
   4.5 Vaskuläre Demenzen 147
      4.5.1 Symptomatik und Neurobiologie 147
      4.5.2 Prävention und Therapie 149
   4.6 Demenz bei Creutzfeldt-Jakobscher Erkrankung 151
   4.7 AIDS-Demenz 153
   4.8 Demenz bei andernorts klassifizierten Krankheitsbildern 154
5. Aktuelle Aspekte der Demenztherapie 156
   5.1 Pharmakotherapie 156
      5.1.1 Nootropika 156
      5.1.2 Cholinerge Behandlungsstrategien 157

	5.1.3	Psychopharmakotherapie nicht-kognitiver Störungen ..	159
	5.2	Psychosoziale Behandlungsansätze.	160
		5.2.1 Strukturierte Programme und „Basisverhalten".	160
		5.2.2 Umgang und Umfeldstrukturierung.	162
		5.2.3 Von der Angehörigenberatung zur Selbsthilfe	165
6.	Zur Zukunft von Forschung und Versorgung		167
	6.1	Vom „normalen" zum „pathologischen" Altern.	167
	6.2	Von Epiphänomenen zur Ätiologie, von symptomatischer Behandlung zur Prävention.	169
	6.3	Ethische Probleme	173
		6.3.1 Selbstbestimmung des Demenzkranken	173
		6.3.2 Ethische Grundlagen der Basisbetreuung	174
		6.3.3 Unterlassung von Behandlungsmaßnahmen.	176
		6.3.4 Aktive Euthanasie und ärztliche Suizidbeihilfe	177
		6.3.5 Forschung mit nicht-einwilligungsfähigen Demenzkranken	178
7.	Referenzen		181

1. Einleitung: die numerische Größe des Problems

Mit den Veränderungen der Altersstruktur unserer Bevölkerung sind Demenzen zu einem gravierenden sozialen und gesundheitspolitischen Problem geworden, dessen Bedeutung noch weiter anwachsen wird. Die Prävalenz der Demenzen steigt exponentiell mit dem Alter an und beträgt bei den Über-65jährigen zwischen 6,5 und 8,7 Prozent. Dies entspricht einer Gesamtzahl von *830.000 bis 1,1 Millionen* manifest an einer Demenz Erkrankten in der Bundesrepublik. Die Rate der jährlichen Neuerkrankungen liegt in der Altenbevölkerung zwischen 1,4 und 2 Prozent (Gao et al., 1998; Jorm und Jolley, 1998; Launer et al., 1999). Damit manifestieren sich in Deutschland im Verlauf von 12 Monaten bei *170.000 bis 240.000* Menschen dementielle Erkrankungen. Demenzen sind einer der wichtigsten Gründe für die Entstehung von Pflegebedürftigkeit und die Hauptursache für eine Inanspruchnahme von Pflegeheimen (Bickel,1996). Jährlich werden etwa bis zu *25 Prozent* der zuvor in Privathaushalten lebenden Demenzkranken in Pflegeheime eingewiesen, in denen sie im Mittel zwischen 2,6 bis 3,1 Jahre verbringen. Anders als vor einigen Jahren übersiedeln jetzt zwei Drittel bis drei Viertel der Patienten im Verlauf der Erkrankung in ein Pflegeheim (Bickel, 1995b).

Sollten in den kommenden Jahrzehnten keine nachhaltigen Erfolge in der Prävention und Therapie der Demenzen erzielt werden können, so wird sich die Krankenzahl in Deutschland aufgrund der demographischen Entwicklung bis zum Jahr 2040 um wenigstens eine weitere halbe Millionen erhöhen. Bei einem weiteren Rückgang der Sterblichkeit ist auch eine Erhöhung der Krankenzahl um den Faktor 3 nicht auszuschließen (Dinkel,1996).

2. Forschung und Versorgung: Entwicklungen der letzten Dekade

2.1 Trends wissenschaftlicher Arbeit im Spiegel der Publikationen

In den letzten zehn Jahren wurden weit mehr als 20.000 wissenschaftliche Arbeiten zu den Stichworten Demenz und/oder Alzheimer-Krankheit publiziert und in Excerpta Medica erfaßt. Publikationen sind ein leicht zu quantifizierender Indikator wissenschaftlicher Arbeit. Die jährliche Steigerungsrate der Publikationen betrug etwa zehn Prozent und war in den Grundlagenwissenschaften höher als bei den klinischen Studien. 40 Prozent der Publikationen stammten aus den Vereinigten Staaten, 10 Prozent aus Großbritannien, 7 Prozent aus Japan, 5 Prozent aus der Bundesrepublik Deutschland, 4 Prozent aus Frankreich und jeweils 3 Prozent aus Italien, Schweden und den Niederlanden.

Nachdem H. Lauter und H. Häfner in Deutschland viele Jahre nahezu allein die Bedeutung der klinischen Demenzforschung betonten, wurde dieses attraktive und lukrative Thema – ermutigt durch die Erfolge der Grundlagenforschung – in der „Dekade des Gehirns" an vielen psychiatrischen und neurologischen Einrichtungen wiederentdeckt. *Tabelle 1* zeigt die Verteilung der in Deutschland zwischen 1991 und 1998 entstandenen und durch Excerpta Medica erfaßten Publikationen zum Thema Demenz bzw. Alzheimer-Krankheit. Aufgeführt sind ausschließlich Orte, an denen im genannten Zeitraum mehr als zehn Publikation in Wissenschaftsjournalen mit Peer-Review-System erschienen (Koautorenschaft wurde nicht bewertet). Auf die namentliche Nennung einzelner Arbeitsgruppen wird hier verzichtet.

- Heidelberg, Mannheim und München waren die zahlenmäßig produktivsten Forschungsstandorte, gefolgt von Frankfurt, Berlin, Hamburg und Würzburg.

Thematisch lassen sich eindeutige regionale Schwerpunkte feststellen:

- In der Epidemiologie führte nach Zahl der Publikationen Berlin vor Mannheim;

- in der Molekularbiologie weist Heidelberg eine mehr als doppelt so hohe Zahl an Publikationen wie Hamburg oder Mannheim auf;
- in der Anatomie und Pathologie liegt Frankfurt am Main an der Spitze noch vor Leipzig;
- nuklearmedizinische und radiologische Arbeiten wurden vor allem in Köln vorgelegt;
- in der Neurophysiologie führt Würzburg vor Mannheim und Lübeck, wobei insgesamt wenige Arbeiten vorgelegt wurden;
- auch zur Neuropsychologie dementieller Erkrankungen finden sich nur wenige Studien, die vor allem aus München, Erlangen und Aachen stammen;
- deutlich mehr Arbeiten wurden zu Problemen der klinischen Diagnostik publiziert, vor allem aus München und Mannheim;
- pharmakotherapeutische Aspekte wurden bevorzugt in Frankfurt, München und Mannheim bearbeitet;
- Lücken bestehen in den Bereichen „nicht-pharmakologische" Therapie, Versorgungsforschung, Forensik und Ethik.

Die Klinische Forschung der letzten zehn Jahre hat erstens zu einer klareren Herausarbeitung wesentlicher Krankheitskonzepte geführt und zweitens zur erfolgreichen Erprobung symptomatischer Behandlungsmaßnahmen. Die Grundlagenwissenschaften haben hierzu einen gewissen Beitrag geleistet, weit bedeutender sind jedoch jene Erkenntnisse über basale Krankheitsmechanismen, die bisher noch nicht in die Praxis umgesetzt werden konnten, deren Anwendung noch bevorsteht. Epidemiologische Forschungsergebnisse über die Risikofaktoren dementieller Erkrankungen, einige zukunftsweisende molekularbiologische Forschungsresultate, klinische Krankheitskonzepte und symptomatische Therapiemöglichkeiten werden in den Kapiteln 3, 4 und 5 skizziert.

Tabelle 1: In der Bundesrepublik zwischen 1991 und 1998 entstandene und mit Excerpta Medica erfasste Publikationen zum Thema Demenz / Alzheimer Krankheit (Punktgrösse proportional zur Zahl der Publikationen)

Ort	Insgesamt	englisch	Epidemiologie, Genetik	Molekularbiologie, Pathophysiologie	Anatomie, Pathologie	Radiologie, Nuklearmedizin	Neuro-physiologie	Neuro-psychologie	Diagnostik	Pharmako-therapie
Berlin	>60	>40	●				•	•	•	●
Bonn	>20	>10	•	•			•		•	•
Düsseldorf	>20	>10							•	•
Erlangen-Nürnberg	>20	>10	•	•			•		•	•
Frankfurt/Main	>70	>60		•	●		•	•	•	●
Freiburg	>40	>10	•	●	•	•	•	•	•	•
Göttingen	>20	>10			•	•	•		•	•
Hamburg	>40	>30		●	•	•	•	•	•	•
Heidelberg	>80	>70	•	●	•	●	•	•	•	•
Köln	>30	>20		•		•				•
Leipzig	>30	>30	•		•	•	•	•	•	•
Lübeck	>20	>10		•	•	•		•	•	•
Mainz	>10	>5	•							
Mannheim	>80	>60	•		•	•	•	•	•	•
München	>80	>40	●		•	•	•	•	●	●
Tübingen	>20	>5	•							
Würzburg	>40	>30	•		•	•	•	•	•	•

2.2 Alzheimer Zentren – Bindeglied zwischen Forschung und Versorgung

1986 wurde an der Psychiatrischen Klinik der TU München die erste Gedächtnissprechstunde („Memory Clinic") Deutschlands ins Leben gerufen. Im Verlauf der letzten zehn Jahre erkannte man die Bedeutung solcher spezialisierter Einrichtungen für die Versorgung der Bevölkerung und für die Forschung auch an anderen universitären und nicht-universitären Zentren. Nach einer bisher nicht publizierten Umfrage (Lautenschlager und Kurz, pers.Mitteilung) verfügen alle der nunmehr über 20 Gedächtnissprechstunden in der Bundesrepublik über die Möglichkeit einer eingehenden neuropsychologischen Diagnostik sowie über neurophysiologische und andere apparative Untersuchungsmöglichkeiten. An acht der Zentren können die Patienten mit funktionell bildgebenden Verfahren untersucht werden. Am Alzheimer Zentrum der TU München werden jährlich mehr als 300, an der Psychiatrischen Universitätsklinik der Universitätsklinik Frankfurt/Main mehr als 200 neue Patienten untersucht und behandelt, an den Universitätskliniken in Hamburg und Heidelberg sowie den Memory Kliniken in Essen, am Albertinen-Krankenhaus Hamburg, und im Max-Planck-Institut für Neurologische Forschung Köln werden jährlich zwischen 100 und 200 neue Patienten bei den Klinikern und Forschern gesehen. Bei deutlich mehr als 50 Prozent der Patienten wurde klinisch eine Alzheimer Demenz diagnostiziert, bei 15 Prozent eine vaskuläre Demenz, bei jeweils weniger als 5 Prozent andere Formen manifester Demenzerkrankungen. Einen erheblichen Anteil nahmen Patienten mit leichten kognitiven Defiziten ein, bei denen keine klare Diagnose gestellt werden konnte. An allen Einrichtungen wird eine Angehörigenberatung durchgeführt und Trainingsmaßnahmen für Patienten und Angehörige angeboten. Eine gemeinsame Forschungsstrategie und -kooperation hat sich noch nicht herausgebildet. Die in Gedächtnissprechstunden untersuchten Patienten sind nicht repräsentativ für die Gesamtzahl der Demenzkranken. Die Versorgung durch diese Kompetenzzentren ist in keiner Weise flächendeckend.

2.3 Hausarzt und Demenz

Bei derzeit etwa 1 Million manifest Erkrankter entfallen etwa *25 Patienten auf einen Hausarzt*, der selbst über einfache Grundlagen der Diagnostik und Behandlung dementieller Erkrankungen oft nur unzureichend informiert ist. Dies liegt zum großen Teil daran, daß es bisher nicht gelungen ist, grundlegende bisher erzielte Forschungserkenntnisse ausreichend in die Praxis zu vermitteln. Selbst Fachärzte führen oft keine konsequente Diagnostik und somit auch keine adäquate Therapie durch (Hallauer, 1999). Diese Zurückhaltung bei Diagnose und Behandlung wird in den letzten Jahren meist mit folgenden drei Argumenten begründet, die uns jedoch als nicht haltbar erscheinen:

- ein erfahrener Diagnostiker kann auf Diagnose- und Therapiestandards verzichten;
- eine Diagnose nütze nichts, da sie aufgrund fehlender therapeutischer Möglichkeiten keine Konsequenzen habe;
- die Kosten werden von der Krankenversicherung nicht getragen.

Hausärzte spielen in der Versorgung von Demenzkranken nicht nur deshalb eine Schlüsselrolle, weil sie aufgrund der hohen Zahl von Patienten, der somatischen Komorbidität und der im Krankheitsverlauf wachsenden Erfordernis von Hausbesuchen hauptverantwortlich für die medizinische Langzeitbetreuung sind. Sie sind für die an einer Demenz erkrankten Patienten in der Regel auch die ersten Kontaktpersonen im medizinischen Versorgungssystem und nehmen damit entscheidenden Einfluß auf das weitere diagnostische und therapeutische Vorgehen. Wie sie diese Rolle bei der Erkennung, Diagnose und Behandlung von Demenzen wahrnehmen, ist lediglich bruchstückhaft aus wenigen Untersuchungen bekannt, deren Resultate zudem wegen der verschiedenartigen und oft alltagsfernen methodischen Ansätze nur begrenzten Aufschluß über die Versorgungsrealität geben können.

Grundsätzlich sollten Hausärzte am besten in der Lage zu sein, dementielle Störungen frühzeitig zu erkennen, da sie regelmäßig von der Mehrheit der Altenbevölkerung konsultiert werden und häufig seit Jahren mit ihren Patienten vertraut sind. Eine Reihe von Studien weckt aber Zweifel an der rechtzeitigen Entdeckung und Diagnose. International übereinstimmend ergibt sich nämlich, daß die Spezifität der hausärztlichen Einschätzung von Demenzen zwar hoch ist, die Sensitivität hingegen gering (Eefsting et al. 1996, Mant et al. 1988, O'Connor et al. 1988, Wind et al. 1994). Das heißt, 80-100% der Patienten, die der Hausarzt als dement beurteilt, leiden tatsächlich an einer Demenz. In vielen Fällen jedoch – die Mehrzahl der Studien spricht von *40-60%* – wird eine Demenz vom Hausarzt übersehen. Eine jüngst von Sandholzer et al. (1999) in 67 Allgemeinpraxen aus dem Raum von Hannover und Leipzig durchgeführte Untersuchung erbrachte noch ungünstigere Ergebnisse. Bemessen an einem kognitiven Screening, betrug die Sensitivität der hausärztlichen Einschätzung nur 14%. Bei 86% der im Testverfahren auffälligen und somit möglicherweise an dementiellen Störungen leidenden Patienten waren dem Hausarzt die kognitiven Beeinträchtigungen nicht bekannt. Ähnliche Resultate wurden in einer Studie mit Fallvignetten erzielt (Sandholzer und Stoppe 1996), in der nur 14,4% der Hausärzte bei der

Schilderung leichter kognitiver Defizite und 41,5% bei der Schilderung einer mittelgradigen Demenz den Verdacht auf eine dementielle Entwicklung äußerten.

Zahlreiche Gründe dürften zu dieser ungenügenden Treffsicherheit, die insbesondere auf eine *mangelhafte Früherkennung leichterer Demenzstadien* zurück geht (O'Connor et al. 1988), beitragen. Nach einer französischen Studie an 300 Allgemeinmedizinern fehlt es teilweise an grundlegenden Kenntnissen (Ledésert & Ritchie 1994). Nur 30% der befragten Ärzte war die Existenz klinischer Diagnosekriterien wie DSM-III-R bewußt; nur 12% gaben an, sie im Praxisalltag heranzuziehen. Die Zahl der dementen Patienten, die sie im Verlauf eines Jahres sehen, bezifferten sie im Mittel auf sechs Fälle, was auf eine erhebliche Unterschätzung der Häufigkeit von Demenzerkrankungen hindeutet. Kurze kognitive Screeningverfahren, die ebenso wie Fremdanamnesen bisher offenbar kaum Eingang in die Primärversorgung gefunden haben (Sandholzer & Stoppe 1996, Hallauer et al. 1999), verwendeten nach eigenen Angaben nur 28% der Ärzte. Wenn keine aktive Frühdiagnose betrieben wird, können viele Demenzen in den Anfangsstadien der Aufmerksamkeit entgehen, da die Patienten nur selten über zunehmende Gedächtnisstörungen klagen und die Angehörigen gewöhnlich erst bei stärker fortgeschrittenen Beeinträchtigungen initiativ werden. So stellte O'Connor (1994) fest, daß ältere Patienten mit leichter Demenz auf gezielte Nachfrage zwar großenteils Gedächtnisprobleme einräumten, diese jedoch bagatellisierten und in keinem Fall spontan im Kontakt mit dem Arzt zur Sprache brachten. Die betreuenden Angehörigen bemerkten durchaus die Einbußen, hielten sie aber für eine unausweichliche Begleiterscheinung des hohen Lebensalters, über die sich nur wenige mit einem Arzt verständigten.

Eine Studie in Mannheimer Allgemeinpraxen (Cooper et al. 1992a) legt hingegen den Schluß nahe, daß es nicht so sehr die fehlende Vertrautheit mit dem Zustand der Patienten ist, die einen bedeutsamen Einfluß auf die Diagnosegenauigkeit nimmt, sondern möglicherweise die *fehlende Vertrautheit mit den Diagnosekriterien*. Denn eine Einschätzung der kognitiven Störungen anhand eines kurzen Leitfadens, in dem die Demenzschweregrade umgangssprachlich charakterisiert wurden, führte zur korrekten Identifikation von mehr als 90% der Demenzkranken (99% der schweren und 79% der leichten Formen). Den Hausärzten ist danach der kognitive Zustand ihrer Patienten wesentlich besser bekannt, als die zuvor genannten Resultate vermuten lassen. Sie scheinen die Diagnose Demenz aber sehr zurückhaltend zu verwenden und den fortgeschrittenen, von Pflege- und Beaufsichtigungsbedürftigkeit gekennzeichneten Erkrankungsstadien vorzubehalten.

Gleichwohl bleiben Konsequenzen aus. Auch wenn sie Verschlechterungen der kognitiven Fähigkeiten bei ihren älteren Patienten beobachten, nehmen die Hausärzte häufig zunächst eine *abwartende Haltung* ein. Es scheint die Meinung vorzuherrschen, eine Behandlung verspreche so wenig Aussichten auf Erfolg, daß der Patient aus der Diagnose einer Demenz keinen Nutzen ziehen könne. Für alle Beteiligten sei es deshalb um so besser, je weniger man zumindest in den frühen Krankheitsstadien darüber spreche und zur Abklärung der Störungen und ihrer Behandlung unternehme (O'Connor 1994). Nur in einem geringen Teil der Fälle wird eine weitere Diagnostik und Therapie eingeleitet, selbst wenn die Resultate einer objektiven Leistungsprüfung vorliegen (Sandholzer et al. 1999). Bildgebende und andere apparative Diagnoseverfahren werden bei beginnenden bzw. leichten Störungen selten in Erwägung gezogen. Sofern sie zum Einsatz kommen, geschieht dies erst im schwereren Stadium der Erkrankung und auch dann in unzureichendem Umfang (Hallauer et al. 1999).

In der hausärztlichen Behandlung von Demenzen dominieren unspezifische Nootropika (Hallauer et al. 1999), die ungeachtet der zugleich bestehenden Skepsis bezüglich ihrer Wirksamkeit bevorzugt verordnet werden (Stoppe & Sandholzer 1996). Spezifisch wirksame Medikamente mit nachgewiesenen Therapieeffekten wie die von Fachgesellschaften empfohlenen Acetylcholinesterasehemmer haben sich in der Primärversorgung noch nicht durchgesetzt. Häufig werden hingegen Psychopharmaka, bevorzugt Sedativa und Neuroleptika, verordnet (Hallauer et al. 1999). Repräsentative Studien zum Überweisungsverhalten der Hausärzte fehlen bisher. Aus den auf die Befragung von Angehörigen Demenzkranker gestützten Ergebnissen einer Feldstudie ist zu schließen, daß zwar alle durch einen Hausarzt betreut werden, daß aber nur ein Drittel der älteren Patienten im Krankheitsverlauf fachärztliche Behandlung in Anspruch nimmt (Bickel 1995a). Die Inanspruchnahmerate verhält sich invers zur sozialen Schichtzugehörigkeit und zum Alter bei Erkrankungsbeginn. Entwickelt sich die Demenz im Alter von weniger als 75 Jahren, wird in wenigstens zwei Drittel der Fälle ein *Facharzt* zu Rate gezogen, während die Anteile mit zunehmendem Alter steil auf schließlich nur knapp mehr als 10% unter den über 90jährigen abfallen.

Die größten Chancen auf umfassende und sachgerechte Versorgung scheinen jüngere Patienten zu haben. Bei Hochbetagten, die die überwiegende Mehrheit der Patienten stellen und oft ausschließlich durch den Hausarzt betreut werden, setzen diagnostische Maßnahmen vielfach zu spät ein, sind unzureichend oder werden gänzlich vernachlässigt, da man glaubt, keine geeigneten therapeutischen Konsequenzen ziehen zu können. Die Defizite im diagnostischen und therapeutischen Bereich verlangen nach einer besseren Vermittlung des Kenntnisstandes auf die Ebene der Primärversorgung.

2.4 Real existierende Versorgungssituation

Die Last der Pflege liegt immer noch vorrangig bei den *Angehörigen* der Patienten. Derzeit besteht ein nicht-linearer Zusammenhang zwischen dem Verlauf der Erkrankung und den entstehenden *Kosten*, da im schweren Demenzstadium häufig eine stationäre Pflege erforderlich ist (Hallauer, 1999). Linear jedoch steigt für die pflegenden Angehörigen die Zahl der verlorenen Arbeitstage mit der Schwere der Erkrankung an (Souêtre et al., 1999). Diese pflegenden Familienangehörigen sind es auch, die den mit Abstand höchsten Kostenanteil der Erkrankung tragen: Etwa *25 Prozent des Einkommens* einer Familie sind zur Pflege eines demenzkranken Angehören aufzuwenden (Cavallo und Fattore, 1997), wobei sich die Kosten durch den immensen Zeitaufwand ergeben. Indirekte Kosten durch streß-erkrankungsbedingte berufliche Ausfallzeiten sind hierbei nicht eingerechnet. Die Entlastung der Angehörigen durch Pflegehilfe ist zur Stabilisierung der häuslichen Versorgung von großer Bedeutung. Insgesamt belaufen sich die Kosten der Demenz in der Bundesrepublik derzeit auf etwa *20 Milliarden DM pro Jahr*. Unter Berücksichtigung indirekter Kosten übersteigen die jährlichen Aufwendungen für Demenzkranke *50 Milliarden DM*.

Ein schwerwiegender Fehler bestand bislang sicherlich darin, daß bei der Beratung zur Erstellung und bei der Entwicklung von Leitlinien zur Diagnose und Therapie auf eine direkte Einbeziehung der Kostenträger und der politischen Entscheidungsträger verzichtet wurde. Zu tief sitzt die Angst niedergelassener Ärzte, für die Kosten einer sachgerechten medizinischen Versorgung selbst finanziell aufkommen zu müssen, wodurch bereits eine *Mehrklassenmedizin* in der Behandlung dementer Patienten entstanden ist. Die Versorgungssituation hat sich gerade im Bereich der Demenzen zum Nachteil der Patienten entwickelt, und die Lage wird zunehmend komplizierter durch eine *Zerfaserung der Verantwortung zwischen Kranken-, Renten- und Pflegeversicherungen*. Dies verhindert die Entwicklung eines therapeutischen und präventiven Gesamtkonzepts nach der Virchowschen Devise, große Probleme verlangten große Lösungen (Ebrahim, 1999).

3. Aktuelle Aspekte der Grundlagenforschung

3.1 Epidemiologie dementieller Erkrankungen

Bezüglich der Inzidenz konnte in mehreren Metaanalysen (Gao et al., 1998; Jorm und Jolley, 1998; Launer et al., 1999) ein exponentieller Anstieg dementieller Erkrankungen (und vor allem der Alzheimer Demenz) bis zum Alter von 90 Jahren aufgezeigt werden. Eine prinzipielle Schwierigkeit von epidemiologischen Untersuchungen besteht in der Differenzierung zwischen dem allgemeinen Demenzsyndrom und der zahlenmäßig bedeutendsten Demenzform, der Alzheimer-Krankheit. Während sich für andere Demenzformen, wie etwa für die vaskulären Demenzen und die Creutzfeldt-Jakobsche Erkrankung, in einer sorgfältigen Testung und apparativen Untersuchung positive Anhaltspunkte finden lassen, zeichnet sich die Alzheimer-Krankheit klinisch gerade durch das Fehlen bestimmter diagnostischer Merkmale aus, die in epidemiologischen Studien eine zuverlässige Identifikation erlauben könnten. Damit ergibt sich zwingend, daß eine Differenzierung zwischen Demenz insgesamt und der Alzheimer-Krankheit in derartigen Untersuchungen unscharf bleibt.

Risikofaktoren. In groß angelegten Untersuchungen konnte eine Reihe wesentlicher Risikofaktoren für die Manifestation eines Demenzsyndroms bzw. einer Alzheimer Demenz nachgewiesen werden. Beispielhaft sind in *Tabelle 2* die Ergebnisse der Metaanalyse von Launer et al. (1999) dargestellt.

Die Ergebnisse dieser Metaanalyse der prospektiven, populationsbezogenen EURODEM Studien an Personen über 65 Jahren beruhen auf einer Gesamtbeobachtungsdauer von „28.768 Personenjahren". Weibliches Geschlecht, Rauchen (vor allem bei Männern) und schlechtere Ausbildung erhöhten die Risiken, an einer Alzheimer Demenz zu erkranken signifikant. Die Effekte waren für das Demenzsyndrom (allgemein) weniger ausgeprägt. Einen signifikanten Einfluß von Schädel-Hirntraumata oder einer positiven Familienanamnese auf das Demenzrisiko ließ sich in dieser Analyse nicht finden.

Tabelle 2: **Risikofaktoren für die Manifestation einer Demenz (allgemein) und Alzheimer Demenz (AD), gekürzt nach Ergebnissen der EURODEM Studien (Launer et al., 1999)**

	Demenz (allgemein)	Alzheimer Demenz (AD)
positive Familienanamnese		
∅	1,0	1,0
1 Erkrankter	0,9	0,9
2 und mehr Erkrankte	1,4	1,6
Rauchen		
nie	1,0	1,0
früher	1,0	1,2
aktuell	1,4 (1,0-1,9)	1,7 (1,2-2,5)
Geschlecht		
männlich	1,0	1,0
weiblich	1,2	1,5 (1,2-2,0)
Erziehung		
weniger als 8 Jahre	1,8 (1,2-2,9)	2,0 (1,1-3,6)
8-11 Jahre	1,3	1,5
mehr als 11 Jahre	1,0	1,0

Angaben als relative Risiken
(Konfidenzintervalle werden in Klammern nur bei signifikanten Abweichungen angegeben)

Wie bereits einleitend erwähnt, ist das *Alter* der unbestrittene Hauptrisikofaktor für das Demenzsyndrom im allgemeinen wie auch für die Alzheimer-Krankheit im besonderen (van Duijn, 1996; Bickel, 1997). Weibliches Geschlecht stellt einen wichtigen Risikofaktor für die Manifestation einer Alzheimer Demenz dar; dieser Effekt wird jedoch durch die höhere Lebenserwartung der Frauen beeinflußt. Männliches Geschlecht gilt als Risikofaktor für die Manifestation einer vaskulären Demenz (Letenneur et al., 1994; Yoshitake et al., 1995). Der Risikofaktor eines höheren Alters der Mütter (Rocca et al., 1991; Fratiglioni et al., 1993) und Väter (Bertram et al., 1998) für die Manifestation einer Demenz bei den Nachkommen konnte noch nicht übereinstimmend bestätigt werden. In der vorgestellten Metaanalyse von Launer et al. (1999) war es nicht gelungen, einen Zusammenhang zwischen „Familiarität" einer Demenz und Erkrankungsrisiko herzustellen, jedoch konnten in der letzten Dekade eine Reihe *molekulargenetischer* Risikofaktoren identifiziert werden, die – vor allem, aber nicht ausschließlich – für die Manifestation präseniler, wenig prävalenter Demenzformen relevant sind. Ein autosomal dominanter Vererbungsmodus etwa der Chorea Huntington (Veitstanz) war seit langem bekannt. Inzwischen gelang es ebenfalls, familiäre Formen auch vaskulärer Demenzen und der Creutzfeldt-Jakobschen Erkrankung zu beschreiben. Nur bei wenigen Familien mit dem Phänotyp einer präsenilen Alzheimer Demenz waren autosomal dominante Mutationen mit hoher Penetranz, nämlich auf Chromosom 21 im Bereich des Amyloidvorläuferproteins, auf Chromosom 14, im Bereich des Präsenilin-1-Gens und auf Chromosom 1 im Bereich des Präsenilin-2-Gens, festzustellen. Zu diesen Mutationen wird im folgenden Abschnitt Genetik und Molekularbiologie (3.2) genauer Stellung genommen. Waren derartige autosomal dominante Mutationen nur bei wenigen Familien nachzuweisen, so sind die Isoformen des *Apolipoprotein E* (ApoE$_2$, ApoE$_3$, ApoE$_4$) Risikomodulatoren, die für eine große Zahl von Menschen bedeutsam sind. Günstig ist das Vorliegen der Isoformen ApoE$_2$ und ApoE$_3$ während die Isoform ApoE$_4$ mit einem höheren Risiko an einer Demenz – vor allem Alzheimer Demenz – zu erkranken, assoziiert ist. Eine Heterozygotie für ApoE$_4$ (z.B. ApoE4/ApoE$_3$) geht mit einem etwa zweifach erhöhten Risiko, in einem bestimmten Alter an einer Demenz zu erkranken, einher, Homozygotie (ApoE$_4$/ApoE$_4$) mit einem zehnfach erhöhten Risiko (Slooter et al., 1998). Der ApoE$_4$-Genotyp erklärt etwa zehn Prozent der Varianz des Manifestationsalters, jedoch können selbst homozygote ApoE$_4$-Träger ein hohes Alter erreichen, ohne dement zu werden (Henderson et al., 1995). Etwa 20 Prozent der Bevölkerung sind hetero- oder homozygote ApoE$_4$-Träger; 60 Prozent der Patienten mit manifester Alzheimer Demenz sind hetero- oder homozygot in bezug auf das ApoE$_4$ (Czech et al., 1994). ApoE$_4$ fördert möglicherweise nicht nur die Manifestation einer Alzheimer Demenz, sondern auch die Manifestation der vaskulären Demenz, die der Lewy-Körperchen Variante der Alzheimer Demenz und anderer Demenzformen (McKeith und Byrne, 1997). Ferner ist ApoE$_4$ mit einer rascheren kognitiven Verschlechterung bei (noch) nicht dementen Personen assoziiert, vor allem bei gleichzeitigem Vorliegen leichter struktureller Hirnveränderungen (Leukoaraiose; Reed et al., 1994; Henderson et al., 1995; Jonker et al., 1998; Skoog et al., 1998). Als weiterer relevanter Polymorphismus konnte in den letzten Jahren das α_2-Makroglobulin wahrscheinlich gemacht werden (Blacker et al., 1998; Myllykangas et al., 1999).

Selbst das Risiko nach einem *Schädel-Hirntrauma* kognitive Einbußen zu erleiden, kann durch den ApoE-Allel-Status modifiziert werden (Mayeux et al., 1995). Es ergaben sich neurobiologische Hinweise auf eine gesteigerte Interleukin-I- und β-Amyloidexpression nach Schädel-Hirntraumata (Roberts et al., 1994). Retrospektive Studien über den Zusammenhang von Schädel-Hirntraumata und dem Auftreten einer Demenz sind methodisch durch die Verzerrung des episodischen (biographischen) Gedächtnisses belastet, die zu einer Unterschätzung des Risikos beitragen kann.

Die Entwicklung vaskulärer Demenzen wird durch die Risikofaktoren *Hypertonus, Hypercholesterinämie, Diabetes mellitus, Hyperurikämie, Atheromatose* und andere Gefäßerkrankungen sowie durch zerebrale Marklagerveränderungen (Leukoaraiose) gesteigert. Hofman et al. (1997) konnten die Assoziation von ApoE$_4$, vermehrter Atherosklerose, vaskulärer Demenz und Alzheimer Demenz demonstrieren. Immer deutlicher treten Hinweise auf einen Zusammenhang zwischen Hypertonus im mittleren Lebensalter und der Manifestation einer Demenz nach 15- bis 20jähriger Latenz (Stewart, 1999) zutage.

Depressive Erkrankungen in der Vorgeschichte erhöhen nach Jorm et al. (1991) das Risiko für die Manifestation einer Demenzerkrankung. Depressionen konnten jedoch nicht eindeutig als Prädiktoren späterer Demenzerkrankungen bestätigt werden, es zeichnet sich jedoch ab, daß sie in vielen Fällen als frühes Symptom einer Demenz aufzufassen sind (Chen et al., 1999). Eine bessere Ausbildung schützt während einer depressiven Episode gegen die Manifestation kognitiver Störungen (Palsson et al., 1999).

Weitere kontrovers diskutierte organische Risikofaktoren für Demenzerkrankungen sind *Schilddrüsenerkrankungen, Aluminium, Alkohol, Umwelttoxine* und *Magnetfelder*.

Zahlreiche epidemiologische Untersuchungen wurden durch den Diagnosewechsel bei medizinischer Komorbidität und die differente Mortalität bei Vorliegen unterschiedlicher Risikofaktoren und dementieller Erkrankungen konfundiert.

Als *protektive Faktoren* konnten neben den bereits erwähnten ApoE$_2$ und ApoE$_3$ bisher nicht-steroidale Antiphlogistika, Östrogene und höhere Bildung eruiert werden. Eine Behandlung mit *Entzündungshemmern* bei rheumatoider Arthritis senkte das Risiko einer Demenzmanifestation (Breitner et al., 1994; Andersen et al., 1995). Patienten mit manifester Alzheimer Demenz zeigten unter Indomethacin-Behandlung eine langsamere kognitive Verschlechterung (Rich et al., 1995). Der Gebrauch von *Antihypertensiva* reduziert die Inzidenz und Verlaufsgeschwinidigkeit einer Demenz (Guo et al., 1999).

In mehreren Fall-Kontroll-Studien wurde eine 30- bis 60prozentige Verringerung des Demenzrisikos bei Frauen demonstriert, die nach der Menopause *Östrogene* eingenommen hatten. Dieser protektive Effekt ist vermutlich abhängig von Dosis und Dauer der Einnahme (Paganini-Hill et al., 1996). In einer Kohortenstudie wurden über 1000 Frauen der hohen Altersstufe bis zu fünf Jahren beobachtet: Während des Beobachtungszeitraums entwickelten insgesamt 15 Prozent eine Alzheimer Demenz, wobei das relative Risiko bei Einnahme von Östrogenen nach der Menopause um etwa 60 Prozent niedriger lag als bei Frauen, die keine Östrogene einnahmen (Tang et al., 1996). Nach Waring et al. (1999) ist eine Einnahmedauer des Östrogens von mehr als sechs Monaten entscheidend.

Zwischen 1985 und 1991 erschien eine Reihe epidemiologischer Studien aus verschiedenen europäischen Ländern, Israel und China, die auf den günstigen Einfluß einer *gehobenen Ausbildung* auf das Risiko, eine Demenz zu entwickeln, hinwiesen (Katzman, 1993). Seither wurde dieser Effekt durch mehrere Studien in Australien (Jorm et al., 1994), den Niederlanden (Ott et al., 1995), Frankreich (Letenneur et al., 1999) und den USA (Lyketsos et al., 1999) gezielt untersucht und bestätigt. Es fanden sich neuroradiologische Hinweise auf eine erhöhte zerebrale Reservekapazität bei Patienten mit höherer Bildung (Alexander et al., 1997; Mori et al., 1997; Coffey et al., 1999).

Cohen et al. (1996) wiesen auf den Zusammenhang zwischen schlechterer Ausbildung und ungünstigerem Sozialstatus hin. Bowler et al. (1998) belegten die Assoziation zwischen früher Geburt, schlechterer Ausbildung und Akkumulation vaskulärer Hirnläsionen. In der US-amerikanischen „*Nonnenstudie*" konnte ein Zusammenhang zwischen einer niedrigen Ideendichte und schlechtem sprachlichen Ausdrucksvermögen in jungen Jahren mit einem höheren Manifestationsrisiko und sogar höheren Plaquedichten im Senium nachgewiesen werden (Snowdon et al., 1996).

In einer Reihe von Untersuchungen ergaben sich Hinweise auf eine kognitionsfördernde bzw. -erhaltende Wirkung sozialer Kontakte (Bassuk et al., 1999; Glass et al., 1999; Kramer et al., 1999).

3.2 Genetik und Molekularbiologie

Genetische Untersuchungen an eineiigen Zwillingen konnten *Konkordanzraten von 40 bis 50 Prozent* für die Alzheimer-Krankheit nachweisen, während dizygote Zwillinge Raten zwischen 10 und 50 Prozent aufwiesen (Small et al., 1993). Diese Unterschiede sind Indizien für relevante genetische Faktoren, belegen aber gleichzeitig auch eindeutig die Bedeutung von Umweltfaktoren!

Autosomal dominante Formen der Alzheimer Demenz. Für einige Familien, in denen eine früh beginnende Alzheimer Demenz auftrat, konnte ein autosomal dominanter Vererbungsmodus mit altersabhängiger Penetranz belegt werden. Die Bedingungen sind bei der sporadischen, senilen Alzheimer Demenz noch komplexer, da polymodale, zum Teil nicht-genetische Faktoren an der Manifestation der Erkrankung mitwirken, und außerdem nur selten aussagekräftige Stammbäume zur Verfügung stehen. In den letzten Jahren konnten – etwa im Humangenom Projekt – heterogene, polymorphe Genloci nachgewiesen werden. Nur wenige Familien weisen einen typischen autosomal dominanten Vererbungsmodus auf.

Da Patienten mit *Trisomie 21* (Morbus Down) regelhaft im Alter von 30 bis 40 Jahren zusätzliche kognitive Defizite auf der Basis einer Alzheimer Plaque- und Neurofibrillenpathologie entwickeln, konzentrierte sich die Gensuche zunächst auf das Chromosom 21. Bei einigen wenigen Familien mit präseniler Alzheimer-Krankheit und autosomal dominantem Vererbungsmodus war eine Assoziation mit einem Genlocus auf Chromosom 21 herzustellen (St. George-Hyslop et al., 1987; 1990). Kurz darauf konnte das Gen für das *Amyloidvorläuferprotein (APP)* ebenfalls auf Chromosom 21 lokalisiert werden. Sehr wenige der autosomal dominanten präsenilen Alzheimer Demenzen sind jedoch mit den bisher 7 bekannten Mutationen im Bereich des APP assoziiert.

Weit häufiger findet sich eine der über 40 bekannten Mutationen im *Präsenilin-1*-Gen auf Chromosom 14 (Sherrington et al., 1995). Andere Formen der präsenilen Alzheimer- Krankheit werden durch *Präsenilin-2*-Mutationen auf Chromosom 1 verursacht (Levy-Lahad et al., 1995). Die Präseniline 1 und 2 zeigen eine ausgeprägte Homologie und enthalten etwa 450 Aminosäuren und 7 Transmembranregionen (Murgolo et al., 1996). Derartige Mutationen sind bei höchstens 50 Prozent der Patienten mit autosomal dominanter Alzheimer Demenz nachzuweisen und damit bei weit weniger als 5 Prozent alter Patienten mit Alzheimer Demenz. Alle bekannten APP- und Präsenilin-Mutationen führen zu einer erhöhten Produktion von β-Amyloid.

In *Tabelle 3* sind einige der bisher bekannten Mutationen und Polymorphismen aufgelistet, die mit der Alzheimer-Krankheit und anderen neurodegenerativen Erkrankungen assoziiert sind (Polymorphismen wurden bereits in Abschnitt 3.1 erwähnt).

Tabelle 3: **Mutationen und Polymorphismen als Grundlage neurodegenerativer, potentiell zu einer Demenz führender Erkrankungen**

Morbus	Genmutation	Chromosom	Pathologie	Vorzugslokalisation	Pharmakotherapie
Alzheimer	Amyloidvorläuferprotein, missense	21	Pl, NF (LK)	Regio transento-rhinalis und entorhinalis, Nukleus basalis Meynert, Neokortex	cholinerg
	PS1, missense	14	Pl, NF,		
	PS2, missense	1	Pl, NF		
	ApoE Polymorphismus	19	Pl, NF		
	alpha2-Makroglobulin	12	Pl, NF		
Parkinson	alpha-Synuklein	14q21-23	LK (Pl, NF)*	Substantia nigra pars compacta (A10)	dopaminerg
		4p	LK (Pl, NF)*		
		2	LK (Pl, NF)*		
„Pick"	Tau, missense	17	NF	Neokortex	serotonerg, dopaminerg

Pl = Alzheimer-Plaques
NF = Neurofibrillen
LB = Lewy-Körperchen

β-Amyloid. Wesentliche histopathologische Merkmale der AlzheimerKrankheit sind neben den intraneuronalen Neurofibrillen die extrazellulären *β-Amyloidplaques.* β-Amyloid entsteht durch Abspaltung aus dem Amyloidvorläuferprotein (APP). Das längere, schwer lösliche Spaltprodukt *β-A$_{1-42}$* entsteht vermutlich im neuronalen endoplasmatischen Retikulum und entfaltet seine neurotoxische Wirkung bereits intrazellulär (Mattson et al., 1992; Hartmann et al., 1997; Hartmann, 1999). Zellen von Patienten mit Präsenilin-Mutationen produzieren hohe Mengen an β-A$_{1-42}$ (Hardy, 1997). Diese lange β-Amyloidform zeigt eine hohe Aggregationsneigung und wird früh im

Krankheitsprozeß abgelagert. Durch Präsenilin-Mutationen kann die „Amyloidkaskade" früh angestoßen werden.

Wie bereits im Abschnitt über die Epidemiologie ausgeführt, konnte ein Einfluß des Apolipoprotein E-Polymorphismus auf das Manifestationsalter der senilen sporadischen Alzheimer Demenz aufgezeigt werden (Pericak-Vance et al., 1991; Corder et al., 1993). Der Zusammenhang zwischen Apolipoprotein E-Isoform und Amyloidablagerung ist bislang allerdings nicht geklärt: Diskutiert werden unter anderem eine Interaktion mit der β-Amyloidproduktion, -faltung und -aggregation sowie eine Interaktion mit dem Tau-Protein und der Neurofibrillenbildung (Ma et al., 1994; Strittmatter et al., 1994).

Amyloidplaques enthalten Apolipoprotein E, aktivierte Mikroglia, Komplementproteine, Akutphasenproteine und Zytokine, die eine *entzündliche Reaktion* verstärken und aufrechterhalten können (McGeer et al., 1993; 1995; Martin, 1999). Aktivierte Mikroglia exprimieren die Histokompatibilitätsglykoproteine HLA, HLB, HLA-C, HLA-DR (Tooyama et al., 1990; McGeer et al., 1991). Komplementproteine stoßen teilweise die Mikroglia-Migration und die Interleukin-1-, Interleukin-6-, α1-Antichymotrypsin-, α2-Makroglobulin-, C-reaktives-Protein- sowie die Prostaglandinsynthese an (Matsubara et al., 1990; Vandenbeele und Fiers, 1991; Brugge et al., 1995). Zytokine können die Transkription von APP (Goldgaber et al., 1989) induzieren. Die β-Amyloidtoxizität wird durch Interleukin-1 verstärkt (Fagarasan und Aisen, 1996). Diese zytotoxischen Abwehrmechanismen führen unter Umständen zu einer Neurodegeneration bzw. verstärken sie eventuell einen neurodegenerativen Prozeß (Rogers et al., 1992a). β-Amyloid selbst vermag die Komplementkaskade zu aktivieren (Rogers et al., 1992b). Die neurotoxische Wirkung von β-Amyloid wird in vitro durch Dexamethason, Chloroquin und Indomethacin reduziert (Fagarasan und Aisen, 1996; Stewart et al., 1997). Prednison ist imstande, die Konzentration von α1-Antichymotrypsin und von C-reaktivem Protein zu reduzieren (Aisen et al., 1996).

Da Alter den Hauptrisikofaktor für die Alzheimer Demenzen darstellt, könnten zelluläre und molekulare altersassoziierte Veränderungen entscheidend zur Pathogenese der Alzheimer Demenz beitragen. Die Hypothese der *„freien Radikale"* postuliert einen Schaden an Proteinen, Nukleinsäuren und Lipiden durch freie Sauerstoffatome (Mattson et al., 1997). Bei Hungerversuchen wurden an Tieren eine Reduktion des oxydativen Stresses und eine Verlängerung der Lebensspanne nachgewiesen (Youngman et al., 1992). Auch Antioxidantien können die Lebensdauer verschiedener Spezies verlängern (Youngman et al., 1992; Mattson et al., 1997). Kürzlich ergaben Studien, daß eine Behandlung mit dem Radikalfänger *Vitamin E* (Alpha-Tocopherol) oder dem selektiven *Monoaminooxydase-B-Inhibitor* Selegilin die funktionelle Verschlechterung bei manifester Alzheimer Demenz bremst (Sano et al., 1997). Diese Untersuchungen müssen weiter bestätigt werden.

Östrogene beeinflussen die Hirnfunktion auf verschiedene Weise (Sherwin, 1996). Rezeptoren finden sich im Hippokampus, also einer Prädilektionsstelle der Alzheimer- Krankheit. Östrogene steigern die Aktivität der Cholinazetyltransferase und die Synaptogenese in hippokampalen Pyramidenzellen der Region CA1 (Gould et al., 1990). Ferner wird durch sie die Amyloidablagerung reduziert sowie der Glukosemetabolismus und zerebrale Blutfluß gesteigert (Ohkura et al., 1995). Die epidemiologischen Hinweise auf einen protektiven Östrogeneffekt auf die Alzheimer Demenz wurden bereits erwähnt (Paganini-Hill und Henderson, 1994). In ersten Therapiestudien konnte eine kognitive Besserung bei manifester Alzheimer Demenz demonstriert werden (Fillit et al., 1986). Auch bei nicht-dementen Probandinnen wurden das Verbalgedächtnis und weitere kognitive Leistungen durch die Einnahme von Östrogenen verbessert. Bei alten depressiven Patienten führt die Gabe von Östrogenen zu einem günstigeren Ansprechen auf eine antidepressive Behandlung mit Serotoninwiederaufnahmehemmern (Schneider et al., 1997). Östrogene bewirken, neben den erwähnten Effekten für die cholinerge Neurotransmission, ebenfalls eine Herabregulierung der 5HT2- und ß-Rezeptoren („Beta-Down-Regulation"). Auch die Freisetzung endogener Katecholamine im Hypothalamus wird gefördert, wodurch eine Inhibition der Monoaminooxidase (MAO) erfolgt. Hierdurch wiederum wird die erwähnte Freisetzung von Radikalen und weiterer neurotoxisch wirksamer Substanzen (5-Hydroxydopamin, Quinone) reduziert. Dieser Vorgang und eine östrogeninduzierte Erhöhung der NMDA-Rezeptordichte in der Region CA1 des Hippocampus haben indirekt eine Verminderung der Glutamattoxizität zur Folge. Östrogene fördern auch die Freisetzung nicht-toxischer Bruchstücke des Amyloidvorläuferproteins und senken die β-A_{1-42} Konzentration. Da sie die Biogenese und den Austausch sekretorischer Vesikel und Granula im Bereich des Trans-Golgi-Apparats steigern, wird vermutet, daß der vermehrte östrogeninduzierte Transport des Amyloidvorläuferproteins aus dem Kompartiment, in dem normalerweise die Abspaltung des toxischen βA_{1-42} erfolgt, entscheidend für den pathophysiologisch bzw. klinisch günstigen Effekt sein kann (Xu et al. 1998), der vermutlich über eine Senkung der neuronalen Cholesterinsynthese vermittelt wird.

Cholesterin. In den letzten Jahren konnten bedeutende Zusammenhänge zwischen dem Cholesterin-Transportprotein ApoE und der Manifestation der Alzheimer-Krankheit aufgeklärt werden (Simons et al. 1998). Nach diesen in-vitro-Untersuchungen hemmen cholesterinsenkende *Statine* die Cholesterin-Neusynthese in den hippokampalen Neuronen. Cholesterin ist unter anderem für den axonalen Proteintransport notwendig. Auch der axonale Transport des Amyloidvorläuferproteins ist cholesterinabhängig ebenso wie die

Spaltung des Amyloidvorläuferproteins und damit der Anfall an βA_{1-42}: Ohne Cholesterin wird kein βA_{1-42} gebildet; die Produktion kann durch Zugabe von Cholesterin wieder angeschaltet werden. Amyloidpeptid wird innerhalb der Neuronen hergestellt und dort langsam metabolisiert. Auch an der Nervenzelloberfläche entsteht Amyloidpeptid, das so in den Extrazellulärraum gelangt. Dieses extrazelluläre βA_{1-42} bildet vermutlich die Plaques bei der Alzheimer-Krankheit. Jener Bereich des Amyloidvorläuferproteins, der dem βA_{1-42} entspricht, fungiert als „Transportadresse", ohne die das Molekül nicht an die Zelloberfläche der Axone transportiert werden kann (Tienari et al., 1996). Wenn sich die in den Zellen gebildeten βA_{1-42} Moleküle bei der Alzheimer-Krankheit anreichern, kann der Amyloidtransport zum Erliegen kommen (Beyreuther und Förstl, 1999).

Die skizzierten molekularbiologischen Ergebnisse sind imstande, gemeinsame pathophysiologische Mechanismen neurodegenerativer und vaskulärer Erkrankungen zu erklären und Wege zur Prävention und Therapie zu eröffnen.

4. Aktuelle Aspekte der Klinik: Demenzformen und -stadien

Voraussetzung für das Erarbeiten vergleichbarer Ergebnisse in der Klinik, aber auch in den Grundlagenwissenschaften, ist die Vereinheitlichung der Diagnostik. Diese Voraussetzungen wurden in der letzten Dekade weiter verbessert. Die *Internationale Klassifikation Psychischer Störungen ist in der zehnten Revision (ICD-10)* präzisiert und dem aktuellen Forschungsstand angenähert worden. Eine genauere Operationalisierung für Forschungszwecke, die sich aber auch für die Demenzdiagnostik in der Praxis eignet, liegt mit den ICD-10-Forschungskriterien vor (WHO, 1993). Gegenüber früheren Versuchen einer diagnostischen Vereinheitlichung stellen diese Kriterien einen deutlichen Fortschritt dar. Es liegt in der Natur einer solchen multinationalen Unternehmung, daß sie niemals mit neuesten Entwicklungen Schritt halten kann. Überdies haben sich – und das wird gerade im Bereich der Demenzdiagnostik deutlich – einige Kompromisse eingeschlichen, welche die Logik des Systems stören: so etwa eine Vermengung der klinisch symptomatischen Betrachtungsebene mit ätiologischen Annahmen. Komplizierend kommt hinzu, daß das ICD-10, als umspannende Nosologie der WHO, sich in Konkurrenz zum „Diagnostic and Statistical Manual for Mental Disorders" (DSM) der US-amerikanischen Psychiatriegesellschaft und zu vielen Spezialkriterien befindet, die in den letzten Jahren durch Expertengruppen für bestimmte Erkrankungen erarbeitet wurden. Einige dieser speziellen Konsensuskriterien werden in den folgenden Abschnitten kurz erwähnt, um einzelne Krankheitsbilder zu illustrieren. Die Nosologie der Demenzen ist also keineswegs dauerhaft und allgemeingültig festgelegt, sondern befindet sich in einem ständigen, – und derzeit durch das Eindringen molekularbiologischer Erkenntnisse – besonders dynamischen Umbruch. Dies ist nicht nur von theoretisch-akademischem Interesse, sondern hat große praktische Bedeutung. So konnte gezeigt werden, daß die qualifizierte klinische Beurteilung, die operationale Diagnostik nach ICD-10, DSM, oder anderen Kriterien, jeweils drastisch abweichende Ergebnisse liefert, selbst wenn es nur darum geht einzuschätzen, wer dement oder nicht-dement sei, also nur um ein Demenzsyndrom und keineswegs um die Differentialdiagnostik einzelner zur Demenz führender Erkrankungen (Erkinjuntti et al., 1997). *Tabelle 4* gibt die ICD-10-Forschungskriterien für ein Demenzsyndrom stark verkürzt wieder.

Tabelle 4: **Vereinfachte Darstellung der obligaten Merkmale eines Demenzsyndroms nach der Internationalen Klassifikation Psychischer Störungen (ICD-10-Forschungskriterien)**

1.a	Abnahme des Gedächtnisses *und*
1.b	Abnahme anderer kognitiver Fähigkeiten (Urteilsfähigkeit, Denkvermögen)
2.	kein Hinweis auf vorübergehenden Verwirrtheitszustand
3.	Störung von Affektkontrolle, Antrieb oder Sozialverhalten (mit emotionaler Labilität, Reizbarkeit, Apathie oder Vergröberung des Sozialverhaltens)
4.	Dauer der unter 1. genannten Störungen mindestens 6 Monate

Bei dem Verdacht auf eine beginnende Demenz wurden als Einstiegsfragen empfohlen (Adler et al., 1999):

„Haben Sie das Gefühl, daß
1. Ihre Leistungsfähigkeit gegenüber früher nachgelassen hat?
2. Sie sich weniger als früher merken können?
3. Sie in letzter Zeit seltener die richtigen Worte finden?"

Die subjektiven Angaben eines Patienten, seine Beschwerden („Memory Complaints") können jedoch eine Fremdanamnese und eine zumindest kurze formale Testung keinesfalls ersetzen (Riedel-Heller et al., 1999). Zum praktischen Nachweis eines *Demenzsyndroms* im Rahmen einer ärztlichen oder psychologischen Untersuchung sind daher unabdingbar erforderlich:

a) eine zuverlässige (Fremd-)Anamnese *und*
b) eine zumindest kurze standardisierte Testung von Gedächtnis und anderen kognitiven Leistungen.

Zur ärztlichen *Differentialdiagnose* der Demenzerkrankungen sind zusätzlich zur Feststellung behandelbarer und behandlungsbedürftiger Ursachen oder Kofaktoren unbedingt notwendig:

a) eine sorgfältige körperliche Untersuchung einschließlich
b) indizierter Laborwerte (je nach Ergebnis der körperlichen Untersuchung) und
c) ohne Ausnahme eine Darstellung des Gehirns im kranialen Computertomogramm oder Kernspintomogramm.

Über diese Minimalforderungen sind sich die Sachverständigen unterschiedlicher Gremien einig. Zum konkreten Vorgehen wurden inzwischen verschiedene Leitlinien erarbeitet (z.B. Ihl et al., 2000).

4.1 Leichte kognitive Beeinträchtigung

Die oben erwähnten prinzipiellen Schwierigkeiten bei der Diagnostik des Demenzsyndroms sind nicht vollends auf die Problematik divergierender Kriterien zurückzuführen, sondern auch durch die Natur der Sache bedingt. Es ist verhältnismäßig einfach, eindeutige schwere Manifestationen dementieller Erkrankungen festzustellen, eine diagnostisch unsichere „Grauzone" (Reischies,1997) besteht jedoch bei den leichten kognitiven Defiziten, die weder eindeutig als noch normal oder bereits pathologisch einzuordnen und damit prognostisch kaum einzuschätzen sind. Es wurde eine Reihe von Konzepten für diese Gruppe von Störungen vorgeschlagen *(Tabelle 5)*.

Tabelle 5: **Konzepte leichter kognitiver Beeinträchtigung (Literatur siehe in Reischies, 1997)**

- gutartige Altersvergesslichkeit (Kral, 1962)
- unterschwellige hirnorganische Beeinträchtigung (Copeland et al., 1982)
- fragliche Demenz (Hughes et al., 1982)
- begrenzte Demenz (Gurland, 1983)
- leichte Demenz (Henderson et al., 1984)
- minimale Demenz (Roth et al., 1986)
- altersassoziierte Gedächtnisbeeinträchtigung (Crook et al., 1986)
- altersassoziierte kognitive Verschlechterung (DSM IV)

Zusammenfassend reflektieren die oben aufgelisteten Konzepte drei unterschiedliche Betrachtungsweisen: 1. leichte kognitive Defizite als präklinische Phase einer nachfolgenden Demenz; 2. als gutartige altersassoziierte Leistungsminderung, und 3. rein deskriptiv als heterogen zusammengesetzte Gruppe kognitiver Beeinträchtigungen zwischen normalem Altern und manifester Demenz (Zaudig, 1995). Der deskriptive Ansatz findet sich auch in den ICD-10-Kriterien *(Tabelle 6)*:
Die meisten Versuche einer operationalen Definition beruhen auf dem Nachweis einer bedeutsamen Abweichung der kognitiven Leistung von der Altersnorm einerseits und andererseits auf dem Ausschluß einer manifesten Demenz. Eine einheitliche Definition leichter kognitiver Defizite zeichnet sich beim derzeitigen Stand der Kenntnisse und Konzepte noch nicht ab. Auf Testleistungen und klinischen Beurteilungen beruhende Schätzungen beziffern die Prävalenz von leichten kognitiven Defiziten in der Altenbevölkerung *auf 16 bis 34 Prozent* (Cooper et al., 1992b; Hänninen et al., 1996; Ritchie et

al., 1996; Graham et al., 1997). Prospektive Studien ergaben, daß sich der überwiegende Anteil (*70 bis 100 Prozent*) der in einem Beobachtungszeitraum von *drei Jahren* auftretenden dementiellen Neuerkrankungen in der Gruppe der Älteren mit leichten kognitiven Defiziten entwickelt (Cooper et al., 1996; Ritchie et al., 1996; Dartigues et al., 1997; Small et al., 1997). In dieser Frist manifestiert sich bei durchschnittlich *40 Prozent* der über 69jährigen mit leichten kognitiven Defiziten eine klinische Demenz (Braekhus et al., 1995; Cooper et al., 1996; Devanand et al., 1997a).

Tabelle 6: **Kriterien für die Diagnose einer leichten kognitiven Störung nach ICD-10**

- Hinweise auf eine zerebrale oder systemische Erkrankung
- ein Zusammenhang zwischen der Entwicklung der Krankheit und der Funktionsstörung
- kein überzeugender Beleg für eine psychische Verursachung
- Zusätzlich werden Störungen in den folgenden Bereichen gefordert:
- Erinnern, Lernen, Aufmerksamkeit, Konzentration, Denken, Sprach- oder visuo-konstruktive Leistungen
- Abweichungen oder Abbau in Testuntersuchungen
- keine ausreichende Schwere, um Kriterien einer Demenz zu erfüllen

Die Vorhersage einer künftigen Demenz ist indessen im Einzelfall noch nicht mit ausreichender Sicherheit möglich. Als beste Prädiktoren des individuellen Risikos erwiesen sich *defizitäre Gedächtnisleistungen und eine reduzierte Wortflüssigkeit* (Masur et al., 1994; Hänninen et al., 1995; Jacobs et al., 1995; Cooper et al., 1996; Ritchie et al., 1996; Tierney et al., 1996; Dartigues et al., 1997; Rubin et al., 1998; Nielsen et al., 1999). Ferner besteht ein Zusammenhang zwischen den Allelformen des Apolipoprotein-E-Gens (ApoE) und dem späteren Auftreten dementieller Störungen. In prospektiven Längsschnittstudien zeigte sich für Träger des *ApoE ε4-Allels*, das in der Allgemeinbevölkerung eine Allelfrequenz von etwa 15 Prozent hat, eine Verdoppelung bis Vervierfachung der Wahrscheinlichkeit, in der Folgezeit eine Demenzerkrankung oder voranschreitende kognitive Beeinträchtigungen zu erleiden (Feskens et al., 1994; Petersen et al., 1995; Myers et al., 1996; Evans et al., 1997). *Subjektive Beschwerden* über ein nachlassendes Gedächtnis können bei Vorhandensein von leichten kognitiven Defiziten einen Beitrag zur Vorhersage einer Demenz leisten (Schmand et al., 1996; Schofield et al., 1997a; 1997b); generell scheinen sie jedoch enger mit depressiven Verstimmungen als mit kognitiven Einbußen assoziiert zu sein (Förstl et al., 1996; Jorm et al., 1997; Schmand et al., 1997). Beträchtliche prognostische Bedeutung wird hingegen der *Fremdbeurteilung* kognitiver Defizite durch Angehörige beigemessen (Morris et al., 1991; Tierney et al., 1996). Über diagnose- und prognoserelevante apparative und biochemische Befunde bei der leichten kognitiven Beeinträchtigung existieren derzeit nur lückenhafte Kenntnisse. Zahlreiche Studien über die potentielle Vorhersagekraft biochemischer Liquormarker stützen sich tatsächlich auf Patienten mit leichten, aber bereits messbaren kognitiven Defiziten (Kurz et al., 1998; Andreasen et al., 1999).

Der Nachweis einer Atrophie im Bereich des Mediotemporallappens, speziell des Hippokampus und noch spezieller der Regio entorhinalis, ist hochverdächtig für eine beginnende Alzheimer Demenz (Bobinski et al., 1999; Fox et al., 1999; Jack et al., 1999; Visser et al., 1999).

Es ist zu vermuten, daß bei einem Großteil dieser noch nicht klinisch dementen Personen bereits eine ausgedehnte Plaque- und Neurofibrillenablagerung und ein Neuronenverlust im Mediotemporallappen vorliegen (Price und Morris, 1999).

4.2 Alzheimer Demenz

Nach ICD-10 wird die Alzheimer Demenz (AD) bei Vorliegen eines Demenzsyndroms durch den Ausschluß anderer Hirnerkrankungen, systemischer Erkrankungen und Alkohol- oder Drogenmißbrauch diagnostiziert *(Tabelle 7)*.

Tabelle 7: **Kriterien für die klinische Diagnose einer Alzheimer Demenz (gekürzt nach den ICD-10-Forschungskriterien)**

1. die allgemeinen Demenzkriterien müssen erfüllt sein
2. die Anamnese und Untersuchung ergeben keine Hinweise auf andere potentielle Demenzursachen wie Hirnerkrankungen (z.B. vaskuläre Hirnerkrankungen, HIV-Infektion, Morbus Parkinson, Chorea Huntington, Normaldruckhydrozephalus), systemische Erkrankungen (z.B. Hypothyreose, Vitamin B12 oder Folsäuremangel, Hyperkalzämie) oder Alkohol- und Drogenmißbrauch

4.2.1 Symptomatik der Alzheimer Demenz.

Präklinisches Stadium. Wie aufgrund der vorangegangenen Ausführungen zu erwarten, zeigen einige Patienten bereits fünf Jahre vor der Manifestation eines eindeutigen Demenzsyndroms bei einer sehr sorgfältigen neuropsychologischen Untersuchung ein leichtes kognitives Defizit (Linn et al., 1995). Zu diesen leichten Defiziten zählen vor allem Schwierigkeiten beim Abspeichern neuer Informationen, beim planvollen Handeln oder dem Rückgriff auf semantische Gedächtnisinhalte. Die Differenzierung zwischen einer beginnenden Alzheimer Demenz und einer reversiblen Störung (z.B. Demenzsyndrom der Depression bzw. benignes, nicht-progredientes Gedächtnisdefizit) ist unzuverlässig. Eine nennenswerte Beeinträchtigung der Alltagsaktivität (ADL = Activities of Daily Living) besteht zu diesem Zeitpunkt nicht. In diesem Vorstadium können Patienten Gedächtnisstützen und andere supportive Strategien zur Kompensation ihrer Schwierigkeiten nutzen. Bei komplexeren Aufgaben ist die Leistung dennoch leicht eingeschränkt. Häufig wird schwierigen Herausforderungen ausgewichen oder Probleme werden dissimuliert. Ein *sozialer Rückzug* und eine *Dysphorie* fünf Jahre vor der Diagnose einer Alzheimer Demenz wird wiederholt beobachtet (Jost und Grossberg 1995).

Im *leichten Demenzstadium* steht bei den meisten Patienten ein signifikantes *Defizit von Lernen und Erinnerung* im Vordergrund. Bei wenigen Patienten dominieren aphasische oder visuo-konstruktive Defizite. Im Vergleich zum Neugedächtnis sind das Ultrakurzzeit-(Immediat-)gedächtnis sowie sehr alte deklarative Gedächtnisinhalte und das implizite Gedächtnis weit weniger beeinträchtigt. Die kognitiven Defizite machen sich nun auch bei *alltäglichen Aufgaben* bemerkbar, die planvolles Handeln, organisatorisches Geschick und vernünftiges Urteil erfordern. Das Vokabular nimmt ab, die Sprache wird stockend und weniger präzis, selbst wenn der Patient oberflächlich immer noch einen eloquenten Eindruck erwecken kann. In einfachen neuropsychologischen Untersuchungen können Wortfindungsstörungen und eine Abnahme in der Generation von Wortlisten nachgewiesen werden (Chobor und Brown, 1990; Locascio et al., 1995). Konstruktive Schwierigkeiten können in Zeichenaufgaben demonstriert werden (Moore et al., 1984). Die räumliche Orientierung stört das Fahrverhalten, weil die Patienten immer weniger imstande sind, Abstände und Geschwindigkeiten einzuschätzen. Wegen der hohen Unfallgefahr darf den Patienten das Führen eines Fahrzeugs in diesem Stadium nicht mehr gestattet werden (Trobe et al., 1996). In diesem Stadium können die Patienten noch fähig sein, viele Stunden allein zurechtzukommen oder selbst ganz allein zu leben. Bei anspruchsvolleren organisatorischen Aufgaben (Behördengängen, Geldgeschäften) benötigen sie jedoch Unterstützung. Sogenannte „nicht-kognitive Störungen", wie etwa depressive Symptome, können in diesem leichten Stadium große Bedeutung gewinnen (Burns et al., 1990; Haupt et al., 1992). Im allgemeinen sind diese Störungen wechselhaft und leicht, gelegentlich können jedoch ausgeprägte depressive Episoden auftreten, die teilweise als verständliche emotionale Reaktionen auf die eingeschränkte Leistungsfähigkeit verstanden werden können.

Das *mittelschwere Demenzstadium* entwickelt sich durchschnittlich drei Jahre nach Diagnosestellung. Das Neugedächtnis ist nunmehr schwerwiegend beeinträchtigt, auch logisches Denken, Planen und Handeln, Wortfindungsstörungen, Paraphasien, etc. nehmen deutlich zu (Beatty et al., 1988; Romero et al., 1995). Jährlich ist in dieser Phase im Mittel eine Verschlechterung von drei bis vier Punkten im sogenannten Mini Mental State Test bzw. von sieben bis neun Punkten im sogenannten ADAS-cog Test zu erwarten. Individuell kann die meßbare kognitive Leistung bislang jedoch im Verlauf starke Schankungen aufweisen (Clark et al., 1999; Förstl, 2000b). Bei 10 bis 20 Prozent der Patienten kann zeitweise ein Stillstand oder sogar eine leichte spontane Verbesserung beobachtet werden. Die Patienten sind im allgemeinen stärker ablenkbar und verlieren die Einsicht in ihre Störung. Komplexere Handlungsabläufe wie Aufgaben im Haushalt, beim Anziehen oder selbst beim Essen gehen verloren. Die räumliche Desorientierung nimmt zu (Liu et al., 1990; Haupt et al., 1991). Die Patienten verkennen häufig optische und akustische Umgebungsreize (Förstl et al., 1993; Reisberg et al., 1996). Etwa 20 Prozent der Patienten entwickeln vorwiegend optische Halluzinationen, die durch sensorische Defizite begünstigt werden (Chapman et al., 1999). Die emotionale Kontrolle leidet, und Ausbrüche verbaler oder physischer Aggression können auftreten. Ziel- und ruheloses Wandern, Sammeln und Sortieren sind zu beobachten (Devanand et al., 1997b). Störungen des Verhaltens können in jedem Demenzstadium beobachtet werden (Hope et al., 1999), führen aber in diesem Stadium häufig zu den größten praktischen Problemen. Diese Störungen – und damit auch die Gabe von Psychopharmaka – sind statistisch mit einer rascheren Verschlechterung assoziiert (Lopez et al., 1999). In diesem Demenzstadium können die Patienten nicht mehr ohne enge Supervision alleine überleben. Die Aufnahme in ein Krankenhaus oder Pflegeheim kann durch ein enges System sozialer Hilfen vermieden oder verzögert werden. Aufgrund der Störungen des Verhaltens und der vielfältigen körperlichen Beschwerden ist in dieser Erkrankungsphase der Druck auf die pflegenden Angehörigen oder andere Pflegekräfte am höchsten (Steele et al., 1990; Jost et al., 1995). *Aggressivität, Ruhelosigkeit, Desorientierung und Inkontinenz sind die häufigsten Ursachen für ein Zusammenbrechen der häuslichen Pflege* (Haupt und Kurz, 1993; Stern et al., 1997).

Im Mittel sechs Jahre nach Diagnosestellung befinden sich die Patienten mit Alzheimer Demenz in einem *schweren Stadium* mit ausgeprägter Beeinträchtigung aller kognitiver Funktionen. Es sind auch frühe Erinnerungen kaum mehr abrufbar, die Sprache ist reduziert auf simple Phrasen oder einfache Wörter. Die einfachsten Bedürfnisse können nicht mehr artikuliert werden. Emotionale Signale können von den Patienten, die *von einer umfassenden Pflege* vollkommen abhängig sind, jedoch auch weiterhin rezipiert werden. Aggressive Reaktionen treten häufig dann auf, wenn die Patienten sich durch Pflegehandlungen bedroht fühlen. Ein Teil der Kranken behält stereotype motorische Abläufe bei (Schreien, Wandern). Neben einer tiefgreifenden Störung der zirkadianen Rhythmik können Rastlosigkeit und Aggressivität auch Ausdruck von Schmerz sein, den der Patient nicht mehr adäquat auszudrücken vermag. Die Patienten brauchen intensivste Unterstützung bei einfachsten Handlungen, z. B. bei der Essensaufnahme. Harn- und Stuhlinkontinenz sind häufig (Franssen et al., 1993), neurologische Störungen (Myoklonie, epileptische Anfälle, Parkinson-Rigor) nicht auszuschließen (Förstl et al., 1992b).

Nach der klinischen Diagnose einer Alzheimer Demenz ist die *Lebenserwartung* der Patienten um ein Drittel reduziert; dies bedeutet eine mittlere Lebenserwartung von weiteren fünf bis acht Jahren (Walsh et al., 1990; Bracco et al., 1994; Kurz und Greschniok, 1994). Im Vergleich zu dementen Frauen ist bei dementen Männern die *Mortalität* erhöht (Aevarsson et al., 1998). Eine lange Symptompersistenz, die Schwere der Erkrankung, hohes Alter, männliches Geschlecht und physische Erkrankung sind Hauptrisikofaktoren der Mortalität bei AD (Burns et al., 1991; Kurz und Greschniok, 1994; Bowen et al., 1996; Schäufele et al., 1999). Pneumonie, gefolgt von Myokard-Infarkt und Sepsis sind die häufigsten Todesursachen der Patienten mit AD (Förstl und Hewer, 1993).

4.2.2 Neurobiologie der Alzheimer Demenz

Die klinische Diagnostik kann durch zahlreiche apparative Untersuchungen unterstützt werden, deren Ergebnisse Einblicke in die zugrundeliegenden funktionellen und morphologischen Hirnveränderungen geben. Mit dem Fortschreiten der Alzheimer Demenz zeigt sich im *EEG* eine Abnahme der normalen alpha-Aktivität und eine Zunahme der langsamen theta- und delta-Tätigkeit (Schreiter-Gasser et al., 1994). Über den temporoparietalen und okzipitalen Hirnabschnitten lassen sich Korrelationen zwischen einer Abnahme der kognitiven Leistung und einer Abnahme der alpha- bzw. einer Zunahme der theta- und delta-Power nachweisen (Sloan und Fenton, 1993; Pozzi et al., 1995). Die Komplexität und die Synchronizität der EEG-Signale nehmen ab (Besthorn et al., 1994; 1995). Im Schlaf sind die Dichte und die Länge der cholinerg generierten REM- Phasen (Rapid Eye Movement) reduziert (Montplaisir et al., 1995).

In der Single Photon Emission Computed Tomography (*SPECT*) zeigt sich eine typische asymmetrische temporoparietale Hypoperfusion, sowohl in SPECT- als auch in *PET-* (Positronenemissionstomographie) Untersuchungen sind enge Beziehungen von reduzierter Perfusion bzw. reduziertem Metabolismus einerseits und andererseits kognitiven Defiziten, Krankheitsstadium und Krankheitsdauer zu registrieren (Stoppe et al., 1995; Bartenstein et al., 1997). Es ist derzeit noch nicht abschließend zu beurteilen, ob ein Nachweis leichter temporoparietaler Funktionsveränderungen in SPECT und PET zur zuverlässigen Vorhersage einer späteren Alzheimer Demenz besser geeignet ist als andere Methoden (Smith et al., 1992). Sehr früh im Krankheitsverlauf kann mit der PET eine metabolische Reduktion im posterioren Gyrus cinguli aufgezeigt werden (Minoshima et al., 1997). Neueste Entwicklungen erlauben die Messung der Azetylcholinesteraseaktivität im Kortex und damit möglicherweise eine Objektivierung des Therapieerfolgs mit Azetylcholinesterasehemmern (Kuhl et al., 1999). Die Aktivität der Cholin-Azetyltransferase, des azetylcholinsynthetisierenden Enzyms, nimmt mit zunehmender Demenz ab (Baskin et al., 1999). Magnetresonanzspektroskopisch kann eine Reduktion der kortikalen N-Azetylverbindungen und ein Anstieg der Cholin-Konzentration bei Alzheimer Demenz festgestellt werden (Pfefferbaum et al., 1999). Sogenannte „Small Molecule Probes" stehen möglicherweise in absehbarer Zeit zur intravitalen Markierung von zerebralen Alzheimer- Plaques zur Verfügung (Klunk et al., 1994).

Die kraniale Computertomographie (*CT*) und die Magnetresonanztomographie (*MRT*) kann im höheren Alter eine leichte Erweiterung der Hirnventrikel und Hirnfurchen anzeigen. Diesem altersassoziierten Effekt ist eine signifikante demenzassoziierte Atrophie überlagert (Förstl et al., 1995; Fox et al., 1996; Kidron et al., 1997). Die Reduktion des Hirnvolumens ist signifikant mit einer Abnahme der kognitiven Leistung korreliert.

Neuropathologisch ist die klinische Verdachtsdiagnose einer Alzheimer Demenz mit operationalisierten Kriterien post-hoc angeblich bei mehr als 80 Prozent der Patienten zu bestätigen. In neueren neuropathologischen Diagnosekriterien wird klargestellt, daß es sich bei der neuropathologischen Validierung ebenfalls um eine Wahrscheinlichkeitsaussage und nicht um eine kategoriale richtig-/falsch-Entscheidung handeln kann (Hyman und Trojanowski, 1997; *Tabelle 8).*

Tabelle 8: **Neuropathologische Kriterien zur Einschätzung der Wahrscheinlichkeit für das Vorliegen einer Alzheimer-Krankheit (nach Hyman und Trojanowski, 1997)**

Wahrscheinlichkeit für das Vorliegen einer Alzheimer-Krankheit	Plaque-Dichte	Neurofibrillen-Dichte	Braak Stadium: Ausbreitung der Neurofibrillen
gering	+	+	I/II: (trans-) entorhinaler Kortex
mittel	++	++	III/IV: limbisches System
hoch	+++	+++	V/VI: Neokortex

Neben der Dichte der Plaque- und Neurofibrillenablagerungen wird in diesen Kriterien auch die Bedeutung der anatomischen Ausdehnung gewürdigt. Braak und Braak (1991) schufen eine detaillierte *neuropathologische Stadieneinteilung* der Alzheimer-Krankheit, die sich vorwiegend auf die topographische Verteilung der Neurofibrillen stützt. In den Stadien I und II sind die intraneuronalen Neurofibrillen auf die Regio transentorhinalis begrenzt. In den Stadien III und IV sind die Regio ento- und transentorhinalis intensiv betroffen. Plaques und Neurofibrillen werden zusätzlich in weiteren Teilen des limbischen Systems abgelagert. Erst in den Stadien V und VI greift der Prozeß über den Allokortex hinaus und die Neurofibrillenablagerung ist auch im hemisphäralen Neokortex nachzuweisen. Diese neuropathologisch hergeleitete Stadieneinteilung konnte inzwischen durch mehrere Arbeitsgruppen in prospektiven Studien untermauert werden und damit belegen, daß tatsächlich erst in den Stadien V und VI, also bei neokortikaler Beteiligung und massivsten Veränderungen im limbischen System, eindeutig faßbare klinische Störungen auftreten (Bancher et al., 1996; Gertz et al., 1996; Delacourte et al., 1998). Kognitive Defizite waren in Delacourtes Serie stets assoziiert erstens mit einer Neurofibrillenablagerung im Bereich der polymodalen neokortikalen Assoziationsareale und zweitens mit einem Nachweis weniger streng lokalisierter Amyloidplaques.

Funktionelle Neuroanatomie. Funktionell führen diese ausgeprägten Hirnveränderungen erstens zu einer Deefferenzierung und Deafferenzierung des limbischen Systems, zweitens zu einer nachhaltigen Schädigung neokortikaler Feedforward- und Feedbacksysteme (Verschaltungen von niedrigeren zu höheren Assoziationsarealen und zurück), sowie drittens zu einer cholinergen Denervation des Neokortex (Arendt, 1991). Der cholinerge Nucleus basalis Meynert des basalen Vorderhirns ist verantwortlich für die cholinerge Versorgung des gesamten Neokortex, des Nucleus amygdalae und des Nucleus reticularis thalami. Die Nuklei des diagonalen Bandes (Broca) und des Septums liefern die cholinerge Versorgung des Hippokampus. Im Neokortex führt *Azetylcholin* zu einer Reduktion des Kaliumruhepotentials und damit zu einer höheren neuronalen Erregbarkeit. Gleichzeitig wird die Aktivität GABA-erger Interneurone gesteigert und damit die kortikale Exzitation stärker fokussiert. Überdies dämpft Azetylcholin die Aktivität thalamischer Schrittmacherneurone. Diese drei Effekte erleichtern eine geordnete neokortikale Verarbeitung sensorischer oder endogener Exzitation und erhöhen die Aufmerksamkeit. Die cholinergen Kerngruppen des basalen Vorderhirns können damit als prominenter Teil des aufsteigenden retikulären aktivierenden Systems (ARAS) angesehen werden. Azetylcholin trägt wesentlich zu den Resonanzeigenschaften jener ausgedehnten hippokampo-neokortikalen Schwingkreise bei, die für Abspeichern und Abruf von Gedächtnisinhalten verantwortlich sind. Bei der Alzheimer- Krankheit und anderen degenerativen Hirnerkrankungen, etwa dem Morbus Parkinson, erleiden der Nucleus basalis Meynert und andere cholinerge Zellverbände des basalen Vorderhirns einen erheblichen Zelluntergang von bis zu 80 Prozent, der durch intensive, aber aberrante dendritische Sprossungsprozesse unzureichend kompensiert wird (Whitehouse et al., 1982; Arendt et al., 1995). Das hierdurch entstehende cholinerge Defizit wird am effektivsten durch die Gabe von *Azetylcholinesterasehemmern* reduziert.

4.3 Die Lewy-Körperchen Variante der Alzheimer Demenz

Bis vor zehn Jahren wurde eine Reihe dementieller Erkrankungen, die mit Bewegungsstörungen assoziiert und typischerweise sehr schwer zu behandeln waren, unter dem unscharfen Begriff „*Parkinson-Plus*" subsumiert. Aus dieser Erkrankungsgruppe, die inzwischen durch neue klinische und molekularbiologische Erkenntnisse mit einer Vielzahl von Begriffen beschrieben wurde, ging u.a. die sogenannte „Lewy-Körperchen Demenz" oder Lewy-Körper Variante der Alzheimer Demenz hervor, die – nach Aussagen einiger Autoren – für einen erheblichen Anteil (von bis zu 20 Prozent) dementieller Erkrankungen verantwortlich ist. Die aktuellen Konsensuskriterien zur klinischen und neuropathologischen Diagnose der Lewy-Körperchen Variante der Alzheimer Demenz sind in *Tabelle 9 und 10* dargestellt.

Tabelle 9: Konsensuskriterien für die klinische Diagnose einer „wahrscheinlichen" oder „möglichen" Demenz bei Lewy-Körperchen (LK; gekürzt nach McKeith et al., 1996)

1. Demenzsyndrom	
2. essentielle Merkmale (mindestens 2 für wahrscheinliche, 1 für mögliche Demenz bei LK)	(a) fluktuierende kognitive Leistungen (b) visuelle Halluzinationen (c) Parkinson Symptomatik
3. diagnosestützende Merkmale	(a) wiederholte Stürze (b) Synkopen (c) transienter Bewußtseinsverlust (d) neuroleptische Sensitivität (e) systematischer Wahn (f) Halluzinationen in anderen Modalitäten
4. eine Demenz bei LK ist weniger wahrscheinlich bei Hinweisen auf	(a) einen Schlaganfall (b) somatische oder Hirnerkrankungen

Tabelle 10: Konsensuskriterien für die neuropathologische Diagnose einer Demenz bei Lewy-Körperchen (McKeith et al., 1996)

1. essentielles Merkmal	Lewy-Körperchen
2. assoziierte, nicht-essentielle Merkmale	Neuriten, Plaques, Neurofibrillen, Neuronenverlust vor allem in Substantia nigra, Mikrovakuolisierung, Synapsenverlust, neurochemische Veränderungen und Neurotransmitterdefizite

Die Ablagerung der Lewy-Körperchen ist mit einem schweren Nervenzellausfall im dopaminergen Nigrostriatalsystem sowie in den azetylcholinergen Zellgruppen des basalen Vorderhirns, vor allem des Nucleus basalis Meynert assoziiert. Das cholinerge Defizit kann als Grundlage der Aufmerksamkeits- und Vigilanzstörungen betrachtet werden, die nigrostriatalen Veränderungen erklären die Parkinson-Symptomatik.

Bei klinisch diagnostizierter Lewy-Körperchen Variante der Alzheimer Demenz waren neben den häufigen Halluzinationen auch eine, im Vergleich zur Alzheimer Demenz, häufigere Parkinson-Symptomatik, eine ausgeprägtere Apraxie, Neuroleptikahypersensitivität und stärkere Fluktuationen der kognitiven Leistungen zu beobachten (Ala et al., 1997; Gnanalingham et al., 1997; Olichney et al., 1998).

Magnetresonanztomographisch war nachzuweisen, daß Patienten mit der Lewy-Körperchen Variante einen besser erhaltenen Hippokampus aufweisen als Patienten mit einer Alzheimer Demenz (Hashimoto et al., 1998; Lippa et al., 1998). In der funktionellen Bildgebung konnte eine okzipito-parietale Minderperfusion demonstriert werden, die weiter dorsal als bei der Alzheimer Demenz angesiedelt ist (Donnemiller et al., 1997).

Neuropathologisch wird von einigen Autoren nicht nur der Nachweis von Lewy-Körperchen verlangt, sondern auch die Quantifizierung von Alzheimer-Plaques und Neurofibrillen (Lowe und Dickson, 1997). Insgesamt wurden nur wenige Patienten erfaßt, bei denen ausschließlich Lewy-Körperchen im Neokortex und Hirnstamm nachzuweisen waren. Nahezu 80 Prozent der Patienten weisen sehr hohe Plaquezahlen auf, bei etwa 20 Prozent finden sich Neurofibrillen ausreichender Dichte und Verteilung, um die neuropathologischen Diagnosekriterien einer Alzheimer Demenz zu erfüllen (Förstl, 1999).

Das therapeutische Dilemma. Patienten mit der Lewy-Körperchen Variante der Alzheimer Demenz benötigen wegen der neurologischen Symptomatik häufig eine Anti-Parkinson Medikation, welche Halluzinationen und Wahnvorstellungen auslösen oder verstärken kann. Neuroleptika ihrerseits können wiederum zu einer Zunahme extrapyramidalmotorischer Störungen führen. Eine Neuroleptikahypersensitivität führt möglicherweise zu einer Zunahme der Vigilanzstörungen und damit der kognitiven Beeinträchtigungen, aber auch zu einer Verschlechterung der Parkinson-Symptomatik, einem malignen Neuroleptika-induzierten Syndrom mit Fieber, vegetativer Entgleisung und hoher Mortalität. Als Ursache kann der Verlust dopaminerger Neuronen der Substantia nigra ohne gleichzeitige Hochregulation der präsynaptischen Dopamin2-Rezeptoren im Striatum angesehen werden (Förstl, 2000a). Dieses therapeutische Dilemma erfordert einen besonders zurückhaltenden Umgang sowohl mit der Parkinson-Therapie als auch mit den Neuroleptika. Die Parkinson-Behandlung muß rationiert werden, und alle Medikamente mit nachgeordneter Bedeutung sind zu reduzieren oder abzusetzen (Anticholinergika, Selegelin, Dopaminagonisten). Eine Monotherapie mit der minimal notwendigen Dosis von Levodopa erscheint optimal. Kognitive Defizite, Verwirrtheitszustände, Halluzinationen sind wegen des besonders stark ausgeprägten Azetylcholinmangels mit cholinergen Strategien, z. B. Azetylcholinesterasehemmern erfolgreicher behandelbar als eine reine Alzheimer Demenz. Ist nach diesen Anpassungen noch eine Neuroleptikatherapie erforderlich, sollte die niedrigstmögliche Dosis von Clozapin oder neueren atypischen Neuroleptika verwendet werden.

4.4 Fokal beginnende kortikale Hirnatrophien (z.B. Morbus Pick)

Bei den fokal beginnenden kortikalen Hirnatrophien handelt es sich nach der Alzheimer Demenz und der Lewy-Körperchen Variante der Alzheimer Demenz um die dritthäufigste neurodegenerativ (nicht vaskulär) bedingte Demenzform. Arbeitsgruppen in Manchester und Lund konnten in prospektiven, klinischen neuroradiologischen und neuropathologischen Untersuchungen die klinische Bedeutung und Häufigkeit der Erkrankung belegen (Brun und Gustafson, 1997). Die aktuellen internationalen Konsensuskriterien sind in den *Tabellen 11 und 12* aufgeführt (Neary et al., 1998). Drei bedeutende Krankheitsformen sind abzugrenzen: die *frontotemporale Demenz*, die *progrediente Broca- ("non-fluent") Aphasie* und die *semantische Demenz*. Als gemeinsame Eigenschaften werden ein schleichender Krankheitsbeginn vor dem 61. Lebensjahr, eine positive Familienanamnese sowie assoziierte motorische Störungen (Bulbärparalyse, Muskelschwäche und -atrophie sowie Faszikulationen) angesehen.

Tabelle 11 und 12: Konsensuskriterien zur klinischen Diagnose fokal beginnender kortikaler Hirnatrophien (gekürzt nach Neary et al., 1998).

Tabelle 11: Gemeinsame Merkmale fokal beginnender kortikaler Hirnatrophien

unterstützende Merkmale	Beginn vor dem 65. Lebensjahr positive Familienanamnese bei einem Angehörigen I. Grades Bulbärparalyse, Muskelschwäche und –atrophie

Tabelle 12: Frontotemporale Demenz

Kernsymptome	schleichender Beginn und langsame Progredienz frühe Beeinträchtigung des Sozialverhaltens frühe emotionale Abstumpfung früher Verlust der Einsicht
unterstützende Merkmale	STÖRUNGEN DES VERHALTENS (Vernachlässigung von Hygiene und Körperpflege, geistige Starrheit, Ablenkbarkeit und Impersistenz, Hyperoralität, verändertes Eßverhalten, Perseverationen und Stereotypien, Utilisationsverhalten); SPRECHEN UND SPRACHE (Aspontaneität und Sprachverarmung, Stereotypien, Perseverationen, Echolalie, Mutismus); KÖRPERLICHE ZEICHEN (Primitivreflexe, Inkontinenz, Akinesie, Rigor, Tremor, ...); NEUROPSYCHOLOGIE (schwere Beeinträchtigung bei „Frontallappentests" ohne schwere Amnesie, Aphasie oder visuo-perzeptive Störung)

Veränderungen der *Persönlichkeit* und des *Sozialverhaltens* mit Apathie und Abulie oder Enthemmung und starker Ablenkbarkeit stehen im Vordergrund der frontotemporalen Hirndegeneration. Gedächtnisleistungen können lange Zeit erhalten bleiben. Je nach Schwerpunkt des neurodegenerativen Prozesses kann das Symptommuster unterschiedlich ausgeprägt sein. Eine ausgeprägte Apathie ist mit Läsionen des frontalen Cingulum assoziiert, Defizite im Urteilen und Planen mit Veränderungen des dorsofrontalen Präfrontalkortex und eine Disinhibition mit einem bevorzugt orbito-basalen Läsionsort. Die Vernachlässigung der äußeren Erscheinung, ein Verlust der Selbstreflexion, stereotype, perseverierende und vor allem hyperorale Verhaltensweisen, motorische Primitivschablonen, eine progressive Sprachverarmung bei erhaltener räumlicher Orientierung und fehlende Apraxie eignen sich zur Abgrenzung gegenüber der Alzheimer Demenz (Förstl et al., 1996; Litvan et al., 1997; Miller et al., 1997). Primitivschablonen und Störungen des Sozialverhaltens werden bei der frontotemporalen Degeneration häufiger beobachtet als bei frontalbetonten vaskulären Demenzformen, bei denen frühe Gedächtnisstörungen, intermittierende Verwirrtheitszustände, plötzlich auftretende neurologische Zeichen, visuell-räumliche Probleme und neuroradiologisch nachweisbare Hirninfarkte mit Leukoaraiose im Vordergrund stehen (Sjögren et al., 1997). Details zur progredienten Broca-Aphasie und zur semantischen Demenz werden hier nicht separat aufgeführt.

Technische Untersuchungen zeigen einen deutlichen Unterschied zwischen den fokal beginnenden kortikalen Hirndegenerationen und der Alzheimer Demenz. Bei den frontal beginnenden kortikalen Degenerationen bleibt das EEG bis in späte Krankheitsstadien unauffällig (Förstl et al., 1996; Yener et al., 1996). Die klinische Symptomatik wird durch SPECT und PET recht genau reflektiert. Die mediotemporale Hirnatrophie ist deutlich weniger ausgeprägt als bei der Alzheimer Demenz (Frisoni et al., 1999). Anders als bei der Alzheimer Demenz ist bei den frontalen Hirndegenerationen der Hemisphärenspalt meßbar aufgeweitet und das anteriore Corpus callosum stärker verschmächtigt (Förstl et al. 1996; Kaufer et al., 1997).

Histopathologisch werden die fokal beginnenden Hirndegenerationen entweder durch eine Mikrovakuolisierung ohne lichtmikroskopisch faßbare spezifische Veränderungen charakterisiert und – bei einer Teilgruppe der Patienten – durch eine zusätzliche astrozytäre Gliose mit oder ohne ballonierten Zellen und argyrophilen Einschlußkörperchen. Diese Untergruppe kann als *Picksche Erkrankung* im engeren Sinne bezeichnet werden. In einer gemeinsamen europäischen konzertierten Aktion war nachzuweisen, daß Patienten mit verifizierten Pick-Körperchen und Pick-Zellen im Gegensatz zu den anderen Formen der fokal beginnenden Hirndegenerationen eine starke Asymmetrie der Hirnatrophie ausweisen. Eine positive Familienanamnese ist bei diesen Patienten selten, ebenso eine Assoziation mit Motoneuronenerkrankungen (Rossor et al., 1998). Die Neurodegeneration umfaßt bei beiden Krankheitsformen alle Schichten des Neokortex und im besonderen Maße die äußere Pyramidenzellschicht (Lamina III). Damit werden – ähnlich wie bei der Alzheimer Demenz – zahlreiche reziproke Verbindungen zwischen neokortikalen und limbischen Regionen, sensorischen Assoziationsarealen und gedächtnisrelevanten Strukturen betroffen. Während bei der Alzheimer Demenz besonders die langen Bahnen aus Lamina IV beschädigt werden, handelt es sich bei den fokal beginnenden Hirndegenerationen vor allem um die kürzeren U-Fasern aus Lamina III.

Eine *Koinzidenz* von Alzheimer-Krankheit und fokal beginnender Hirndegeneration wurde beschrieben (Hof et al., 1994). Es bleibt fraglich, ob aufgrund der Häufigkeit seniler Plaques und Neurofibrillen einerseits und andererseits der Häufigkeit eines frontalen *Dysexekutivsyndroms alter Menschen* spät beginnende Frontalhirndegenerationen ohne spezifisches histopathologisches Substrat überhaupt erkannt werden können. Möglicherweise handelt es sich bei dem vermeintlich häufig präsenilen Beginn der Erkrankung um ein methodisches Artefakt, und die fokal beginnende, histopathologisch so schwer faßbare Hirnatrophie ist eine häufige Ursache der Apathie im Senium.

Bei fokal beginnenden Hirndegenerationen mit familiärem, autosomal dominantem Auftreten konnte eine Assoziation mit Mutationen auf *Chromosom 17* in der Region des sogenannten *Tau-Gen*s gezeigt werden (Foster et al., 1997; Heutink et al., 1997; Hutton et al., 1998). Die Isoformen des Tau-Proteins, das bei fokalen Hirndegenerationen abgelagert wird, sind anders als die Isoformen in den Neurofibrillen der Alzheimer Demenz (Feany und Dickson, 1996; Delacourte et al., 1998).

Cholinerge Mechanismen scheinen bei den fokal beginnenden Hirndegenerationen weniger betroffen als bei der Alzheimer Demenz, stärker reduziert sind jedoch die postsynaptischen *Serotoninrezeptoren* ($5HT_{1A}$, $5HT_2$) (Sparks et al., 1991; Francis et al., 1993). Systematische Untersuchungen zur Pharmakotherapie existieren bisher nicht. Azetylcholinesterasehemmer scheinen ohne Effekt zu sein. Selektive Serotoninwiederaufnahmehemmer (SSRIs) u.a. mit dopaminerger Wirkkomponente versprechen einen günstigeren Effekt (Swartz et al., 1997). Neue Substanzen sind in Erprobung.

4.5 Vaskuläre Demenzen

4.5.1 Symptomatik und Neurobiologie

Die vaskulären Demenzen sind eine heterogene Krankheitsgruppe und nur durch zwei gemeinsame Eigenschaften definiert, nämlich erstens schwerwiegende kognitive Defizite und zweitens Hinweise auf eine relevante vaskuläre Ursache. Wie in den Leitlinien der ICD-10 angegeben, können die neuropsychologischen Defizite bei bestimmten Formen der vaskulären Demenz ungleich verteilt sein, zusätzlich können im Krankheitsverlauf subjektiv bereits früh wahrgenommene und vom Arzt objektivierbare Herdzeichen auftreten. Der Beginn kann plötzlich einsetzen, die Verschlechterung stufenweise erfolgen, nämlich immer dann, wenn zusätzliche vaskuläre Läsionen auftreten. Diese traditionelle Beschreibung gilt vor allem für die sogenannte „*Multi-*

Infarkt-Demenz" und ist nur bedingt auf andere vaskuläre Demenzen zu übertragen. Der Begriff „vaskuläre Demenz" ersetzt zahlreiche unscharfe Bezeichnungen wie Verkalkung, Zerebralsklerose, arteriosklerotische Demenz, chronische zerebrovaskuläre Insuffizienz und so weiter.

Hirninfarkte sind eine führende Ursache körperlicher und kognitiv bedingter Behinderungen sowie die dritthäufigste Todesursache in den entwickelten Ländern. Etwa *10 bis 20 Prozent* aller Demenzen in der westlichen Welt werden als vaskulär bedingt angesehen, *weitere 20 Prozent als eine Mischung aus vaskulärer und Alzheimer Demenz.* Die Mortalität der vaskulären Demenzen ist höher, bzw. die mittlere Lebenserwartung nach Beginn der Symptome – mit etwa vier Jahren – niedriger als bei der Alzheimer Demenz. Männer sind etwas häufiger betroffen als Frauen. Die Neuerkrankungen steigen bis zum 75. Lebensjahr an. Pohjasvaara et al. (1998) wiesen bei 30 Prozent ihrer Schlaganfallpatienten eine *„post stroke dementia"* nach. Risikofaktoren waren: höheres Lebensalter, schlechtere Ausbildung, Infarkte der linken Hemisphäre, Gangstörungen, Harninkontinenz, Nikotinabusus, Hypotonie, Orthostasereaktionen. Slooter et al. (1997) fanden ein zweifach erhöhtes Risiko bei heterozygoten und ein siebenfach erhöhtes Risiko bei homozygoten ApoE$_4$-Trägern, nach einem Schlaganfall eine Demenz zu erleiden. Hénon et al.(1997) beschrieben eine vorbestehende Demenz bei einem Sechstel der Patienten, die einen Schlaganfall erlitten. In weiteren Studien (Hénon et al., 1998) demonstrierte die Gruppe einen Zusammenhang zwischen einer vorbestehenden mediotemporalbetonten Hirnatrophie und einer „post stroke dementia", also eigentlich eine Komorbidität mit einer vorbestehenden Alzheimer-Krankheit.

Tabelle 13:   Formen der vaskulären Demenz nach ICD-10

- vaskuläre Demenz mit akutem Beginn
- vorwiegend kortikale Multi-Infarkt-Demenz
- subkortikale vaskuläre Demenz („Binswanger-Krankheit")
- gemischte (kortikale und subkortikale) vaskuläre Demenz
- andere Formen vaskulärer Demenzen (z.B. bei zerebraler Amyloidangiopathie, Homozystinurie, Sneddon-Syndrom, Lupus erythematodes, Panarteriitis nodosa, Arteriitis temporalis).

Als genetisch determinierte Form einer vaskulären Demenz hat die *CADASIL* (Cerebral Autosomal Dominant Arteriopathy with Subcortical Infarcts and Leukencephalopathy) in den letzten Jahren besondere Aufmerksamkeit gewonnen. Bei dieser Erkrankung treten transiente ischämische Attacken oder Schlaganfälle auf, Gangstörungen, Urininkontinenz, eine Pseudo-Bulbärparalyse, Migräne, psychische Störungen und epileptische Anfälle (Dichgans et al., 1998).

Die unterschiedlichen Arten der vaskulär bedingten strukturellen Hirnveränderungen, welche zu einer Demenz führen können, ist besonders klar in den NINDS-AIREN-Kriterien herausgearbeitet (Roman et al., 1993; *Tabelle 14*).

Tabelle 14: **Strukturelle Hirnveränderungen als Ursache vaskulärer Demenzen (NINDS-AIREN- Kriterien nach Roman et al., 1993)**

I. TOPOGRAPHIE
Jede einzelne der folgenden Läsionen, oder Kombinationen davon, können mit einer Demenz assoziiert sein
1. Infarkte großer Arterien in den folgenden Arealen
Arteria cerebri anterior
Arteria cerebri posterior einschließlich paramedianer Thalamusinfarkte und inferiorer Mediotemporallappenläsionen
Assoziationsareale: parieto-temporal, temporo-okzipital (einschließlich Gyrus angularis)
„Wasserscheideninfarkte" im Versorgungsbereich der Karotiden: frontal, parietal
2. Mikroangiopathie
Lakunen in den Basalganglien und im frontalen Marklager #
ausgedehnte periventrikuläre Marklagerläsionen #
bilaterale Thalamusläsionen
II. SCHWERE, AUSPRÄGUNG
Zusätzlich zu den oben genannten Befunden können die folgenden Läsionen mit einer Demenz assoziiert sein:
Territorialinfarkte der dominanten Hemisphäre
Bilaterale große Hemisphäreninfarkte
Leukenzephalopathie von mindestens 1/4 des gesamten Marklagers #
Marklagerveränderungen, die sich nur auf dem T2 und nicht auf dem T1-gewichteten MRT-Bild oder im CT abzeichnen, sind nur von fraglicher klinischer Bedeutung.
Das Fehlen vaskulärer Läsionen in CT und MRT schließt die Diagnose einer wahrscheinlichen vaskulären Demenz aus.

4.5.2 Prävention und Therapie

Eine Prävention bei vaskulären Demenzen ist durch eine Beeinflussung jener *Risikofaktoren* möglich, die großenteils für Schlaganfälle und andere arterielle Verschlußkrankheiten verantwortlich sind. Hypertonus im mittleren Lebensalter wurde in mehreren, teilweise prospektiven Studien als bedeutender Risikofaktor für die spätere Entwicklung kognitiver Defizite erkannt (Launer et al., 1995; Lindsay et al., 1997; Swan et al., 1998). Eine zu aggressive Blutdrucksenkung beim sogenannten „Bedarfshochdruck" im höheren Lebensalter kann jedoch für die kognitive Leistung nachteilig sein. Forette et al. (1998) konnten prospektiv die erfolgreiche Prävention der Demenzen durch die konsequente Behandlung eines systolischen Hypertonus nachweisen. Meyer et al. (1988) zeigten eine kognitive Stabilisierung beeinträchtigter Patienten bei optimaler Blutdruckeinstellung. Der Zusammenhang zwischen der Hypercholesterinämie und einem erhöhten Risiko dementieller Erkrankungen wurde durch Notkola et al. (1998) nachgewiesen. Das Demenzrisiko kann durch eine vermehrte Zufuhr gesättigter Fettsäuren gesteigert, durch eine Diät mit ungesättigten Fettsäuren reduziert werden (Kalmijn et al., 1997; Solfrizzi et al., 1999). Vorhofflimmern ist mit einem erhöhten Demenzrisiko assoziiert (Hofman et al., 1997; Ott et al., 1997). In einer Reihe neuerer Studien wurde ein Zusammenhang zwischen Zigarettenrauchen und erhöhtem Demenzrisiko aufgezeigt (Launer et al., 1996; Ott et al., 1998; Merchant et al., 1999; Wang et al., 1999). *Tabelle 15* faßt einige Schlaganfall-Risikofaktoren zusammen.

Tabelle 15: Schlaganfall-Risikofaktoren (gekürzt nach Sacco et al., 1997)

Beeinflußbare Risikofaktoren
- Hypertonus
- Herzerkrankungen (Vorhofflimmern, infektiöse Endokarditis, Mitralstenose, kürzlicher Myokardinfarkt)
- Zigarettenrauchen
- Sichelzellerkrankung
- transiente ischämische Attacke
- asymptomatische Karotisstenose
- Hypercholesterinämie
- Hyperhomozystinurie
- Diabetes mellitus
- linksventrikuläre Hypertrophie
- ...

Unbeeinflußbare Risikofaktoren
x Alter
x männliches Geschlecht
x Familiarität
x ...

Eine Reihe dieser Faktoren – neben Alter, Geschlecht, Familiarität – *lassen gezielte Interventionen* zu. Wolf (1998) diskutiert die folgenden Strategien: antihypertensive Therapie, Nikotinabstinenz, Steigerung der physischen Aktivität, Antikoagulation bei Vorhofflimmern, Plättchenaggregationshemmer nach transienter ischämischer Attacke oder Schlaganfall, Senkung des LDL-Cholesterin, Folsäurebehandlung zur Senkung des Plasmahomozystein.

Nach einer transienten ischämischen Attacke oder nach einem manifesten Schlaganfall kann eine medikamentöse Behandlung mit Antikoagulanzien bzw. Plättchenaggregationshemmern durchgeführt werden. Ticlopidin zeigte eine höhere Effektivität als Aspirin (Grotta et al., 1992; Tatemichi, 1993; 1999). Während nach Meyer et al. (1989) unter Aspirinbehandlung eine kognitive Verschlechterung verhindert werden kann, ermöglicht Folsäure die Senkung des Plasmahomozystein (Boushey et al., 1995). *Tabelle 16* zeigt eine Reihe von Interventionsmöglichkeiten, die präventiv oder therapeutisch zu einer Reduzierung kognitiver Defizite beitragen können.

Tabelle 16: Chirurgische und erprobte bzw. in Erprobung befindliche medikamentöse Interventionen zur Prävention und Therapie vaskulärer Demenzen

chirurgisch	Karotisdesobliteration
medikamentös (mit nachgewiesener Wirksamkeit)	Ticlopidin, Aspirin, Warfarin
medikamentös (in Erprobung)	Azetylcholinesterase-Inhibitoren; Bromocriptin; Glutamatantagonisten; Kalziumantagonisten; Folsäure; Ginkgo biloba; Vasodilatoren; Pentoxifyllin; Propentofyllin; Statine

4.6 Demenz bei Creutzfeldt-Jakobscher Erkrankung

Diagnostik und Epidemiologie. Bei einer rasch über Monate oder wenige Jahre fortschreitenden Demenz muß prinzipiell an eine Creutzfeldt-Jakobsche Erkrankung, eine sogenannte „Prionenerkrankung", gedacht werden. Die Diagnose wird insbesondere durch folgende Symptomtrias nahegelegt:

- rasch fortschreitende ausgeprägte Demenz
- Erkrankungen des pyramidalen und extrapyramidalen Systems mit Myoklonus
- charakteristische EEG-Veränderungen mit triphasischen Wellen

Im Verlauf der Erkrankung treten vielfältige neurologische Symptome auf, in manchen Fällen, wie bei der sogenannten amyotrophen Form, vor Beginn der kognitiven Defizite. Häufig entwickelt sich eine fortschreitende spastische Lähmung der Extremitäten, begleitet von extrapyramidalen Zeichen wie Tremor, Rigor und choreatisch-athetotischen Bewegungen. Andere Varianten können mit Ataxie, Visus-Störungen oder Muskelfibrillationen sowie Atrophie des ersten motorischen Neurons einhergehen. Nach Infektions- oder Vererbungsmodus und klinischer Symptomatik unterscheidet man die sporadische Creutzfeldt-Jakob Erkrankung und die seltenen autosomal dominanten oder iatrogenen Formen der Creutzfeldt-Jakobschen Erkrankung. Weitere Prionosen sind die Gerstmann-Sträusler-Scheinker Erkrankung, die familiäre fatale Insomnie und Kuru als Folge ritueller Ahnenverzehrung (Collinge und Palmer, 1997). Aktuelle Diagnosekriterien für die Creutzfeldt-Jakob Erkrankung sind in *Tabelle 17* wiedergegeben.

Tabelle 17: Diagnostische Kriterien für die Creutzfeldt-Jakob-Krankheit (CJD) (EU Concerted Action 1994)

Sporadische CJD

Wahrscheinliche CJD[§]
- progressive Demenz von weniger als zwei Jahren Dauer
- typische EEG-Veränderungen (periodische scharfe Wellen)
- mindestens zwei der folgenden vier Veränderungen: Myoklonien; visuelle oder zerebelläre Veränderungen; pyramidale oder extrapyramidale Symptome; akinetischer Mutismus

Mögliche Creutzfeldt-Jakob-Krankheit[§§]
- klinische Charakteristika identisch mit „wahrscheinlicher CJD", aber ohne typische EEG-Veränderungen

Akzidentell (iatrogen) übertragene CJD
- progressives zerebelläres Syndrom nach Therapie mit Hypophysenhormonen oder
- sporadische CJD mit anerkanntem Expositionsrisiko (z.B. Dura mater-Transplantation)

Familiäre CJD
- definitive oder wahrscheinliche CJD plus definitive oder wahrscheinliche CJD bei einem Verwandten ersten Grades
- neuropsychiatrische Veränderungen plus krankheitsspezifische PRP-Mutationen

nvCJD (neue Variante der Creutzfeldt-Jakob-Krankheit)
- Derzeit gibt es keine allgemein anerkannten klinischen diagnostischen Kriterien für die nvCJD. Typischerweise sind die betroffenen Patienten jünger als bei der klassischen CJD, zeigen einen verlängerten klinischen Verlauf, Ataxie, und in den frühen Stadien prominente psychiatrische Symptome. Demenz und Myoklonien entwickeln sich später.

§ Die definitive Diagnose erfolgt durch die neuropathologische Untersuchung des Hirngewebes einschließlich Immunhistochemie und Western-Blot Analyse mit Antikörpern gegen Prionprotein (PrP)
§§ Nach neuesten Ergebnissen werden Patienten, die klinische Kriterien einer möglichen CJD erfüllen und zusätzlich 14-3-3 Liquor-positiv sind, als „wahrscheinliche" CJD eingestuft.

Zwischen 1993 und 1997 bestand die Möglichkeit, über ein freiwilliges Meldesystem landesweit Verdachtsfälle von Creutzfeldt-Jakob Erkrankungen in der Bundesrepublik zu untersuchen (Poser et al., 1997). Bei 232 von 544 Verdachtsfällen konnte die Diagnose gesichert oder wahrscheinlich gemacht werden. Dies entspricht einer Inzidenz zwischen 0,76 (für 1994) und 0,98 (für 1995) und stimmt damit mit Daten anderer europäischer Länder überein. Als Risikofaktoren ergaben sich in dieser Untersuchung weitere Demenzerkrankungen in der Familie und der Umgang mit Hornspänen. Diagnostisch relevanter Marker war ein Konzentrationsanstieg der neuronenspezifischen Enolase und des S100-Proteins neben dem Nachweis bestimmter Proteine im Liquor (p130/131 bzw. 14-3-3). Diese Parameter waren dem EEG überlegen. Nach Poser et al. (1997) war bisher kein Ansteigen der sporadischen Form der Creutzfeldt-Jakobschen Erkrankung nachzuweisen. Das Auftreten einer neuen Variante (nvCJD) in Großbritannien, eine möglicherweise auf den Menschen übertragene bovine spongiforme Enzephalitis (*BSE*), erfordere allerdings weitere langfristig angelegte Studien (Collinge, 1999). Wieviele

Tausende von Menschen in den nächsten Jahren an einer Creutzfeldt-Jakob Prionose erkranken werden, ist augenblicklich aufgrund der langen Inkubationszeit nicht abschätzbar. Es gibt derzeit keinen Anlaß zu einer Entwarnung. Die Zulassung von möglicherweise infiziertem Fleisch zum Verzehr ist nicht zu verantworten.

Neurobiologie und Therapie. Prionen *(Proteinaceous Infectious Agents)* können einerseits als „langsame Viren" übertragen werden, andererseits existieren auch genetisch verankerte Prionosen bei bekannten Punkt- oder Insertionsmutationen im Priongen auf dem langen Arm von Chromosom 20. Ein genetischer Polymorphismus kann zur Suszeptibilität, Manifestation und Mortalität beitragen. Das Priongen kodiert 253 Aminosäuren eines Membranglykoproteins mit unbekannter Funktion (PrP^c). Bei Konformationsänderung des Prionproteins (PrP^{sc}), die endogen (genetisch) verursacht und / oder exogen (infektiös) ausgelöst sein kann, kommt es zu spongiformen, vakuolären Veränderungen, einer astrozytären Gliose sowie zum Nervenzellverlust. Beim Gerstmann-Sträussler-Scheinker-Syndrom und Kuru werden ferner vermehrt β-Amyloidplaques nachgewiesen.

Kontrollierte Therapiestudien existieren noch nicht. Eine *symptomatische Behandlung* gibt es nur für die Myoklonien, die initial gut auf Clonazepam oder andere Benzodiazepine ansprechen. Amantadin, Amphotericin B, Interferon und Anthrazyklin haben sich bisher nicht als wirksam erwiesen (Otto et al., 1998). In Tierversuchen ergaben sich Hinweise auf eine Verlängerung der Inkubationszeit durch antivirale Präparate, immunsuppressiv wirksame Substanzen (Kortison) oder Stoffgruppen, die das retikulo-endotheliale System blockieren (Dextransulfat).

4.7 AIDS-Demenz

Symptomatik. HIV-bedingte Demenzen gelten als *häufigste Demenzformen bei jungen Patienten*. Sie wird hier erwähnt, da sie auch bei alten Patienten zunehmend an Bedeutung gewinnt, differentialdiagnostisch erwogen werden muß und spezifisch behandelt werden kann. 30 bis 50 Prozent der Patienten mit AIDS entwickeln im Krankheitsverlauf eine manifeste Demenz. Die Jahresinzidenz der Demenzen bei HIV-Infizierten beträgt mehr als 10 Prozent. Die kognitiven Defizite entwickeln sich schleichend mit zunehmender Verlangsamung sowie Beeinträchtigung von Gedächtnis und Konzentration. Neuropsychologisch faßbar ist die frühe Verlangsamung motorischer Reaktionen und die Beeinträchtigung des Kurzzeitgedächtnisses. Höhere kortikale Funktionen bleiben lange erhalten. Neben frontalen Enthemmungszeichen können neurologisch Dysarthrie, Tremor, Ataxie und Hyperreflexie sowie sensorische Neuropathien auftreten.

Tabelle 18: Kriterien für die klinische Diagnose einer HIV-Enzephalopathie (modifiziert nach American Academy of Neurology, AIDS Task Force)

HIV-1-assoziierter Demenz-Komplex
1. erworbene Auffälligkeit bei mindestens 2 der nachfolgenden kognitiven Fähigkeiten (seit mindestens 1 Monat bestehend): Aufmerksamkeit, Konzentration, Informationsverarbeitungsgeschwindigkeit, Abstraktionsvermögen, visuelles Differenzierungsvermögen, Gedächtnis, Lernen, Sprache
2. kognitive Dysfunktion mit deutlicher Beeinträchtigung der beruflichen Tätigkeit oder der Alltagsverrichtungen bei mindestens einem der beiden folgenden Faktoren: klinisch nachweisbare erworbene Störung der motorischen Funktion, Motivationsverlust, verändertes Sozialverhalten oder gestörte emotionale Steuerungsfähigkeit
3. Ausschluß anderer Ursachen, wie z.B. opportunistische ZNS-Erkrankung, Drogen-oder Alkoholmißbrauch, Depression, u.a., durch Anamnese, körperliche Untersuchung, Labor- und apparative Diagnostik
---

Neurobiologie. Das HIV-Virus überwindet die Blut-Hirn-Schranke, in Monozyten verborgen, („Trojanisches Pferd") und nistet sich in der zerebralen Mikroglia ein. Ein vorwiegend präfrontaler kortikaler Neuronenverlust führt zu einer Hirnatrophie, die auch in CT oder MRT gut erkennbar ist. Mit SPECT und PET sind eine fleckförmige Hypoperfusion bzw. ein Hypometabolismus nachweisbar. Im Liquor können sich eine lymphozytäre Pleozytose, oligoklonale Gammopathie oder auch Hinweise auf opportunistische bakterielle Virus- und Pilzerkrankungen finden.

Therapeutisch wird heute eine antiretrovirale Dreifachkombination mit zwei Nukleosidanaloga (eines davon Ziduvidin) plus einem Proteaseinhibitor eingesetzt. Zusätzlich kann eine gezielte Behandlung nicht-kognitiver psychischer Störungen oder eine spezifische Therapie opportunistischer Infektionen erforderlich sein.

4.8 Demenz bei andernorts klassifizierten Krankheitsbildern.

Prinzipiell kann jede Erkrankung, die zu einer mangelhaften Oxigenierung oder Substratversorgung des Gehirns führt, bei ausreichender Dauer und Schwere eine Demenz verursachen. Somit kommen zahlreiche

- infektiös-entzündliche (Neurosyphilis, Multiple Sklerose, ...),
- metabolisch-endokrinologische (Schilddrüsenerkrankungen, Hypoglykämie, ...),
- nutritiv-toxische (Vitaminkrankheiten, Kohlenmonoxidvergiftungen, ...),
- traumatische,
- neoplastische (limbische Enzephalitis, Filiae, ...),
- genetische (hepatolentikuläre Degeneration, zerebrale Lipidstoffwechselstörungen, ...) und

- andere (Normaldruckhydrozephalus, ...) Erkrankungen in Betracht (Förstl, 1997).

Besondere Fortschritte wurden bei der Aufklärung genetisch verankerter Demenzformen, etwa der Trinukleotid-Repeat-Verlängerungen und der mitochondrialen Erkrankungen, erzielt (Margolis et al., 1999; Martin, 1999; Leonard und Schapira, 2000 a u.b).

5. Aktuelle Aspekte der Demenztherapie

Während in den vorangegangenen Abschnitten 4.3 bis 4.7 bereits gezielte Interventionsmöglichkeiten für die entsprechenden Demenzformen angesprochen wurden, soll in diesem Abschnitt auf unspezifische und spezifische, medikamentöse und psychosoziale Behandlungsmöglichkeiten eingegangen werden, die bisher in erster Linie bei der Alzheimer Demenz erprobt und eingesetzt wurden.

5.1 Pharmakotherapie

5.1.1 Nootropika

Der Begriff Nootropikum wurde ursprünglich für die unspezifische Wirksubstanz Piracetam entwickelt und bedeutet „auf den Geist gerichtet". Manche Autoren subsumieren auch die Azetylcholinesterasehemmer, die im nächsten Abschnitt dargestellt werden, unter die Nootropika. Die Gruppe der Nootropika umfaßt unterschiedlichste Substanzen mit differenten, zum Teil noch unbekannten Wirkmechanismen (*Tabelle 19*).

Tabelle 19: Wirkmechanismen und Marktanteile von Nootropika/Antidementiva (erfaßt wurde der 12-Monatszeitraum bis Juni 1999; modifiziert nach Förstl, 2000b)

Substanz	Hauptwirkungsmechanismen	Marktanteil (Mio/12 Monate)
Ginkgo biloba	Radikalfänger, PAF-Antagonist	238
Memantin	NMDA-Antagonist	40
Azetylcholinesterasehemmer	Azetylcholinesterasehemmung	34
Piracetam	Steigerung des Glukose-Umsatzes	34
Andere	...	...
Insgesamt	...	436

Bei einigen Substanzen konnte mit Hilfe apparativer Untersuchungen gezeigt werden, daß eine Teilnormalisierung der Hirndurchblutung bzw. der EEG-Aktivität erreichbar ist. In den letzten Jahren wurden auch in anspruchsvollen klinischen Untersuchungen an großen Patientenzahlen signifikante positive Einflüsse auf die kognitive Leistung, möglicherweise sogar auf den Krankheitsverlauf demonstriert (Croisile et al., 1993; Le Bars et al., 1997; Oken et al., 1998).

Definierte Wirkprinzipien sind für Nimodipin, einen Antagonisten spannungsabhängiger Calciumkanäle (Müller, 1999), sowie für das Memantin, einen Antagonisten der zentralen Glutamatrezeptoren von NMDA-Typ, nachgewiesen worden. Durch Memantine konnte erstmals eine funktionelle Verbesserung im Spätstadium der Demenz belegt werden (Winblad und Poritis, 1999).

5.1.2 Cholinerge Behandlungsstrategien.

Die „*cholinerge Defizithypothese*" der Alzheimer Demenz steht derzeit im Mittelpunkt pharmakologischer Überlegungen. Tatsächlich ist das azetylcholinsynthetisierende Enzym Cholinazetyltransferase bei der Alzheimer Demenz postmortem auf 10 Prozent der Normalwerte verringert (Gsell et al. 1993). Frölich et al. (1998) wiesen im Liquor cerebrospinalis von Alzheimer-Patienten eine Minderung des Azetylcholingehalts nach. Das Ausmaß des cholinergen Defizits ist mit dem Demenzstadium und der Ausprägung der neurodegenerativen Veränderungen korreliert (Bierer et al., 1995). Die symptomatische pharmakologische Steigerung der cholinergen Neurotransmission ist die derzeit bestdefinierte therapeutische Strategie bei der Alzheimer Demenz.

Versuche, die Azetylcholinpräkursoren zu substituieren (Azetyl-Carnitin, Cholin, Lecithin), blieben ohne überzeugenden klinischen Erfolg (Thal, 1994). Auch muskarinerge oder nikotinerge Agonisten sowie Behandlungsversuche mit Nervenwachstumshormon (Nerve Growth Factor, NGF) zeigten eine ungünstige Relation zwischen Wirkung und Nebenwirkung (Hellweg, 1992; Nordberg et al., 1995). In der Klinik werden daher derzeit *Cholinesterase-Inhibitoren* favorisiert, die durch die Hemmung der für die Hydrolyse verantwortlichen Azetyl- und Butylcholinesterase zu einer zeitweisen Steigerung der Azetylcholinkonzentration im Gehirn, funktionell am bedeutsamsten im limbischen System, sorgen (Frölich et al., 1999; Cummings, 2000) *(Tabelle 20).*

In Europa wird zum Wirksamkeitsnachweis gefordert, in unabhängigen, doppelblinden, placebokontrollierten Studien signifikante Placebo-Verum-Differenzen auf drei Meßebenen zu demonstrieren, nämlich in der kognitiven Leistung, im klinischen Gesamteindruck und hinsichtlich der Alltagskompetenz. Zur Messung der kognitiven Leistungsfähigkeit hat sich die Testskala ADAS-cog durchgesetzt. Die beobachteten Placebo-Verum-Differenzen einzelner Substanzen sind oben dargestellt. Ihr Wirkprofil und die kognitiven Effekte sind vergleichbar. Die Substanzen wurden in sogenannten Phase-III-Studien zwischen 24 und 30 Wochen verabreicht. Insgesamt kann etwa ein Drittel der Patienten als „Responder" mit deutlicher, transienter Leistungsverbesserung eingestuft werden, 15 Prozent der Patienten zeigten keinerlei Verbesserungen. Neuere Ergebnisse legen einen *stabilisierenden Effekt* auf den Krankheitsverlauf nahe. Es ergaben sich sogar Hinweise darauf, daß Patienten, die über einen Zeitraum von zwei Jahren mit einem Azetylcholinesterasehemmer behandelt wurden, *signifikant seltener in ein Pflegeheim oder Krankenhaus aufgenommen* wurden und eine niedrigere Mortalität zeigten (Knopman et al., 1996; Neumann et al., 1999). Künftig muß versucht werden, die potentiell protektiven Wirkungen der Azetylcholinesterase-Inhibitoren unter Mitwirkung von Personen mit minimaler kognitiver Beeinträchtigung zu studieren. Untersuchungen von Nootropika und Azetylcholinesterase-Inhibitoren stehen noch aus. Unter Tacrin wurde ein häufiger Transaminasenanstieg beobachtet, der zu einem raschen Absetzen zwang. Die Nebenwirkungsrate neuerer zugelassener Azetylcholinesterase-Inhibitoren (Donepezil, Rivastigmin) ist vergleichbar und gering.

Tabelle 20: Klinische Wirkungen verschiedener Cholinesterase-Inhibitoren: kognitive Leistungsfähigkeit (gemessen über die Testleistungen im ADAS-cog nach Intent-to-Treat, ITT Analyse) (modifiziert nach Giacobini und Michel, 1998)

Substanz	Dosis (mg/Tag)	Studiendauer (Wochen)	Behandlungsunterschiede im Vergleich zu	
			Placebo	Baseline
Donepezil	5-10	24	2.8-4.6	0.7-1.0
Galantamin	30	12	3.3	1.8
Metrifonat	40-80	26	2.8-3.2	0.4-0.75
Rivastigmin	6-12	24	1.9-4.9	0.7
Tacrin	120-160	12/30	2.0-2.2	0.7-1.2

In spezialisierten Einrichtungen werden Azetylcholinesterasehemmer bevorzugt verwandt, in der Praxis niedergelassener Ärzte haben sie sich jedoch noch nicht durchzusetzen vermocht. Dies liegt zum großen Teil daran, daß nur ein Teil der Patienten ein deutliches positives Ansprechen zeigt, und Ärzte genauso wie Patienten und deren Angehörige von der unrealistischen Annahme ausgehen, daß die Therapie zu einer weitgehenden Symptombesserung führen müsse. Diese Erwartung ist bei einem chronischen Prozeß, der erst spät zu einer klinischen Manifestation führt, unrealistisch. Jede leichte symptomatische Besserung mit einer Anhebung der Lebensqualität für Patient und Pflegenden, jede Verlangsamung des Krankheitsverlaufs ist als Erfolg anzusehen. Auch die Frage nach der Wirkdauer der Azetylcholinesterase-Inhibitoren beruht auf einem gängigen Mißverständnis. Weil die meisten bisherigen Studien nur über einen Zeitraum von drei bis sechs Monaten durchgeführt wurden, und eine längere Wirksamkeit nicht übereinstimmend nachgewiesen ist, darf daraus keinesfalls abgeleitet werden, daß diese symptomatische Therapiemaßnahme nicht über längere Zeiträume wirksam wäre und eingesetzt werden sollte. Es ist ein weiterer verhängnisvoller Irrtum anzunehmen, daß Azetylcholinesterasehemmer im Stadium der schweren Demenz nicht mehr wirksam seien, nur weil an schwer dementen Patienten keine geeigneten Studien durchgeführt wurden und weil ein Behandlungserfolg in diesem Stadium methodisch kaum zu verifizieren ist.

5.1.3 Psychopharmakotherapie nicht-kognitiver Störungen

Ebenso wie antidementiv wirksame Nootropika und Azetylcholinesterasehemmer zu einer Besserung sogenannter nicht-kognitiver Störungen (Wahn, Halluzinationen, depressive Verstimmung, Aggressivität, Agitation, ...) führen, kann auch der erfolgreiche Einsatz von Neuroleptika, Antidepressiva und anderen Psychopharmaka zu einer Besserung der kognitiven Leistungsfähigkeit führen. Einige Einsatzbereiche dieser Substanzen sind in *Tabelle 21* vereinfacht wiedergegeben.

Tabelle 21: **Psychopharmaka und ihre Indikationsbereiche bei nicht-kognitiven Störungen dementer Patienten (modifiziert nach Ihl, Förstl, Frölich, 2000)**

	Neuroleptika	Antidepressiva	Carbamazepin
Wahnvorstellungen, Halluzinationen	+	-	-
Depressive Symptome	-	+	(+)
Agitation, Unruhe, Schlafstörungen	+	(+)	+

Bei paranoid-halluzinatorischer und aggressiver Symptomatik sowie psychomotorischer Unruhe und Störungen des Schlaf-Wach-Rhythmus können *Neuroleptika* indiziert sein. Aufgrund des hohen Alters der Patienten ist mit einem erhöhten Risiko für irreversible Dyskinesien zu rechnen. Daher empfiehlt sich eine strenge Indikationsstellung, die Verabreichung der minimal effektiven Dosis und eine wiederholte Überprüfung der weiteren Behandlungsnotwendigkeit. Der Einsatz von atypischen Neuroleptika wie Amisulprid, Clozapin, Olanzapin, Risperidon und Tiaprid ist zu bevorzugen. Bei Clozapin muß auf das Agranulozytose-Risiko geachtet werden. Die Dosierung hat sehr vorsichtig zu erfolgen. Bei Unruhe, Schlafstörungen und Aggressivität können niederpotente Neuroleptika mit sedierender Wirkkomponente eingesetzt werden, wie Pipamperon oder Perazin.

Auch bei der Behandlung mit *Antidepressiva* muß die Dosierung vorsichtig erfolgen. Bei Tri- und Tetrazyklika besteht das Risiko anticholinerger

Nebenwirkungen. Serotoninwiederaufnahmehemmer und zyklische Antidepressiva ohne relevante anticholinerge Eigenschaft werden daher bevorzugt. Die neuen Antidepressiva Mirtazapin, Nefazodon, Reboxetin und Venlafaxin sind für diesen Indikationsbereich von großem Interesse. Ausreichende klinische Erfahrungen und wissenschaftliche Untersuchungen über die Vorteile dieser Substanzen stehen noch aus.

Die *Anti-Epileptika* Carbamazepin und Valproat eignen sich zur Behandlung von Agitation und Aggressivität bei dementen Patienten. Laborkontrollen sind wegen des Agranulozytoserisikos und der Enzyminduktionen erforderlich.

Sedativa (Benzodiazepine) und auch Clomethiazol können zeitweise zur Behandlung von Angst und Agitation eingesetzt werden, sie werden aber häufig chronisch angewandt. Besonders lange und in hoher Dosis werden die Sedativa und auch sedierende Neuroleptika bei „störenden" Patienten in Altenheimen mit personeller Unterbesetzung verabreicht (Weyerer und Zimber, 1997). Moderne Schlafmittel können Vorteile in der Behandlung dementer Patienten aufweisen.

5.2 Psychosoziale Behandlungsansätze.

Zufriedenstellende Behandlungsergebnisse können im allgemeinen nicht mit der Pharmakotherapie allein erzielt werden. Die psychosoziale Behandlung muß sehr individuell auf die Belange des Patienten und seiner Umgebung abgestimmt werden. Es existieren jedoch einige Standardsituationen und entsprechende Standardmethoden, deren Effizienz derzeit aber noch unzureichend untersucht ist. Viele Erfahrungsberichte haben kasuistischen Charakter, und die Wirksamkeit mancher Interventionen wird eher intuitiv gewürdigt. Um so verdienstvoller ist es, die Ansätze psychotherapeutische Strategien bei dementen Patienten zu erkunden (Hirsch, 1994).

5.2.1 Strukturierte Programme und „Basisverhalten".

Die wenigen systematischen Untersuchungen beziehen sich bislang vorwiegend auf institutionalisierte Patienten mit Alzheimer Demenz *(Tabelle 22)*.

Im Realitäts-Orientierungs-Training *(ROT)* ist eine Verbesserung der räumlichen und zeitlichen Orientierung das Ziel. Unterschieden wird das Gruppen- oder „classroom"-ROT, mit einem täglichen, 30minütigen Programm zur Information über Ort, Zeit und Situation, von einem sogenannten „24-Stunden"-ROT mit kontinuierlichen Orientierungshilfen. Die ROT-Verfahren sind wenig individuell, und ihre Effektivität ist nicht zufriedenstellend abgesichert. Die Patienten scheinen nach dem Gruppen-ROT besser in der Lage zu sein, verbale Angaben zur Orientierung zu machen, während sie sich beim „24-Stunden"-ROT tatsächlich besser zurechtfinden. Dies kann als Verstärkung und Bahnung bestimmter Verhaltensweisen aufgefaßt werden und ist nicht notwendigerweise Ausdruck einer tiefergreifenden Verbesserung kognitiver Funktionen. Bei allen genannten Verfahren ist zu vermuten, daß soziale Kontakte, die Anhebung von Aktivitätsniveau und Stimmung im Rahmen dieser Maßnahmen wichtige unspezifische Faktoren darstellen, die möglicherweise erheblichen Anteil an der Wirksamkeit der Verfahren haben. Bemerkenswert erscheint ferner der positive Effekt des ROT auf das Wissen des Personals über die Patienten und auf dessen Einstellung zu den Patienten. Die *Reminiszenztherapie* zielt auf eine Stärkung erhaltener Fähigkeiten, nämlich die Erinnerung an zurückliegende Ereignisse und eigene Erlebnisse. Bei diesem Zugang werden also die Stärken der Patienten betont, und sie werden nicht mit ihren Schwächen konfrontiert oder einer unnatürlichen Trainingssituation ausgesetzt. Voraussetzung für eine solche systematische Beschäftigung mit den eigenen Lebenserinnerungen ist eine erhaltene verbale Kommunikationsfähigkeit. In der Behandlung werden als Erinnerungshilfen Musikstücke, Photographien, Zeitungsausschnitte und Bücher verwendet. Eine Variante der Reminiszenztherapie stellt die *Selbsterhaltungstherapie* dar, bei der – unter Einbeziehung der Familie – das Gefühl einer personalen Identität der Patienten durch das systematische, personenspezifische, stadienangepaßte Üben autobiographischen Wissens gestärkt wird (Romero und Eder, 1992). Die Validationstherapie empfiehlt ein sehr weitgehendes Einlassen auf die „valide" Sichtweise der Patienten, die verstanden und akzeptiert werden sollen (Feil, 1990).

Tabelle 22: Strukturierte und „basale" psychosoziale Behandlungsansätze

Intervention	Zentrale Inhalte
Realitäts-Orientierungs-Training (ROT)	„classroom"-ROT; 24-Stunden-ROT
Erinnerungstherapie	Life Review, Erinnerungsgruppen
Selbst-Erhaltungs-Therapie (SET)	Stützung erhaltener Funktionen
Kreative Therapien	Musik-, Kunst-, Tanztherapie
Ergotherapie	Beschäftigung mit sinnvollen Inhalten
Basisverhalten	Geduld, Dialog, Eindeutigkeit, „value of touch"
basale Stimulation	gezielte Substitution von Stimuli; Orientierungshilfen

Bei einer leichten Demenz kann *kognitives Training* zumindest zeitweise zu einer gewissen Verbesserung von Gedächtnis- und Aufmerksamkeitsleistungen des Patienten führen. Ein sehr individuell auf die spezifischen Defizite eines Patienten mit leichten Störungen abgestimmtes Psychoedukationsprogramm kann leichte Vorteile zeigen (Commissaris et al.,1996). Der Transfer der erlernten Fähigkeiten, eine nachhaltige Umsetzung in der Bewältigung von Alltagsanforderungen ist bei manifester Demenz jedoch kaum nachzuweisen (Hofmann et al.,1996). Selbst für das konkrete Training praktischer Funktionen (Körperpflege, Ankleiden, Küchenarbeiten) ist der Effektivitätsnachweis noch nicht erbracht. Neuropsychologische Trainingsmethoden, die sich in der Regel in der Rehabilitation von Patienten nach Hirntraumata und Hirninfarkten bewährt haben, führen bei progredienten Hirnerkrankungen zu allenfalls passageren Effekten, so etwa die Kontextualisierung von Informationen oder das visuelle Assoziationslernen (*Imagery Methode*), also eine sprachliche und visuelle Doppelkodierung von Informationen. Einfachste Mnemotechniken sind am wirkungsvollsten, z.B. die Verwendung eines Notizblocks (Haupt, 1997). Strikt abzulehnen ist das unfundierte sogenannte „Hirnjogging" bei Patienten mit manifester Demenz. Während beim nicht-pathologischen Altern noch vorhandene kognitive Reserven durch geeignete Trainingsmethoden erschlossen werden können, stehen diese Ressourcen dementen Patienten nicht mehr zur Verfügung. Dies ist zentrales Merkmal des Demenzsyndroms (Zerfaß et al., 1997). Die Frustration ist daher vorprogrammiert und wird von den Patienten noch schmerzlicher erlebt als von Therapeuten und Angehörigen.

Bereits bei der Diagnostik der Demenz muß behutsam auf Verarbeitungsfähigkeit und Informationsbedürfnis der Patienten eingegangen werden. Patienten darf eine erwünschte *Aufklärung* weder vorenthalten werden, noch darf den Patienten andererseits Wissen über die diagnostizierte Erkrankung und deren vermutete Prognose aufoktroyiert werden. Eine bloße Information ohne begleitendes Hilfsangebot für die Auseinandersetzung mit der Erkrankung ist nicht zu vertreten. Psychotherapeutische Ansätze oder der Versuch einer kognitiven Umstrukturierung können in der Frühphase einer degenerativen Hirnerkrankung bei Patienten mit reaktiv-depressiven Störungen zu einer gewissen Entlastung führen (Teri und Gallagher-Thompson, 1991), deren Wirksamkeit jedoch zeitlich begrenzt ist. Die reaktiv bedingten depressiven Symptome sind häufig mit zunehmender Schwere des kognitiven Defizits rückläufig.

Elementares zwischenmenschliches Kommunikationsverhalten einschließlich seiner nicht-verbalen Komponenten wird im Umgang mit dementen Patienten häufig vernachlässigt (*Basisverhalten*). Ganz grundsätzlich muß gelten, daß jenen Patienten, die sich verbal nicht mehr adäquat äußern können, im Gegenzug adäquate Stimuli nicht vorenthalten werden dürfen (*Basisstimulation;* siehe auch nächsten Abschnitt).

5.2.2 Umgang und Umfeldstrukturierung.

Demente Patienten sind aufgrund ihrer kognitiven Einschränkung nur sehr bedingt in der Lage zu lernen, und sich anzupassen. Dies ist damit in erster Linie die Aufgabe der pflegenden Partner bzw. des Pflegepersonals. Die

Pflege muß sehr individuell auf die Persönlichkeit und die aktuellen Probleme des Patienten eingehen; das bedeutet, daß hier wenig zu verallgemeinern ist und daß dort, wo es allgemeine Regeln gibt, diese oft trivial wirken: So ist es meist nutzlos, mit den Patienten zu argumentieren, sie zu konfrontieren, ihnen zu widersprechen und sie zu belehren. Der *Kommunikationsstil* muß auf die begrenzte Aufnahmefähigkeit des Patienten Rücksicht nehmen und entsprechend einfach sein. Da Patienten bis in späte Krankheitsstadien häufig gut in der Lage sind, non-verbale Reize aufzunehmen, ist es meist von Vorteil, verbale mit gestischen und mimischen Signalen zu verbinden. Entscheidend ist eine *positive Rückmeldung* mit dem Akzeptieren und Verstärken richtiger Äußerungen. Falsche Reaktionen können gelegentlich umgelenkt, oder es kann davon abgelenkt werden. In nicht zu rettenden Situationen kann ein Themenwechsel, eine kurze Auszeit („time-out") dazu führen, daß der Konflikt rasch entschärft, daß er vergessen wird. Einfachste verhaltenstherapeutische Regeln der Verstärkung und des Löschens erweisen sich als wirksam, solange durch eine positive Grundeinstellung das Selbstwertgefühl der Patienten gewahrt bleibt. Eine besondere Aufgabe kann darin bestehen, die erhaltenen Fähigkeiten und Bedürfnisse der Patienten zu entdecken (z.B. Musik, Bewegung, soziales Empfinden) und vorhandene Kompetenzen in bestimmten Aufgaben sinnvoll einzusetzen (Tisch decken, Haustiere pflegen, Gartenarbeit).

Bestimmte belastende und wiederkehrende Verhaltensweisen erfordern spezifische Maßnahmen und sollten Anlaß sein, nach eventuell zugrundeliegenden Faktoren zu suchen. Aggressiv reagieren die Patienten häufig dann, wenn ihr Intimbereich verletzt wird oder wenn sie sich bedroht fühlen. Diese Reaktionen werden durch Wahnvorstellungen und Halluzinationen begünstigt und können unter anderem durch eine neuroleptische Therapie beeinflußt werden. Ständiges Schreien kann sowohl Ausdruck von Schmerzen auf der Grundlage einer behandelbaren körperlichen Erkrankung sein als auch durch ein reizarmes Milieu begünstigt werden.

Die Umgebung der Patienten sollte vertraut und anregend sein, aber keine Aufregung fördern. Die Konstanz der Umgebung wird am ehesten durch vertraute Personen – möglichst nahe Angehörige – gewahrt, durch bekannte Kleidung, Bilder und Möbel, Einhaltung der Ernährungsgewohnheiten und eines regelmäßigen Tagesablaufs. Urlaubsreisen, Verlegungen zwischen Ursprungswohnung, Krankenhaus und Pflegeheim, Renovierungen und Umbauten des Wohnraums, ständiger Personalwechsel und fehlende Bezugspersonen können Anlaß zu einer Verschlechterung des Zustandsbildes geben.

Die gewohnte Umgebung der Patienten darf andererseits nicht zu langweilig sein, sondern soll Anregungen bieten. Sensorische Deprivation und soziale Isolation einerseits sind ebenso zu vermeiden wie andererseits Lärm und Hektik. Klare *Orientierungshilfen*, angenehme Farben und eine ausreichende Beleuchtung, die Verwendung von Seh- und Hörhilfen, angenehme Musik nach dem Geschmack der Patienten sind von Vorteil. Abzuraten ist von einer unkontrollierten Exposition gegenüber allen leicht mißdeutbaren Stimuli, wie Stationsdurchsagen, erschreckenden Bildern, beängstigenden Schatten, großformatigen Spiegeln, Dauerbeschallung durch Fernseher und Radio. Unersetzbar ist die *persönliche Zuwendung*, die auf anspruchsvollem Niveau in der Musik-, Kunst- und Ergotherapie erfolgen kann, und die im einfachsten Fall auch durch eine Berührung zu vermitteln ist. Es wird häufig übersehen, daß viele Patienten – auch bei fortgeschrittener Demenz – ein starkes Bedürfnis nach Nähe haben.

Den Demenzkranken sollte möglichst soviel Bewegungsfreiheit eingeräumt werden, wie sie verlangen. Diesem Spielraum müssen erst dann Grenzen gesetzt werden, wenn die Sicherheit der Patienten selbst oder die der Partner und Pflegekräfte bedroht ist. Zunächst kann es genügen, die Nachbarn über den Zustand der Patienten zu informieren, um sicherzustellen, daß die Patienten nach Hause gebracht werden, wenn sie sich verlaufen haben. Heller Kleidung ist der Vorzug zu geben, um die Gefahren im Straßenverkehr zu reduzieren. Später muß auch im engsten Umkreis des Patienten auf Verletzungsmöglichkeiten geachtet werden (Jones und Miesen, 1993; Haupt, 1997; Müller und Förstl, 1999).

Eine Zusammenschau der heute wünschenswerten stadienabhängigen Anwendung pharmakologischer und psychosozialer Interventionen bei Patienten mit wahrscheinlicher Alzheimer Demenz gibt *Tabelle 23* wieder.

Tabelle 23: Derzeit übliche Interventionen im leichten, mittelschweren und schweren Demenzstadium bei wahrscheinlicher Alzheimer Demenz (in Abwandlung von Ihl, Förstl, Frölich, 2000)

Stadium	Psychopharmaka	psychosozial	/ ambulant	/ institutionell
subklinisch	(evtl. Vitamin E, Nootropika)	Beratung, Aktivierung	-	-
leicht	Azetylcholinesterasehemmer, Nootropika ggf. andere Psychopharmaka	Aktivierung, Ergotherapie, Selbsthilfegruppen	evtl. Physiotherapie, Essen auf Rädern, Pflegeplanung	evtl. Tagesstätte, Ergotherapie
mittelschwer	Azetylcholinesterasehemmer, Nootropika ggf. andere Psychopharmaka	Versuch behutsamer Verhaltensmodifikation	zusätzlich Beaufsichtigung und Hilfe	Tagespflege, Tagesklinik oder Altentagesstätte
schwer	ggf. andere Psychopharmaka (Azetylcholinesterasehemmer, Nootropika, Memantine)	evtl. professionelle Angehörigenhilfe	24 Stunden Betreuung, Fachpflege	häufig Institutionalisierung bei Zusammenbruch der häuslichen Versorgung

5.2.3 Von der Angehörigenberatung zur Selbsthilfe.

Die *psychische Belastung betreuender Angehöriger ist extrem*, und dies führt – vor allem bei älteren Ehefrauen, deren Partner spät an einer Demenz erkrankt sind – zu einer hohen psychischen Morbidität und zu somatischen Erkrankungen (Rankin et al., 1992; Freye, 1998; Vedhara, 1999). In der Bundesrepublik erweist sich die *Begutachtung* zur Einschätzung der Pflegestufe als besondere zusätzliche Belastung (Zerfass et al., 1997).

Die *Ausdünnung des sozialen Netzes* aufgrund des hohen Alters und aufgrund der Erkrankung des Partners stellt einen besonderen Risikofaktor für eine Erkrankung des betreuenden Angehörigen dar und kann zum *Zusammenbruch der häuslichen Versorgung* führen. Die psychische Belastung steht in keinem engen Zusammenhang zur Schwere der Demenzerkrankung, sondern ist besser durch eine Reihe konkreter Belastungsfaktoren zu erklären, wie etwa Anzahl und Ausprägung der pflegerischen Probleme, z.B. Inkontinenz und Verhaltensauffälligkeiten, vor allem aggressiver Verhaltensweisen oder Störungen der Nachtruhe sowie das Fehlen normaler Kommunikation (Hettiaratchy und Manthorpe, 1993; Förstl und Geiger-Kabisch, 1995).

Die möglichen Formen der Angehörigenbetreuung sind ebenso unterschiedlich wie die Erwartungen und Bedürfnisse der Angehörigen. Die Betreuung kann während der Sprechstunde in ausführlichen Einzelberatungsgesprächen mit den Angehörigen bzw. in einer patientenorientierten langfristigen Begleitung erfolgen, in einer gezielten Anleitung anläßlich eines stationären Aufenthalts oder in Form einer professionell geleiteten bzw. einer Selbsthilfegruppe. In einer 1983 durchgeführten Studie wurden drei Arten pflegender Angehöriger hinsichtlich ihres Engagements und ihrer Einstellung charakterisiert: Angehörige, die sich gerne in der Pflege engagieren und dabei der Anleitung und Ermutigung bedürfen; Angehörige, die sich verpflichtet fühlen, in der Pflege Opfer über jedes vernünftige Maß zu erbringen; und jene, die ihrer Aufgabe nur widerwillig nachkommen. Deutliche Unterschiede zeigen sich in der Erwartungshaltung pflegender Männer und Frauen, wie in einer Studie über Angehörigengruppen gezeigt werden konnte (Förstl und Geiger-Kabisch, 1995): Während Ehefrauen und Töchter in einer Angehörigengruppe vor allem gegenseitige emotionale Unterstützung suchen, durch den Austausch Entlastung von ihren Ängsten erfahren und lernen, ihr Schicksal leichter anzunehmen, suchen Männer gezielter nach Informationen über die Ursachen und Behandlungsmöglichkeiten der Demenz und verlangen nach konkreten Handlungsanweisungen im Umgang mit den Patienten. Das unterschiedliche Engagement und das divergierende „emotionale" bzw. „instrumentelle" Interesse pflegender Angehöriger erfordert große Flexibilität in der Gestaltung entsprechender Angebote. Die zwei Ziele der Angehörigenbetreuung, nämlich zum einen die Entlastung bzw. Unterstützung der Angehörigen, zum anderen die Verbesserung der Pflege, sind auf unterschiedlichen Wegen zu erreichen. Ein wesentlicher gemeinsamer Nenner ist die Erhöhung der Toleranz gegenüber Belastungen durch störende Verhaltensweisen und ein Abbau der Frustrationen. Sowohl Information als auch die Akzeptanz in einer Gruppe von Angehörigen, die über ähnliche Erfahrungen verfügen, können diesen Zielen dienen.

Ein *strukturiertes Beratungsprogramm* mit einer ausreichenden Unterstützung der Angehörigen kann äußerst *kosteneffektiv* die Aufnahme der Patienten in Pflegeheime oder Krankenhäuser verzögern oder ganz verhindern (Mittelman et al., 1996).

Während die Deutsche Alzheimer Gesellschaft einen wichtigen Beitrag zur Information der Angehörigen, etwa über die Natur der Erkrankung, den Umgang mit Patienten sowie rechtliche und finanzielle Fragen (z.B. Gratzl et al., 1998) bietet, stellt die Schriftenreihe des Bundesministeriums für Gesundheit einen wertvollen Leitfaden für die ambulante und teilstationäre gerontopsychiatrische Versorgung dar (Hirsch et al., 1999).

6. Zur Zukunft von Forschung und Versorgung

Vor einem Jahrhundert stellte die progressive Paralyse das dominierende neuropsychiatrische Forschungsthema dar. In einigen Nervenkliniken wurde die Mehrzahl der Patienten als „Paralytiker" diagnostiziert. Erst aufgrund neuer Ergebnisse aus der Histologie, Serologie und der Bakteriologie entwickelten sich ein klares klinisches Krankheitskonzept und revolutionäre therapeutische Ansätze. Die genaueren Diagnosekriterien und eine verbesserte Behandlung führten zu einer umfassenderen Lösung des Problems: Die progressive Paralyse ist heute eine seltene Erkrankung geworden, erstens, weil die Syphilis-Infektion des Nervensystems mittlerweile sehr erfolgreich vermieden und therapiert werden kann und zweitens, weil sich hinter vielen der vormals als progressive Paralyse diagnostizierten Störungen andere Erkrankungen verbergen.

Das Konzept der Alzheimer Demenz ist derzeit sehr ausgeweitet. Die kategoriale Gegenüberstellung von Alzheimer Demenz und anderer im Senium auftretender Demenzformen erscheint der Natur häufig unangemessen. Die klinische Diagnose ist wenig zuverlässig und erfolgt zu spät. Es ist unwahrscheinlich, daß sich als Ursache der senilen Demenzen jeweils ein einzelner, gezielt auszuschaltender Mechanismus finden wird. Vermutlich wird es uns jedoch gelingen, komplexe Mechanismen und ihre Interaktionen besser zu verstehen, und wir werden auch lernen, diese Vorgänge durch konsequente Interventionen zu beeinflussen.

6.1 Vom „normalen" zum „pathologischen" Altern.

Die Frage, ob die senile Demenz eine alternsassoziierte Veränderung oder eine altersassoziierte Erkrankung darstellt, ist nicht von ausschließlich theoretischem Interesse („age- or ageing-related"; Ritchie und Kildea, 1995; Helmchen et al., 1999). Die Grundsatzfrage „Krankheit oder Alter" hat erhebliche gesundheitspolitische und ganz praktisch versicherungsrechtliche Implikationen und wird daher häufig nicht offen diskutiert.

Da sich in Prävalenzstudien nicht alle Hundertjährigen als manifest dement zeigen, wird immer wieder argumentiert, dies beweise, daß die senile Demenz kein „normaler" oder vorgezogener Alterungsprozeß des Gehirns sei, sondern eine Erkrankung, die bevorzugt bestimmte – aber eben nicht alle – Menschen in einer höheren Altersstufe betreffe. Nach Ansicht des Autors sind derartige, heute vorliegende Prävalenzdaten jedoch keineswegs zur Hochrechnung künftiger Demenzrisiken einer somatisch immer gesünderen, immer älter werdenden Bevölkerung geeignet. Derzeitige Querschnittsuntersuchungen basieren in den höchsten Altersstufen auf minimalen, hoch-selektierten Bevölkerungsanteilen, also auf einer „Survival-Elite", die keineswegs repräsentativ für ihre Jahrgangsstufe ist und daher nicht als Vergleichsmodell für die Mehrheit der Menschen jüngerer Jahrgänge gelten kann. Ergebnisse, die an diesen Populationen gewonnen werden, dürfen keinesfalls herangezogen werden, um Prognosen hinsichtlich künftiger Demenzrisiken höherer Bevölkerungsanteile bei allgemein gesteigerter Lebenserwartung zu berechnen. Kumulative Risikoberechnungen weisen darauf hin, daß bei sinkender somatischer Morbidität ein wesentlich höherer Prozentsatz der Bevölkerung (nämlich *nahezu 100 Prozent*) im Alter von 100 Jahren schwerwiegende kognitive Einbußen entwickelt (Bickel, 1997).

In *Tabelle 24* ist eine Reihe alterns- und Alzheimer-assoziierter Veränderungen aufgelistet, die gelegentlich als Hinweise auf qualitative Unterschiede zwischen beiden Prozessen gedeutet wurden (Ritchie, 1998). Viele dieser Differenzen erklären sich jedoch aus dem fortgeschrittenen Demenzstadium der Patienten und sind damit eher auf die Zusammensetzung der Vergleichsstichproben zurückzuführen als auf qualitativ andersartige zugrundeliegende Prozesse.

Von großer Bedeutung wird die Klärung der Fragen sein, ob eine leichte Vergeßlichkeit oder andere subtile kognitive Defizite, ob leichte körperliche Leistungsreduktionen und leichteste hirnatrophische Veränderungen tatsächlich noch als Ausdruck gesunder Altersveränderungen zu akzeptieren sind oder doch als Vorboten einer beginnenden Demenz aufgefaßt werden müssen. Zahlreiche Studien werden sich im nächsten Jahrzehnt mit der Risikoabschätzung bzw. -prognostik für Personengruppen mit leichtgradigen kognitiven Einbußen befassen.

Für die Auswahl geeigneter Interventionen wird künftig entscheidend sein, wie gut es uns gelingt zu verstehen, bis zu welchem Punkt erwünschte Mechanismen zu alternsassoziierten Veränderungen führen, bis zu welchem Stadium danach subklinische degenerative Prozesse kompensiert bleiben, und ab wann eine Beschleunigung oder Entgleisung altersassoziierter Prozesse die neurobiologischen Reparatur- und Reservekapazitäten „überrennt" und zu einer Dekompensation führt.

Tabelle 24: Morphologische und funktionelle Unterschiede zwischen „normalem Altern" und Alzheimer Demenz (nach Ritchie, 1998)

	normales Altern	Alzheimer Demenz	
senile Plaques	oberflächlicher Kortex	ganze Tiefe des Isokortex	Esiri 1997
Neuronenverlust		Lamina II der Regio entorhinalis (bereits im Frühstadium)	Gomez-Isla et al., 1996
		Pyramidenzellen CA1	West et al., 1994
Atrophie	gering	plötzliches dramatisches Einsetzen mit Manifestation der Demenz	Jobst et al., 1994; Miller et al., 1998
	stärkere posteriore alpha-Aktivität	erniedrigte posteriore alpha-Aktivität	Politoff und Monson, 1996
	niedrigere anteriore delta-Tätigkeit	gesteigerte anteriore delta-Tätigkeit	Jonkman, 1998
Neuro-psychologie	leichte Defizite	Nachlassen von Aufmerksamkeit, visuokonstruktivem und semantischem Gedächtnis	(zahlreiche Studien)

Ein frühzeitiger Eingriff gegen die Neurotoxizität der freien Radikale, eine genau terminierte Unterstützung von DNA-Reparaturmechanismen kann sich als vorteilhaft erweisen, eine frühe Intervention bei apoptotischen, zum programmierten Nervenzelltod führenden Mechanismen kann nachteilige Effekte zeigen (Katzman, 1997; Ritchie, 1998).

6.2 Von Epiphänomenen zur Ätiologie, von symptomatischer Behandlung zur Prävention.

Die klinische Demenzforschung befaßt sich heute ausschließlich mit den Epiphänomenen der Erkrankung, den kognitiven Defiziten, den Störungen des Verhaltens, mit funktionellen und morphologischen Hirnveränderungen, biochemischen und neuropathologischen Befunden *(Abb. 1)*. Dies wird sich ändern.

Epiphänomene – symptomsuppressive Therapie. Die symptomatische Effektivität der derzeit zur Verfügung stehenden pharmakologischen Therapiemöglichkeiten ist hinreichend belegt. Jedoch fehlt es an Vergleichsstudien zwischen einzelnen Substanzen, die im Verlauf der nächsten Jahren noch durchgeführt werden müssen. Es ist offensichtlich, daß die aktuelle Pharmakotherapie kognitiver und nicht-kognitiver Störungen einen ersten kleinen Schritt in eine vernünftige Richtung darstellt, daß aber noch ein sehr weiter Weg vor uns liegt.

Zahlreiche symptomatisch, möglicherweise sogar pathophysiologisch wirksame Substanzen sind derzeit in präklinischer Erprobung (in vitro- und tierexperimentelle Untersuchungen). In den USA wird die Sicherheit und Dosierung von derzeit drei neuen Substanzen in Phase-I-Studien geprüft. Effektivität und Nebenwirkungen von sieben potentiell antidementiv wirksamen Substanzen werden in Phase-II-Studien studiert. Weitere sieben Substanzen werden in großem Umfang an jeweils 1000 bis 3000 freiwilligen Patienten hinsichtlich ihrer Effektivität und Nebenwirkungsrate bei Langzeitanwendung untersucht.

Es gibt Anhaltspunkte dafür, daß auch symptomatische Maßnahmen – etwa die Gabe von Azetylcholinesterasehemmern, Nootropika und durchblutungsfördernden Substanzen – potentiell weitreichende neurobiologische Effekte haben können (genetische Reprogrammierung).

Komorbidität – pathophysiologische Interventionen. Neuere Studien zur Alzheimer Demenz, zur Lewy-Körperchen Variante der Alzheimer Demenz, zu anderen Amyloidosen, Tau-Pathien (z.B. fokal beginnenden Hirndegenerationen) und vor allem zu den vaskulären Demenzen legen den Verdacht langer gemeinsamer pathophysiologischer Strecken nahe.

Nicht nur bei der klinischen Symptomatik des manifesten Demenzsyndroms oder leichter kognitiver Defizite handelt es sich um Epiphänomene zugrundeliegender Krankheitsprozesse, sondern auch Plaques, Neurofibrillen und andere histopathologische und biochemische Veränderungen im Gehirn dementer Patienten werden von manchen Autoren als späte Veränderungen im Verlauf des zugrundeliegenden neurodegenerativen Prozesses aufgefaßt. Möglicherweise handelt es sich bei den Plaques und Neurofibrillen um die Ergebnisse zerebraler Kompensations-, Reparatur-, oder Entsorgungsvorgänge und bei den neurofibrillären Veränderungen um eine unspezifische Reaktion auf die zerebrale Amyloidose und/oder eine neuronale Schädigung (Delacourte und Buée, 1997). Selbst bei diesen zentralen pathophysiologischen Vorgängen kann eine symptomatische Intervention erfolgreich sein, wenn sie früh genug – also vor der Manifestation der Erkrankung – ansetzt.

Grundsätzlich wird gelten, daß jede zusätzliche Noxe, jede zusätzliche systemische oder Hirnerkrankung die Schwelle zur Manifestation einer Demenz erniedrigt (Snowdon et al., 1997). Der pathophysiologische Stellenwert verschiedener Komorbiditäten wird in den nächsten Jahren genauer erforscht werden. Prospektive Inzidenzstudien werden neue Ergebnisse liefern. Langfristig angelegte Interventionsstudien werden anlaufen.

Abbildung 1: Verlauf und Interventionsmöglichkeiten bei der Alzheimer-Krankheit

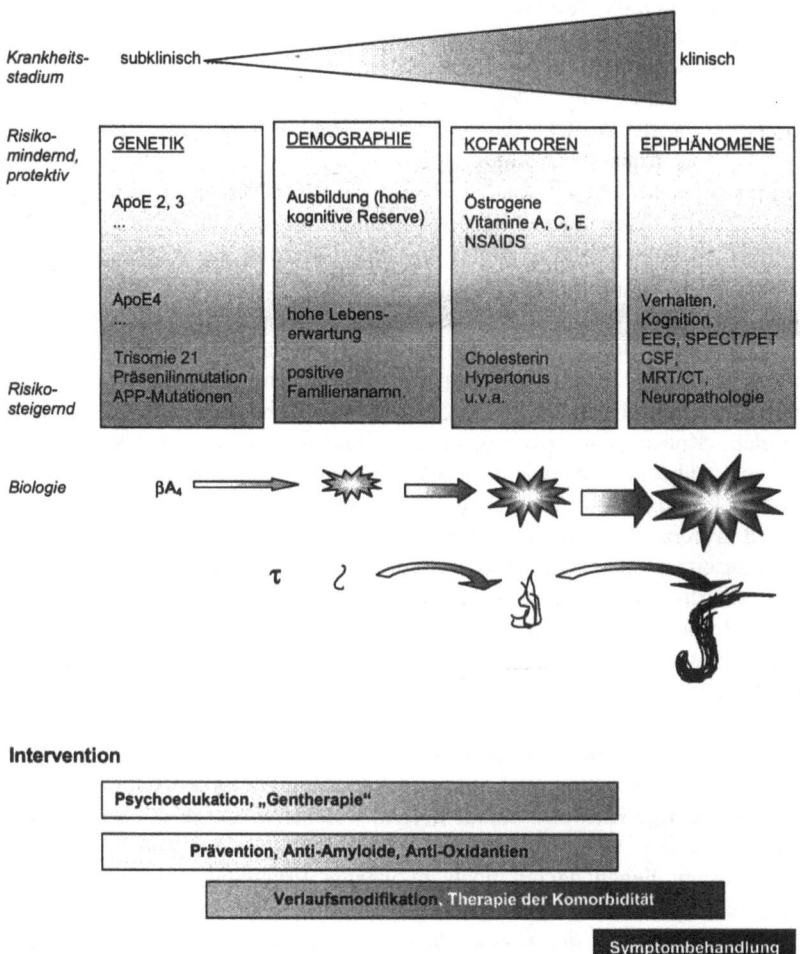

Die Effekte von Antiphlogistika (z.B. Indomethacin; COX2-Inhibitoren) und Radikalfängern (z.B. Deprenyl; Vitamin E) werden in diesen Jahren genauer untersucht und in absehbarer Zeit zu einer breiteren klinischen Anwendung gelangen. Die Effekte der Statine und spezifischer Östrogenderivate auf die Cholesterinsynthese, β-Amyloidproduktion, Fibrillogenese und Atherogenese sind zu prüfen. Denkbar wäre eine Spaltung des toxischen β-Amyloid mit der α-Sekretase bzw. eine Blockade der inzwischen indentifizierten ßA$_{1\text{-}42}$- generierenden ß-Sekretase (Sinha et al., 1999; Yan et al., 1999). Vor potentiell immunsuppressiven Effekten wird gewarnt (Hardy und Israel, 1999). Wann diese Substanzen klinisch für diese Indikation eingesetzt werden können, ist noch nicht abzuschätzen.

Risikomodelle – ätiogenetische Behandlung. Aufgrund ihres langen subklinischen Verlaufs bietet die Alzheimer-Krankheit günstige Voraussetzungen für eine frühe Intervention, sofern eine rechtzeitige Risikoabschätzung erfolgt (Masters und Beyreuther, 1998). Es ist zu vermuten, daß Versicherungsgesellschaften entsprechende Risikomodelle – die im Ansatz aus Abbildung 1 abzuleiten sind – früher anwenden werden als verantwortungsbewußte Ärzte. Deren Entwicklung wird jedoch unvermeidlich sein und in der nächsten Dekade erfolgen.

Von größter Bedeutung ist die frühzeitige Erkennung von Hochrisikopersonen mit starker genetischer Belastung. Für diesen Personenkreis wird prinzipiell eine auf absehbare Zeit noch nicht anwendbare Gentherapie erwogen werden. Konsequente psychoedukative und psychagogische Maßnahmen müssen frühzeitig angewandt werden. Darüber hinaus können einige der pathophysiologisch wirksamen Interventionen über mehrere Dekaden angewandt werden. Das An- und Abstellen von Genen kann unter Umständen auch zu einem späten Zeitpunkt erfolgen, etwa durch Azetylcholin oder Östrogene. Eine Reprogrammierung ist jedoch bei Hochrisikopersonen auch zu einem frühen Zeitpunkt denkbar. Schutzgene und ihre Analoga müssen in den nächsten Jahren genauer untersucht werden (z.B. $ApoE_2$, $ApoE_3$, die Kupfer-Zink-Superoxid-Dismutase).

Die Vermeidung zusätzlicher schädlicher Umwelteinflüsse muß bei Hochrisikopersonen zu einem frühen Zeitpunkt konsequent erfolgen. Die epidemiologische Forschung und die molekularbiologische Forschung werden jeweils wichtige Hinweise darauf liefern, welche Noxen gezielt abzuwenden sind.

Insgesamt liegen derzeit noch zu wenige Erkenntnisse über protektive Faktoren vor. Offene Fragen bestehen etwa hinsichtlich der Möglichkeit einer gezielten Steigerung der kognitiven (und eventuell sogar biologischen) Reservekapazität durch Ausbildung und Lebensführung (Diätetik). Die Assoziation von Erziehung und Bildung mit anderen sozialen bzw. biologischen Prädiktoren wird zu untersuchen sein sowie etwaige differentielle Effekte auf verschiedene Demenzformen.

6.3 Ethische Probleme

6.3.1 Selbstbestimmung des Demenzkranken.

In den letzten Jahrzehnten hat sich das Bewusstsein von der individuellen Freiheit und Selbstbestimmung des Menschen immer stärker auf das Verständnis der Arzt- Patientenbeziehung ausgewirkt. Die Achtung vor dieser Autonomie wurde zu einem grundlegenden Gebot ärztlicher Ethik und fand eine starke Stütze in Gesetzgebung und Rechtsprechung. Selbstverständlich gilt dieser Grundsatz auch für Demenzkranke. Dennoch kann es gerade bei diesem Personenkreis schwierig sein, das medizinethische Prinzip des „voluntas aegroti" mit dem des „salus aegroti" – also der Pflicht zur Hilfeleistung und Gefahrenabwendung – in Einklang zu bringen. Mit dem Fortschreiten dementieller Krankheitsprozesse wird ja mehr und mehr die Fähigkeit des Patienten eingeschränkt, zu einer realitätsgerechten Urteilsbildung zu gelangen und Willensentschlüsse zu treffen, die sowohl einer vernünftigen Situationseinschätzung als auch den eigenen Werten und Zielvorstellungen entsprechen. Dies kann leicht dazu führen, daß eine Fülle von Alltagsentscheidungen, die in folgenschwerer Weise die persönliche Freiheit des betreffenden Kranken berühren, über den Kopf des Betroffenen hinweg gefällt werden und sich an dessen vermeintlichem Wohl und an dem Wunsch nach Verringerung des Betreuungsaufwandes orientieren, den Patientenwillen aber nicht ausreichend berücksichtigen. Der Wertkonflikt zwischen dem Respekt vor der Autonomie des Erkrankten und seinem Wohl wird also zugunsten eines paternalistisch- kustodialen Betreuungsstils entschieden, was einen Verlust an noch verbliebener Freiheit und Selbstverfügbarkeit zur Folge hat.

Das Vorliegen eines Demenzprozesses bedeutet aber nicht von vorneherein einen vollständigen Ausschluß der individuellen Handlungs- und Entscheidungsfreiheit. Die Autonomie des Patienten geht durch eine derartige Krankheit nicht von Anfang an verloren. Es kommt vielmehr zunächst nur zu einer Kompetenzbeeinträchtigung in bezug auf bestimmte einzelne Sachverhalte und spezifische Aufgaben. Der Betroffene kann also hinsichtlich einiger konkreter Bereiche seines Urteilens, Entscheidens und Handelns bereits inkompetent sein, während er auf anderen Gebieten noch durchaus autonom ist. Die Wahrnehmung und Respektierung erhaltener Kompetenzbereiche ist eine wichtige ethische Forderung beim Umgang mit Demenzkranken. Die betreuenden Personen müssen also den Wünschen und Bedürfnissen des Erkrankten so weit als nur irgend möglich Rechnung tragen. Dies setzt voraus, daß dessen Auffassungen über viele kleine Alltagsprobleme, seine Einstellung zu bedeutsamen Lebensfragen, seine Vorlieben, Interessen und Abneigungen bekannt sind. Hierzu ist ein hohes Maß an frühzeitiger Sachaufklärung erforderlich, die sich auf Informationen zur Persönlichkeit, Biographie und allgemeinen Lebenssituation des Demenzkranken erstrecken sollte (Lauter, 1997a).

Die Zustimmung des Patienten zu einer konkreten medizinischen Intervention diagnostischer oder therapeutischer Art ist nur dann rechtswirksam, wenn ihr eine ausreichende ärztliche Aufklärung vorausgegangen ist. Diese Information muß verständlich formuliert und ausführlich genug sein, um dem Betroffenen eine vernünftige Entscheidung zu ermöglichen. Er muß aber auch über die Fähigkeit verfügen, sich ein selbständiges Urteil über die in Aussicht genommene ärztliche Maßnahme zu bilden. Er muß also in der Lage sein, den Inhalt des Aufklärungsgesprächs zu verstehen, ihn in seiner Bedeutung zu erfassen, in seiner individuellen Tragweite zu bewerten, sich eine beständige Meinung zu bilden und seine Zustimmung oder Ablehnung zum Ausdruck zu bringen. Natürlich hängt die Einwilligungsfähigkeit von der Schwierigkeit und Komplexität der jeweiligen Entscheidung ab. Die Zustimmung zu einer dringend erforderlichen und risikoarmen diagnostischen oder therapeutischen Routinemaßnahme stellt geringere Anforderungen an das Einwilligungsvermögen als beispielsweise das Einverständnis zur Teilnahme an einem Forschungsvorhaben, das dem Betreffenden möglicherweise keinen unmittelbaren Nutzen bringt, wohl aber mit gewissen Risiken verbunden sein kann. Die Schwelle der Kompetenzeinbuße, oberhalb derer der Arzt vom Vorliegen einer Einwilligungsunfähigkeit ausgeht, sollte vom Zustimmungs- oder Ablehnungsverhalten des Patienten und von dem Nutzen- Risikoverhältnis der in Aussicht genommenen medizinischen Maßnahme abhängig gemacht werden. Stimmt also der Patient einem risikoarmen, für ihn vorteilhaften Eingriff zu oder lehnt er eine gefährliche Maßnahme ab, so kann die Schwelle für die Annahme einer Einwilligungsunfähigkeit sehr hoch angesetzt werden; diese muß jedoch als niedrig eingestuft werden, wenn einer risikoreichen Maßnahme zugestimmt oder ein medizinisch vorteilhafter, notwendiger und ungefährlicher Eingriff abgelehnt wird. Die Festlegung derartiger Schwellendifferenzen bei der Prüfung der Einwilligungsfähigkeit ist ethisch bedeutsam, weil hierdurch der größtmögliche Respekt vor der Autonomie und Entscheidungsfreiheit des Patienten mit dem größtmöglichen Schutz des Patienten gegenüber irrationalen Entscheidungen verbunden wird (Lauter, 1996).

6.3.2 Ethische Grundlagen der Basisbetreuung

Im Endstadium der Alzheimer-Krankheit und anderer progredient verlaufender Demenzprozesse sind sämtliche kognitive Funktionen schwerwiegend beeinträchtigt. Zu den klinischen Symptomen gehört häufig das Auftreten von Inkontinenz, Beugekontrakturen, Eß- und Schluckstörungen, neurologischen Komplikationen, motorischen Primitivschablonen und persistierenden vegetativ-apallischen Syndromen. Bei derartigen Krankheitsverläufen muß ein Übergang von der kurativen zur palliativen Medizin vollzogen werden. Pharmakologische, psychosoziale und rehabilitative Behandlungsansätze treten also nunmehr gegenüber palliativen und pflegerischen Maßnahmen zurück. Dem Kranken soll durch eine umfassende Basisbetreuung weiterhin ein menschenwürdiges Dasein ermöglicht werden. Dabei geht es vorwiegend um ausreichende Körperpflege, Verhinderung von Thrombosen, Dekubitalgeschwüren und Kontrakturen, um Linderung von Schmerzen und anderen Beschwerden, das Stillen von Hunger und Durst und eine kontinuierliche emotionale Zuwendung.

Der – unter Umständen langfristig erforderlichen – Durchführung solcher Maßnahmen mag der Einwand entgegenstehen, daß die Zielsetzung der geriatrischen Versorgung leicht in Gefahr gerät, die Endlichkeit menschlichen Lebens aus den Augen zu verlieren. Die Mehrzahl der Menschen im höchsten Lebensalter wünscht zweifellos keine Verlängerung der Lebenszeit auf Kosten der Lebensqualität (Tsevat et al., 1998). Aber selbst diejenigen Vertreter der Medizinethik, die dafür plädieren, bei Höchstaltrigen nach dem Erreichen einer „natürlichen Lebensspanne" keine kostspieligen medizinischen Techniken mehr einzusetzen (Callahan, 1987), betonen andererseits das Recht jener Menschen auf eine ausreichende pflegerische Betreuung und setzen sich für eine Verbesserung und Intensivierung der Langzeitpflege ein. Darüber hinaus wissen wir viel zu wenig über die innere Erlebniswelt von Demenzkranken in fortgeschrittenen Stadien des Krankheitsprozesses, um uns ein ausreichendes Bild von der subjektiven Wahrnehmung ihrer Lebensqualität verschaffen zu können. Auch wenn sehr alte Menschen ihre Rationalität und ihr Selbstbewußtsein mehr und mehr einbüßen, bleibt doch ihre emotionale Ansprechbarkeit lange Zeit erhalten. Die medizinische und pflegerische Basisbetreuung und mitmenschliche Zuwendung verbessern daher auch in fortgeschrittenen Stadien der Demenz die verbliebene Lebensqualität des betroffenen Kranken. Sie bezeugen zugleich den Respekt vor dem durch die Krankheit überschatteten, in der Kommunikation aber dennoch erfahrbaren Selbst des Patienten und unterstreichen die ihm eigene menschliche Würde, die er aufgrund seines Krankheitsprozesses nicht mehr selbst zum Ausdruck bringen kann. Sie wirken der Versuchung entgegen, der Fürsorge bedürfende, behinderte oder unbequeme Personen aus der sozialen Gemeinschaft auszugrenzen. Deshalb darf eine solche Fürsorge auch keinesfalls aus wirtschaftlichen Erwägungen unterlassen werden. Gerade im Zeitalter wachsender Gesundheits- und Pflegekosten ist das Leben dementer Menschen aus ärztlicher Sicht besonders schutzwürdig und stellt einen Gradmesser für die Humanität einer zivilisierten Gesellschaft dar (Kurz und Lauter, 1999).

6.3.3 Unterlassung von Behandlungsmaßnahmen

In fortgeschrittenen Stadien einer Demenzkrankheit kann sich die Frage stellen, ob lebensverlängernde ärztliche Behandlungsmaßnahmen auch dann noch durchgeführt werden sollen, wenn das Überleben des Betroffenen von intensivmedizinischen Maßnahmen abhängig ist oder wenn sein Gesundheitszustand durch eine behandlungsbedürftige körperliche Zweiterkrankung zusätzlich beeinträchtigt wird. Bei solchen Entscheidungen ist der beständige Wunsch des Patienten nach Unterlassung weiterer therapeutischer Maßnahmen unbedingt zu beachten, selbst wenn sich dieser Wille nicht mit den aus ärztlicher Sicht gebotenen Diagnose- und Therapiemaßnahmen deckt. Allerdings soll der Arzt Kranken, die die notwendige Behandlung ablehnen, dabei helfen, ihre Entscheidung ausreichend zu überdenken. Außerdem muß sichergestellt sein, daß die Einwilligungsfähigkeit des Patienten erhalten ist.

Sehr viel schwieriger ist die Entscheidung über die Durchführung oder Unterlassung medizinischer Maßnahmen immer dann, wenn der Patient infolge eines fortgeschrittenen Demenzzustandes seinen diesbezüglichen Willen nicht mehr äußern kann. In solchen Fällen können „Patiententestamente" eine große Hilfe für das ärztliche Handeln sein. Solche Verfügungen, die der Betroffene zu einem früheren Zeitpunkt im Zustand noch erhaltener Willensfähigkeit getroffen hat, sind für den Arzt verbindlich, wenn sie sich auf die konkrete Krankheits- und Behandlungssituation beziehen. (Bundesärztekammer, 1998). Gleichwohl ist zu bedenken, daß sich die Wünsche, Einstellungen und Werthaltungen eines Menschen angesichts einer schweren Krankheit ändern können und daß daher frühere Willenserklärungen den gegenwärtigen Bedürfnissen des Patienten vielleicht nicht mehr entsprechen. Daher ist jeweils aufgrund der konkreten Umstände zu prüfen, ob Hinweise dafür erkennbar sind, daß der Patient sein Verlangen nach Behandlungsbegrenzung nicht mehr aufrechterhalten möchte.

Liegt weder eine derartige frühere Erklärung noch eine Vorsorgevollmacht vor, so hat der Arzt in Zusammenarbeit mit den Angehörigen und dem gesetzlichen Betreuer nach Möglichkeit so zu handeln, wie es dem mutmaßlichen Willen des Patienten entspricht. Anhaltspunkte hierfür können die Lebenseinstellung des Betroffenen, seine religiöse Überzeugung, seine Haltung zu schweren Schmerzen oder zu Beeinträchtigungen seiner Lebensqualität sein (Bundesärztekammer, 1998). Läßt sich der mutmaßliche Wille des Patienten mit Hilfe dieser Kriterien nicht ermitteln, so muß der Versuch unternommen werden, zu einem eigenständigen Urteil zu gelangen, das dem bestmöglichen Interesse des Betroffenen entspräche. Dabei spielt natürlich die Art der in Aussicht genommenen Intervention eine Rolle; diese kann unterschiedlichster Art sein, je nachdem ob es sich um die Anwendung eines Antibiotikums, das Anlegen einer Infusion, einen chirurgischen Eingriff oder um eine Reanimation handelt. Entscheidend ist dabei, ob die jeweilige Maßnahme aus palliativen Gründen durchgeführt wird, eine Erleichterung der Beschwerden zur Folge hat und die erfolgreiche Behebung eines sekundären Krankheitszustandes erwarten läßt oder ob sie voraussichtlich wenig Erfolgsaussicht bietet, ausschließlich der Lebensverlängerung dient und mit zusätzlichen Schmerzen oder unerwünschten Nebenwirkungen verbunden sein wird.

Die Indikation zur Applikation einer PEG-Sonde, also einer perkutanen endoskopischen Gastrostomie, stellt meist alle Beteiligten vor einen schwer lösbaren Konflikt. Die Verabreichung von Nahrung und Flüssigkeit hat über ihren unmittelbaren Nutzen hinaus eine tiefe symbolische Bedeutung (Kurz und Lauter 1999). Es widerstrebt daher unserem natürlichen Empfinden, einen anderen Menschen verhungern oder verdursten zu lassen. Dennoch muß man sich fragen, ob es wirklich mit dem mutmaßlichen Willen und dem wohlverstandenen Interesse des betroffenen Kranken vereinbar ist, wenn sein Leben durch eine derartige Intervention unter Umständen noch viele Monate oder Jahre verlängert wird, und ob es nicht sinnvoller und ethisch eher vertretbar ist, von vorneherein auf eine solche Maßnahme zu verzichten als sie zu einem späteren Zeitpunkt abzubrechen.

6.3.4 Aktive Euthanasie und ärztliche Suizidbeihilfe

Der Arzt kann also unter bestimmten Umständen Maßnahmen zur Verlängerung des Lebens unterlassen oder nicht weiterführen, wenn diese nur den Tod verzögern und die Krankheit in ihrem Verlauf nicht mehr aufgehalten werden kann. Damit stellt er sich dem Tod nicht länger in den Weg und gibt dem Sterben des Patienten Raum. Dagegen wendet sich das ärztliche Handeln bei der Euthanasie gegen den Organismus selbst und kommt dem Tod zuvor. Eine solche gezielte Lebensverkürzung durch aktive Maßnahmen wird daher von der deutschen Ärzteschaft auch dann als rechtlich unzulässig und ethisch nicht vertretbar angesehen, wenn sie auf ausdrückliches Verlangen des Patienten vorgenommen wird. Es ist zwar verständlich, daß viele schwerkranke Menschen den Wunsch haben, den Zeitpunkt ihres Lebensendes selbst zu bestimmen und nicht einem medizinischen Versorgungsautomatismus ausgeliefert zu sein, wenn aber der Arzt die Verantwortung für eine derartige ärztliche Verlangenstötung oder Suizidbeihilfe übernehmen soll, muß er ja selbst zu dem Urteil kommen, daß das Leben des Kranken wertlos sei, und diesen Urteilsakt durch sein Tun oder seine Mittäterschaft in Kraft setzen. Er ist also nicht nur der Handlanger des Patientenwillens, sondern macht sich zum Richter und zum Vollstrecker eines negativen Urteils über Wert und Daseinsrecht eines seiner Fürsorge anvertrauten menschlichen Lebens. Indem er Leiden durch die Tötung des Leidenden beseitigt, unterminiert er eine wohlbegründete gesellschaftliche Vereinbarung, auf der das Vertrauensverhältnis der Öffentlichkeit zum Arzt beruht. Mit der in manchen anderen europäischen Ländern angestrebten oder bereits vollzogenen Entkriminalisierung und Legalisierung ärztlicher Verlangenstötung und Suizidbeihilfe wäre allzuleicht eine schiefe Bahn beschritten, die die Ausweitung der Indikation für Suizidbeihilfe und freiwillige Euthanasie hin zu ärztlichen Tötungshandlungen auf nicht-freiwilliger und unfreiwilliger Basis zur Folge hätte und schließlich auch seelische Erkrankungen und andere nicht körperlich bedingte Leidenszustände in den Bereich legitimierten ärztlichen Tötens einbezöge. Wenn solche Handlungen zu einem Bestandteil des normalen und gesetzlich geschützten ärztlichen professionellen Handelns würden, entfiele damit die gesellschaftliche Schutzfunktion des Arztes, die durch seine Hilfeleistungspflicht gegeben ist. Vor dem Hintergrund steigender Gesundheitskosten und einer Überalterung der Gesellschaft könnte sich die Option einer legitimierten ärztlichen Suizidbeihilfe oder Verlangenstötung in gefährlicher Weise mit den Interessen der Jüngeren, Gesünderen und Stärkeren in der Bevölkerung verknüpfen. In einem Klima, das den rechtzeitigen Suizid oder die vom Arzt vorgenommene Tötung auf Verlangen als würdigen Freitod hochstilisiert, müssten sich gerade Patienten mit einer Demenzerkrankung fragen, ob sie überhaupt noch eine Existenzberechtigung haben und könnten sich dazu genötigt fühlen, einen scheinbar freiwilligen, in Wirklichkeit aber gesellschaftlich verhängten, vorzeitigen Tod in Erwägung zu ziehen, um ihren Angehörigen und der Gesellschaft nicht länger zur Last zu fallen. (Lauter und Meyer, 1992; Fuchs und Lauter, 1997; Lauter, 1997b; 1999).

6.3.5 Forschung mit nicht-einwilligungsfähigen Demenzkranken

In den letzten Jahren ist die Forschung mit nicht-einwilligungsfähigen Demenzkranken zu einem äußerst aktuellen und in der Öffentlichkeit kontrovers diskutierten Thema geworden. Bisher sind weder die Entstehungsbedingungen der meisten Demenzerkrankungen bekannt, noch existieren kausal wirksame Behandlungsverfahren. Daher besteht auf diesem Gebiet ein dringender und unabweisbarer Forschungsbedarf. An gesunden Probanden lassen sich allenfalls sehr begrenzte Fragestellungen untersuchen. Auch Tierversuche scheiden weitgehend aus, da es für wichtige Probleme der Demenzforschung bisher keine ausreichenden Tiermodelle gibt. Die forschenden Ärzte müssen sich also in der Regel an die Kranken selbst wenden. Für einige bedeutsame wissenschaftliche Fragestellungen wird diese Möglichkeit jedoch dadurch erheblich eingeschränkt, daß die Einwilligungsfähigkeit von Demenzkranken für Forschungsvorhaben, die mittlere und späte Prozessstadien betreffen, zumindest in weiter fortgeschrittenen Stadien der Demenz verlorengeht.

Die gegenwärtige Rechtslage in der Bundesrepublik wird durch das Arzneimittelgesetz bestimmt, dessen Richtlinien auch für nicht-pharmakologische Forschungsvorhaben gelten. Forschung mit nicht-einwilligungsfähigen Patienten ist, aufgrund dieses Gesetzes, nur dann zulässig, wenn sie einen individuellen Nutzen für den Patienten erwarten läßt. Daraus ergibt sich, daß Forschungsstudien, die eine Verbesserung der Diagnostik oder eine Aufdeckung der Krankheitsursachen zum Ziel haben, überhaupt nicht möglich sind, da sie einen primär „fremdnützigen" Charakter aufweisen und keinen unmittelbaren individuellen Vorteil für den Betroffenen mit sich bringen.

Es stellt sich somit die Frage, unter welchen Voraussetzungen die nichttherapeutische Forschung mit nicht-einwilligungsfähigen Demenzkranken ohne Preisgabe von berechtigten Schutzinteressen der Patienten ethisch und rechtlich legitimiert werden könnte. Zu diesen Voraussetzungen gehört die Tatsache, daß das Forschungsprojekt zur Klärung derjenigen Krankheit beiträgt, an welcher der in das jeweilige wissenschaftliche Vorhaben einbezogene Patient leidet, daß das Forschungsprojekt nicht ebensogut an einwilligungsfähigen Patienten durchgeführt werden kann, daß es wesentliche Aufschlüsse zur Aufdeckung, Aufklärung, Vermeidung oder Behandlung der zu untersuchenden Krankheit erwarten läßt und daß es allenfalls mit minimalen Risiken oder Belästigungen für den Patienten verbunden ist. Ferner darf ein ablehnendes Verhalten des Betroffenen nicht erkennbar sein, und schließlich muß der gesetzliche Vertreter eine rechtswirksame Einwilligung zum Forschungsvorhaben erteilt haben, das von der zuständigen Ethikkommission zuvor zustimmend beurteilt worden sein muß.

Diese Kriterien wurden von einem aus Medizinern, Juristen, Ethikern und Laien bestehenden Arbeitskreis (Helmchen und Lauter, 1995) vorgeschlagen und ebenfalls in dem vom Europarat verabschiedeten Menschenrechtsübereinkommen zur Biomedizin (Council of Europe, 1996) festgelegt. In gleicher Weise haben sich auch die „zentrale Ethikkommission" der Bundesärztekammer (1997) und die Deutsche Gesellschaft für Psychiatrie, Psychotherapie und Nervenheilkunde (DGPPN, 1996) geäußert. Von anderer Seite (NÜRNBERGER ERKLÄRUNG, 1996; GRAFENECKER ERLÄRUNG, 1996) ist jedoch gegen die Forschung mit nicht-einwilligungsfähigen Patienten erhebliche Kritik vorgebracht worden. Die Argumente laufen darauf hinaus, daß kein wirklicher Bedarf an Forschung mit nicht-einwilligungsfähigen Personen bestünde, daß derartige Forschungsvorhaben dem durch die Verfassung garantierten Respekt vor der Würde des Menschen widersprächen und daß sie – nicht zuletzt im Hinblick auf die deutschen Erfahrungen mit kriminellen Menschenversuchen und der Tötung von Geisteskranken während des Dritten Reichs – nicht ausreichend kontrollierbar seien, sondern zum Signal eines Dammbruchs werden könnten. Als Konsequenz dieser Debatte hat sich Deutschland, als eines von drei europäischen Ländern, bei der Abstimmung über die o.g. Konvention im Europarat der Stimme enthalten.

Forschung mit nicht-einwilligungsfähigen Demenzkranken bleibt also ein schwieriges und kontrovers beurteiltes Thema. Weil eine solche Forschung – mehr als andere medizinische Interventionen – das Risiko einer Instrumentalisierung des Menschen beinhalten kann, berührt sie das menschliche Grundrecht auf Anerkennung der persönlichen Würde zutiefst (Helmchen und Vollmann, 1999). Nicht-einwilligungsfähige Patienten sind in der Tat besonders hilfsbedürftig und verletzlich, weil ihre Krankheit sie der Möglichkeit beraubt, ihre Rechte selbst wahrzunehmen. Die ärztliche Motivation zu solcher Forschung entstammt jedoch gerade der unmittelbaren Erfahrung des Leidens Demenzkranker und ihrer Angehörigen. Die forschenden Ärzte wollen diese Patienten nicht -wie von manchen Kritikern unterstellt wird- für Forschung „verfügbar" machen, weil sie schwach und wehrlos sind, sondern sie vielmehr unter definierten Schutzmaßnahmen in Forschungsvorhaben einbeziehen, weil ihre Krankheit so schwer ist, daß Ärzte aufgefordert sind, ihre Anstrengungen auf die Abwendung solchen Leidens zu konzentrieren. Darüber hinaus zeigt die psychiatrische Erfahrung, daß viele Demenzkranke und ihre Angehörigen zur Solidarität mit anderen, von der gleichen Krankheit betroffenen Personen bereit sind. Dieses soziale Verpflichtungsgefühl darf zwar keinen Aufopferungsanspruch nicht-einwilligungsfähiger Patienten begründen, es kann aber von einer großen Bereitschaft zur Teilnahme an wissenschaftlicher Forschung auch bei solchen Personen ausgegangen werden, bei denen aufgrund einer fortgeschrittenen Demenz keine rechtlich einwandfreie Aufklärung und Einwilligung mehr erfolgen kann. Dennoch ist eine öffentliche Diskussion dieser Frage auch weiterhin erforderlich, weil der Respekt vor der menschlichen Würde Offenheit und Verständnis für die Meinung des anderen voraussetzt und weil die in der Öffentlichkeit vertretenen Auffassungen den gesellschaftlich berufenen Entscheidungsträgern bekannt sein müssen, wenn sie die Rahmenbedingungen für solche Forschung festlegen sollen (Helmchen und Vollmann, 1999).

7. Referenzen

Adler G, Frölich L, Gertz H-J et al. (1999) Diagnostik und Therapie der Demenz in der Primärversorgung. Zeitschrift für Allgemeinmedizin. Stuttgart: Hippokrates, 2-6

Aevarsson O, Svanborg A, Skoog I (1998) Seven-year survival rate after age 85 years. Arch Neurol 55: 1226-1232

Aisen PS, Marin D, Altstiel L et al. (1996) A pilot study of prednisone in Alzheimer's disease. Dementia 7: 201-206

Ala TA, Yang KH, Sung JH et al. (1997) Hallucinations and signs of parkinsonism help distinguish patients with dementia and cortical Lewy bodies from patients with Alzheimer's disease at presentation: a clinicopathological study. J Neurol Neurosurg Psychiat 62: 16-21

Alexander GE, Furey ML, Grady CL et al. (1997) Association of premorbid intellectual function with cerebral metabolism in Alzheimer's disease: Implications for the cognitive reserve hypothesis. Am J Psychiat 154: 165-172

Andersen K, Launer LJ, Ott A et al. (1995) Do nonsteroidal anti-inflammatory drugs decrease the risk for Alzheimer's disease? The Rotterdam study. Neurology 45: 1441-1445

Andreasen N, Minthon L, Clarberg A et al. (1999) Sensitivity, specificity, and stability of CSF-tau in AD in a community-based patient sample. Neurology 53: 1488-1494

Arendt T (1991) Das Syndrom der partiellen cholinergen Deafferentierung des kortikalen Mantels – ein Konzept zur Beschreibung des brain-behaviour-relationships bei dementiellen Erkrankungen. Fortschr Neurol Psychiatr 59: 81-91

Arendt T, Brückner MK, Bigl V et al. (1995) Dendritic reorganisation in the basal forebrain under degenerative conditions and its defects in Alzheimer's disease. Ageing, Korsakoff's disease, Parkinson's disease, and Alzheimer's disease. J Comp Neurol 351: 189-222

Bancher C, Jellinger K, Lassmann H et al. (1996) Correlations between mental state and quantitative neuropathology in the Vienna longitudinal study on dementia. Eur Arch Psychiatry Clin Neurosci 246: 137-146

Bartenstein P, Minoshima S, Hirsch C et al. (1997) Quantitative Assessment of cerebral blood flow in patients with Alzheimer's Disease by SPECT. J Nucl Med 38: 1095-1101

Baskin DS, Browning JL, Pirozzolo FJ et al. (1999) Brain choline acetyltransferase and mental function in Alzheimer disease. Arch Neurol 56: 1121-1123

Bassuk SS, Glass TY, Berkman LF (1999) Social disengagement and incident cognitive decline in community-dwelling elderly persons. Ann Int Med 131: 165-173

Beatty WW, Salmon DP, Butters N et al. (1988) Retrograde amnesia in patients with Alzheimer's disease or Huntington's disease. Neurobiol Aging 9: 181-86

Bertram L, Busch R, Spiegl M et al. (1998) Paternal age is a risk factor for Alzheimer disease in the absence of a major gene. Neurogenetics 1: 277-280

Besthorn C, Sattel H, Geiger-Kabisch C et al. (1994) EEG coherences in Alzheimer's disease. EEG Clin Neurophysiol 90: 242-245

Besthorn C, Sattel H, Geiger-Kabisch D et al. (1995) Parameters of EEG dimensional complexity in Alzheimer's disease. EEG Clin Neurophysiol 95: 84-89

Beyreuther K, Förstl H (1999) Die Zukunft der Prävention und Therapie. In: H Förstl, H Bickel, A Kurz (Hrsg.). Alzheimer Demenz: Grundlagen, Diagnostik und Therapie. Heidelberg: Springer, 213-233

Bickel H (1995a) Demenzen im Alter: Eine populationsbezogene Untersuchung von Verteilung, Versorgung und Risikofaktoren. Abschlußbericht an das Bundesministerium für Forschung und Technologie.

Bickel H (1995b) Demenzkranke in Alten- und Pflegeheimen: Gegenwärtige Situation und Entwicklungstendenzen. In: Forschungsinstitut der Friedrich-Ebert-Stiftung (Hrsg.). Medizinische und gesellschaftspolitische Herausforderung: Alzheimer Krankheit. Der langsame Zerfall der Persönlichkeit. Bonn: Friedrich-Ebert-Stiftung, 49-68

Bickel H (1996) Pflegebedürftigkeit im Alter. Ergebnisse einer populationsbezogenen retrospektiven Längsschnittstudie. Gesundh-Wes 58, Sonderheft 1: 56-62

Bickel H (1997) Epidemiologie psychischer Erkrankungen im Alter. In: H Förstl (Hrsg.). Lehrbuch der Gerontopsychiatrie. Stuttgart: Enke, 1-16

Bierer LM, Haroutunian V, Gabriel S et al. (1995) Neurochemical correlates of dementia severity in Alzheimer's disease: relative importance of the cholinergic deficits. J Neurochem 64: 749-760

Blacker D, Wilcox MA, Laird NM et al. (1998) Alpha-2 macroglobulin is genetically associated with Alzheimer disease. Nat Genet 19: 357-360

Bobinski M, de Leon MJ, Convit A et al. (1999) MRI of entorhinal cortex in mild Alzheimer's disease. Lancet 353: 38-40

Boushey CJ, Shirley RD, Beresford AA et al. (1995) A quantitative assessment of plasma homocysteine as a risk factor for vascular disease. Probable benefits of increasing folic acid intakes. J Am Med Assoc 274: 1049-1057

Bowen JD, Malter AD, Sheppard L et al. (1996) Predictors of mortality in patients diagnosed with probable Alzheimer's disease. Neurology 47: 433-439

Bowler JV, Munoz DG, Merskey H et al. (1998) Factors affecting the age of onset and rate of progression of Alzheimer's disease. J Neurol Neurosurg Psychiat 65: 184-190

Braak H, Braak E (1991) Neuropathological stageing of Alzheimer-related changes. Acta Neuropathol 82: 239-259

Bracco L, Gallato R, Gricoletto F et al. (1994) Factors affecting course and survival in Alzheimer's disease. A 9-year longitudinal study. Arch Neurol 51: 1213-1219

Braekhus A, Laake K, Engedal K (1995) A low, „normal" score on the Mini-Mental State Examination predicts development of dementia after three years. J Am Geriat Soc 43: 656-661

Breitner JC, Gau BA, Welsh KA et al. (1994) Inverse association of antiinflammatory treatments and Alzheimer's disease: initial results of a co-twin control study. Neurology 44: 227-232

Brugge K, Katzman R, Hill LR et al. (1995) Serological α-antichymotrypsin serum levels in a subset of nondemented first-degree relatives of Alzheimer's disease patients. Dementia 6: 17-20

Brun A, Gustafson L (1997) Fokal beginnende Hirnatrophie, „Morbus Pick". In: H Förstl (Hrsg.). Lehrbuch der Gerontopsychiatrie. Stuttgart: Enke, 278-291

Bundesärztekammer (1998) Grundsätze der Bundesärztekammer zur ärztlichen Sterbebegleitung. Deutsches Ärzteblatt 95: A 2365-2367

Burns A, Jacoby R, Levy, R (1990) Psychiatric Phenomena in Alzheimer's Disease. Brit J Psychiatr 157: 72-94

Burns A, Lewis G, Jacoby R et al. (1991) Factors affecting survival in Alzheimer's disease. Psychol Med 21: 363-370

Callahan D (1987) Setting limits. Medical goals in an aging society. N.Y.: Simon & Schuster

Cavallo MC, Fattore G (1997) The economic burden of Alzheimer disease on families in the Lombardy region of Italy. Alzheimer Dis Assoc Disord 11: 184-190

Chapman FM, Dickinson J, McKeith I et al. (1999) Association among visual hallucinations, visual acuity, and specific eye pathologies in Alzheimer's disease: treatment implications. Am J Psychiatry 156: 1983-1985

Chen P, Ganguli M, Mulsant BH et al. (1999) The temporal relationship beween depressive symptoms and dementia. Arch Gen Psychiat 56: 261-266

Chobor KL, Brown JW (1990) Semantic deterioration in Alzheimer's: The patterns to expect. Geriatrics 45: 68-75

Clark CM, Sheppard L, Fillenbaum GG et al. (1999) Variability in annual Mini-Mental State Examination score in patients with probable Alzheimer disease. Arch Neurol 56: 857-862

Coffey CE, Saxton JA, Ratcliff G et al. (1999) Relation of education to brain size in normal aging. Implications for the reserve hypothesis. Neurology 53: 189-196

Cohen CI, Strashun A, Ortega C et al. (1996) The effects of poverty and education on temporoparietal perfusion in Alzheimer's disease: A reconsideration of the cerebral reserve hypothesis. Int J Ger Psychiatr 11: 1105-1110

Collinge J (1999) Variant Creutzfeldt-Jakob disease. Lancet 354: 317-323

Collinge J, Palmer MS (1997) Prion Diseases. Oxford: Oxford University Press

Commissaris K, Verhey FRJ, Jolles JA (1996) Controlled study into the effects of psychoeducation for patients with cognitive disturbances. J Neuropsychiatr 8: 429-435

Cooper B, Bickel H, Schäufele M (1992a) The ability of general practitioners to detect dementia and cognitive impairment in their elderly patients: a study in Mannheim. Int J Geriat Psychiatry 7: 591-598

Cooper B, Bickel H, Schäufele M (1992b) Demenzerkrankungen und leichtere kognitive Beeinträchtigungen bei älteren Patienten in der ärztlichen Allgemeinpraxis. Ergebnisse einer Querschnittuntersuchung. Nervenarzt 63: 551-560

Cooper B, Bickel H, Schäufele M (1996) Early development and progression of dementing illness in the elderly: a general-practice based study. Psychol Med 26: 411-419

Corder EH, Saunders AM, Strittmatter WJ et al. (1993) Gene dose of apolipoprotein E type 4 allele and the risk of Alzheimer's disease in late onset families. Science 261: 921-923

Council of Europe (1996) Convention for the protection of human rights and dignity of the human being with regard to the application of biology and medicine: Bioethics convention

Croisile B, Trillet M, Fondarai J et al. (1993) Long-term and high-dose piracetam treatment of Alzheimer's disease. Neurology 43: 301-305

Crook T, Bartus RT, Ferris SH et al. (1986) Age-associated memory impairment: Proposed diagnostic criteria and measures of clinical change-report of a national institute of mental health work group. Dev Neuropsychol 2: 261-276

Cummings JL (2000) Cholinesterase inhibitors: A new class of psychotropic compounds. Am J Psychiatry 157: 4-15

Czech C, Mönning U, Tienari PJ et al. (1993) ApoE4 in clinically diagnosed Alzheimer's disease, frontal lobe degeneration and non-dementied controls. Lancet 342: 1309-1310

Czech C, Förstl H, Hentschl F, Mönning U, Besthorn C, Geiger-Kabisch C, Sattel H, Masters C, Beyreuther K (1994) Apolipoprotein E-4 gene dose in clinically diagnosed Alzheimer's disease: prevalence, plasma cholesterol levels and cerebrovascular change. Eur Arch Psychiatry Clin Neurosci 243: 291-292

Dartigues JF, Commenges D, Letenneur L et al. (1997) Cognitive predictors of dementia in elderly community residents. Neuroepidemiology 16: 29-39

Delacourte A, Buée L (1997) Normal and pathological tau proteins as factors for microtubule assembly. Int Rev Cytol 171: 167-224

Devanand DP, Folz M, Gorlyn M et al. (1997b) Questionable dementia: Clinical course and predictors of outcome. J Am Geriat Soc 45: 321-328

Devanand DP, Jacobs DM, Tang MX et al. (1997a) The course of psychopathology in mild to moderate Alzheimer's disease. Arch Gen Psychiat 54: 257-263

Delacourte A, Buée L, David JP et al. (1998) Lack of continuum between cerebral aging and Alzheimer's disease as revealed by PHF-tau and Aß biochemistry. Alzheimer's Reports 1: 101-110

DGPPN (1967) Stellungnahme zum Entwurf der Bioethikrahmenkonvention des Europarates vom 8.3.1996. Nervenarzt 67: 888-889

DGPPN (1997) Die Behandlung psychischer Erkrankungen in Deutschland. Positionspapier zur aktuellen Lage und zukünftigen Entwicklung. Springer, Heidelberg

Dichgans M, Mayer M, Uttner I et al. (1998) The phenotypic spectrum of CADASIL: Clinical findings in 102 cases. Ann Neurol 44: 731-739

Dinkel RH (1996) Die Entwicklung der Demenz bis zum Jahr 2050. Modellrechnungen für die Bundesrepublik Deutschland unter besonderer Berücksichtigung von zukünftigem Mortalitätsfortschritt. Gesundh-Wes 58, Sonderheft 1: 50-55

Donnemiller E, Heilmann J, Wenning GK et al. (1997) Brain perfusion scintigraphy with 99mTc-HMPAO or 99mTc-ECD and 123I-ß-CIT single-photon emission tomography in dementia of the Alzheimer-type and diffuse Lewy body disease. Eur J Nuclear Med 24: 319-325

Ebrahim S (1999) Disability in older people: a mass problem requiring mass solutions. Lancet 353: 1990-1992

Eefsting JA, Boersma F, van den Brink W, van Tilburg W (1996) Differences in prevalence of dementia based on community survey and general practitioner recognition. Psychol Med 26: 1223-1230

Erkinjuntti T, Østbye T, Steenhuis R et al. (1997) The effect of different diagnostic criteria on the prevalence of dementia. N Engl J Med 337: 1667-1674

Esiri M (1997) In: R Jacoby, C Oppenheimer (eds.). Psychiatry in the Elderly. Oxford: Oxford University Press

EU Concerted Action (1994) Surveillance of Creutzfeldt-Jakob disease in the European community (abstract). Minutes of the second and third meeting

Evans DA, Beckett LA, Field TS et al. (1997) Apolipoprotein E ε4 and incidence of Alzheimer disease in a community population of older persons. J Am Med Assoc 277: 822-824

Fagarasan MO, Aisen PS (1996) II-1 and anti-inflammatory drugs modulate Aβ cytotoxicity in PC12 cells. Brain Res 723: 231-234

Feany MB, Dickson DW (1996) Neurodegenerative disorders with extensive tau pathology: A comparative study and review. Ann Neurol 40: 139-148

Feil N (1990) Validation. Ein neuer Weg zum Verständnis alter Menschen. Wien: Delle Karth

Feskens EJM, Havekes LM, Kalmijn S et al. (1994) Apolipoprotein e4 allele and cognitive decline in elderly men. British Med J 309: 1202-1206

Fillit H, Weinreb H, Cholst I et al. (1986) Observations in a preliminary open trial of estradiol therapy for senile dementia – Alzheimer's type. Psychoneuroendocrinology 11: 337-345

Forette S, Seux ML, Staessen JA et al. (1998) Prevention of dementia in randomised double-blind placebo-controlled systolic hypertension in Europe (Syst-Eur) trial. Lancet 352: 1347-1351

Förstl H (1998) Alzheimer's disease: the size of the problem, clinical manifestation and heterogeneity. J Neural Transm 54 (Suppl.): 1-8

Förstl H (1999) The Lewy body variant of Alzheimer's disease: clinical, pathophysiological and conceptual issues. Eur Arch Psychiat Clin Neurosci 249, Suppl. 3: 64-67

Förstl H (2000a) Alzheimer Krankheit, Lewy-Körperchen Variante und fokal beginnende Hirnatrophien. Zur Diagnose und funktionellen Neuroanatomie. In: H Förstl (Hrsg.). Klinische Neuro-Psychiatrie. Stuttgart: Thieme, 191-215

Förstl H (2000b) Clinical issues in current drug therapy for dementia. Alzheimer Dis Assoc Disord (im Druck)

Förstl H, Besthorn C, Geiger-Kabisch C et al (1993) Psychotic features and the course of Alzheimer's disease: relationship to cognitive, electroencephalographic and computerized tomography findings. Acta Psychiatr Scand 87: 395-99

Förstl H, Besthorn C, Hentschel F et al. (1996) Frontal Lobe Degeneration and Alzheimer's disease: a controlled study on clinical findings, volumetric brain changes and quantitative electroencephalography data. Dementia 7: 27-34

Förstl H, Burns A, Levy R, et al. (1992b) Neurological signs in Alzheimer's disease. Arch Neurol 49: 1038-1042

Förstl H, Geiger-Kabisch C (1995) „Alzheimer-Angehörigengruppe" – Eine systematische Erhebung von Bedürfnissen und Erfahrungen pflegender Angehöriger. Psychiat Praxis 22: 68-71

Förstl H, Geiger-Kabisch C, Sattel H et al. (1996) Die Selbst- und Fremdeinschätzung klinischer Störungen bei der Alzheimer-Demenz: Ergebnisse eines strukturierten Interviews (CAMDEX). Fortschr Neurol Psychiatr 64: 228-233

Förstl H, Hewer W (1993) Medical Morbidity in Alzheimer's disease. In: A Burns (ed.). Ageing and Dementia. London: Edward Arnold

Förstl H, Zerfass R, Geiger-Kabisch C et al. (1995) Brain atrophy in normal aging and Alzheimer's disease: volumetric discrimination and clinical correlations. Brit J Psychiat 167: 739-46

Foster NL, Wilhelmsen K, Sima AAF et al. (1997) Frontotemporal dementia and Parkinsonism linked to chromosome 17: A consensus conference. Ann Neurol 41: 706-715

Fox NC, Freebourgh PA, Rossor MN (1996) Visualisation and quantification of rates of atrophy in Alzheimer's disease. Lancet 348: 94-97

Fox NC, Warrington EK, Rossor MN (1999) Serial magnetic resonance imaging of cerebral atrophy in preclinical Alzheimer's disease. Lancet 353: 2125

Francis PT, Holmes C, Webster MT et al. (1993) Preliminary neurochemical findings in non-Alzheimer dementia due to lobar atrophy. Dementia 4: 172-177

Franssen EH, Kluger A, Torossian CL et al. (1993) The neurologic syndrome of severe Alzheimer's disease. Relationship to functional decline. Arch Neurol 50: 1029-39

Fratiglioni L, Ahlbom A, Viitanen M et al. (1993) Risk factors for late-onset Alzheimer's disease: a population-based, case-control study. Ann Neurol 33: 258-266

Freye R (1998) Zwischen Liebe und Überdruß. Deutsches Ärzteblatt 51/52: C 2317-C 2318

Frisoni GB, Laakso MP, Beltramello A et al. (1999) Hippocampal and entorhinal cortex atrophy in frontotemporal dementia and Alzheimer's disease. Neurology 52: 91-100

Frölich L, Hampel H, Gorriz C et al. (1999) Azetylcholinesterasehemmer. In: H Förstl, H Bickel, A Kurz (Hrsg.). Alzheimer Demenz: Grundlagen, Diagnostik und Therapie. Heidelberg: Springer, 153-166

Frölich L, Dirr A, Götz ME et al. (1998) Acetylcholine in human CSF: methodological considerations and levels in dementia of Alzheimer type. J Neural Transm 105: 961-973

Fuchs T, Lauter H (1997) Kein Recht auf Tötung. Deutsches Ärzteblatt 94: A220-224

Gao S, Hendrie HC, Hall KS et al. (1998) The relationships beween age, sex, and the incidence of dementia and Alzheimer disease. Arch Gen Psychaitry 55: 809-815

Gertz H-J, Xuereb JH, Huppert FA et al. (1996) The relationship between clinical dementia and neuropathological staging (Braak) in a very elderly community sample. Eur Arch Psychiatry Clin Neurosci 246: 132-136

Giacobini E, Michel JP (1998) Cholinesterase inhibitors for Alzheimer disease therapy: Past, present and future. Int J Ger Psychopharmacology 1: 164-170

Glass TA, de Leon MC, Marottoli RA et al. (1999) Population based study of social and productive activities as predictors of survival among elderly Americans. British Med J 319: 478-483

Gnanalingham KK, Byrne EJ, Thornton A et al. (1997) Motor and cognitive function in Lewy body dementia: comparison with Alzheimer's and Parkinson's diseases. J Neurol Neurosurg Psychiat 62: 243-252

Goldgaber D, Harris H, Hla T et al. (1989) Interleukin-1 regulates synthesis of amyloid beta protein precursor mRNA in human endothelial cell. Proc Natl Acad Sci USA 86: 7606-7610

Gomez-Isla T, Price J, McKeel D et al. (1996) Profound loss of layer II entrohinal cortex neurons occurs in very mild Alzheimer's disease. J Neurosci 16: 4491-4500

Gould E, Woolley CS, Frankfurt M et al. (1990) Gonadal steroids regulate dendritic spine density in hippocmpal pyramidal cells in adulthood. J Neurosci 10: 1286-1291

Grafenecker Erklärung (1996) Arbeitskreis zur Erforschung der Euthanasie-Geschichte. Dr. med. Mabuse 21: 40-43

Graham JE, Rockwood K, Beattie K et al. (1997) Prevalence and severity of cognitive impairment with and without dementia in an elderly population. Lancet 349: 1793-1796

Gratzl E, Bernet M, Kurz A (1998) Ratgeber in rechtlichen und finanziellen Fragen für Angehörige von Alzheimer Patienten, ehrenamtliche und professionelle Helfer. Schriftenreihe der Deutschen Alzheimer Gesellschaft e.V. Berlin

Grotta JC, Norris JW, Damm B (1992) Prevention of stroke with ticlopidine: who benefits most? Neurology 42: 111-114

Gsell W, Moll G, Sofic E et al. (1993) Cholinergic and monoaminergic neurotransmitter system in patients with Alzheimer's disease and senile dementia of the Alzheimer type: A critical evaluation. In: K Maurer (Hrsg.). Dementias, Neurochemistry, Neuropathology, Neuroimaging, Neuropsychology and Genetics. Braunschweig: Vieweg, 25-51

Guo Z, Fratiglioni L, Zhu L et al. (1999) Occurrence and progression of dementia in a community population aged 75 years and older. Arch Neurol 56: 991-996

Hallauer JF, Schons M, Smala A et al. (1999) Defizite in der Behandlung von Patienten mit Alzheimer-Erkrankung. Psycho 25 (Sonderausgabe 1): 31-34

Hänninen T, Hallikainen M, Koivisto K et al. (1995) A follow-up study of age-associated memory impairment: Neuropsychological predictors of dementia. J Am Ger Soc 43: 1007-1015

Hänninen T, Koivisto K, Reinikainen KJ et al. (1996) Prevalence of ageing-associated cognitive decline in an elderly population. Age and Ageing 25: 201-205

Hardy J (1997) Amyloid, the presenilins and Alzheimer's disease. Trends Neurosci 20: 154-159

Hardy J, Israël A (1999) In search of γ-secretase. Nature 398: 466-467

Hartmann T (1999) Intracellular biology of Alzheimer's disease amyloid beta peptide. Eur Arch Psychiatry Clin Neurosci 249: 291-298

Hartmann T, Bieger SC, Brühl B et al. (1997) Distinct sites of intracellular production for Alzheimer's disease Aß40/42 amyloid peptides. Nat Med 3: 1016-1020

Hashimoto M, Kitagaki H, Imamura T et al. (1998) Medial temporal and whole-brain atrophy in dementia with Lewy bodies. Neurology 51: 357-362

Haupt M (1997) Psychotherapeutische Strategien bei kognitiven Störungen. In: H Förstl (Hrsg.). Lehrbuch der Gerontopsychiatrie. Stuttgart: Enke, 210-219

Haupt M, Kurz A (1993) Predictors of nursing home placement in patients with Alzheimer's disease. Int J Geriat Psychiatr 8: 741-746
Haupt M, Kurz A, Romero B et al. (1992) Psychopathologische Störungen bei beginnender Alzheimerscher Krankheit. Fortschr Neurol Psychiat 60: 3-7
Haupt M, Pollmann S, Kurz A (1991) Disoriented behaviour in familiar surroundings is strongly associated with perceptual impairment in mild Alzheimer's disease. Dementia 2: 259-261
Hellweg R (1992) „Nerve growth factor" (NGF): pathophysiologische Bedeutung und mögliche therapeutische Konsequenzen. Nervenarzt 63: 52-56
Helmchen H, Baltes MM, Geiselmann B et al (1999) Psychiatric illnesses in old age. In: PB Baltes, KU Mayer (Hrsg.). The Berlin Aging Study. Cambridge: Cambridge Univ Press, 167-196
Helmchen H, Lauter H (Hrsg.; 1995) Dürfen Ärzte mit Demenzkranken forschen? Stuttgart: Thieme
Helmchen H, Vollmann J (1999) Ethische Fragen in der Psychiatrie. In: H Helmchen, F Henn, H Lauter, N Sartorius (Hrsg.). Psychiatrie der Gegenwart, Bd. 2 (4. Auflage). Berlin: Springer, 521-577
Henderson AS, Easteal S, Jorm AF et al. (1995) Apolipoprotein E allele E4, dementia and cognitive decline in a population sample. Lancet 346: 1387-1390
Hénon H, Pasquier F, Durieu I et al. (1997) Preexisting dementia in stroke patients. Baseline frequency, associated factors, and outcome. Stroke 28: 2429-2436
Hénon H, Pasquier F, Durieu I et al. (1998) Medial temporal lobe atrophy in stroke patients: relation to pre-existing dementia. J Neurol Neurosurg Psychiatr 65: 641-647
Hettiaratchy P, Manthorpe J (1993). A carer's group for families and patients with dementia. In: G Jones, BML Miesen (eds.). Care-Giving in Dementia. London and New York: Routledge, 419–434
Heutink P, Stevens M, Rizzu P et al. (1997) Hereditary frontotemporal dementia is linked to chromosome 17q21-q22: A genetic and clinicopathological study of three Dutch families. Ann Neurol 41: 150-157
Hirsch RD (1994) Psychotherapie bei Demenzen. Darmstadt : Steinkopff
Hirsch R, Holler G, Reichwaldt W et al. (1999) Leitfaden für die ambulante und stationäre gerontopsychiatrische Versorgung. Schriftenreihe des Bundesministeriums für Gesundheit, Bd. 114. Baden-Baden: Nomos, 417 S.
Hof PR, Bouras C, Perl DP et al. (1994) Quantitative neuropathologic analysis of Pick's disease cases: cortical distribution of Pick bodies and coexistence with Alzheimer's disease. Acta Neuropathol 87: 115-124
Hofman A, Ott A, Breteler MMB et al. (1997) Atherosclerosis, apolipoprotein E, and prevalence of dementia and Alzheimer's disease in the Rotterdam study. Lancet 349: 151-154
Hofmann M, Hock C, Kühler A et al. (1996) Interactive computer-based cognitive training in patients with Alzheimer's disease. J Psychiatr Res 30: 493-501
Hope T, Keene J, Fairburn CG et al. (1999) Natural history of behavioural changes and psychiatric symptoms in Alzheimer's disease. Brit J Psychiatr 174: 39-44
Hughes CP, Berg L, Danziger WL et al. (1982) A new clinical scale for the staging of dementia. Brit J Psychiatr 140: 566-572

Hutton M, Lendon CL, Rizzu P et al. (1998) Association of missense and 5'-splice-site mutations in tau with the inherited dementia FTDP-17. Nature 393: 702-705

Hyman BT, Trojanowski JQ (1997) Editorial on consensus recommendations for the postmortem diagnosis of Alzheimer's disease from the National Institute on Aging and the Reagan Institute Working group on diagnostic criteria for the neuropathological assessment of Alzheimer's disease. J Neuropathol Exp Neurol 56: 1095-1097

Ihl R, Förstl H, Frölich L (2000) Praxisleitlinien in Psychiatrie und Psychotherapie. Deutsche Gesellschaft für Psychiatrie (Hrsg.).; Psychotherapie und Nervenheilkunde

Dilling H, Mombour W, Schmidt MH (eds.; 1995) International Classification of Diseases (Internationale Klassifikation psychischer Störungen) ICD -10 (2nd edition). Bern: Hans Huber

Jack CR, Petersen RC, Xu YC et al. (1999) Prediction of AD with MRI-based hippocampal volume in mild cognitive impairment. Neurology 52: 1397-1403

Jacobs DM, Sano M, Dooneief G et al. (1995) Neuropsychological detection and characterization of preclinical Alzheimer's disease. Neurology 45: 957-962

Jobst KA, Smith AD, Szatmari M et al. (1994) Rapidly progressing atrophy of medial temporal lobe in Alzheimer's disease. Lancet 343: 829-830

Jones G, Miesen BML (Hrsg.; 1993) Care-Giving in Dementia. London and New York: Routledge

Jonker C, Schmand B, Lindeboom J et al. (1998) Association between Apolipoprotein E ε4 and the rate of cognitive decline in community-dwelling elderly individuals with and without dementia. Arch Neurol 55: 1065-1069

Jonkman EJ (1998) Modifications EEG au cours du viellissement normal et dans les démences de type Alzheimer. Alzheimer Actualités 130: 6-12

Jorm AF, Christensen H, Korten AE et al. (1997) Do cognitive complaints either predict future cognitive decline or reflect past cognitive decline? A longitudinal study of an elderly community sample. Psychol Med 27: 91-98

Jorm AF, Henderson AS, Scott R et al. (1994) Does education protect against cognitive impairment? A comparison of the elderly in two Australian cities. Int J Ger Psychiatr 9: 357-363

Jorm AF, Jolley D (1998) The incidence of dementia. A meta-analysis. Neurology 51: 728-733

Jorm AF, van Duijn CM, Chandra V et al. (1991) Psychiatric history and related exposures as risk factors for Alzheimer's disease: a collaborative re-analysis of case-control studies. Int J Epidemiol 20 (Suppl.): 43-47

Jost BC, Grossberg GT (1995) The natural history of Alzheimer's disease: A brain bank study. J Am Geriat Soc 43: 1248-1255

Kalmijn S, Launer LJ, Ott A et al. (1997) Dietary fat intake and the risk of incident dementia in the Rotterdam study. Ann Neurol 42: 776-782

Katzman R (1993) Education and the prevalence of dementia and Alzheimer's disease. Neurology 43: 13-20

Katzman R (1997) The aging brain. Limitations in our knowledge and future approaches. Arch Neurol 54: 1201-1205

Kaufer DI, Miller BL, Itti L et al. (1997) Midline cerebral morphometry distinguishes frontotemporal dementia and Alzheimer's disease. Neurology 48: 978-985

Kidron D, Black SE, Stanchev P et al. (1997) Quantitative MR volumetry in Alzheimer's disease – Topographic markers and the effects of sex and education. Neurology 49: 1505-1512

Klunk WE, Debnath ML, Pettegrew JW (1994) Development of small molecul probes for the beta-amyloid protein of Alzheimer's disease. Neurobiol Aging 15: 691-698

Knopman D, Schneider L, Davis MD et al. (1996) Long-term tacrine (Cognex) treatment: Effects on nursing home placement and mortality. Neurology 47: 166-177

Kramer AF, Hahn S, Cohen NJ et al. (1999) Ageing, fitness and neurocognitive function. Nature 400: 418-419

Kuhl DE, Koeppe RA, Minoshima S et al. (1999) In vivo mapping of cerebral acetylcholinesterase activity in aging and Alzheimer's disease. Neurology 52: 691-699

Kurz A, Greschniok, P (1994) Überlebenswahrscheinlichkeit bei Alzheimer-Krankheit. Versicherungsmedizin 270: 59-62

Kurz A, Lauter H (1999) Klinische Aspekte der Alzheimer-Krankheit. In: H Helmchen, F Henn, H Lauter, N Sartorius (Hrsg.). Psychiatrie der Gegenwart, Bd. 4 (4. Auflage). Berlin: Springer, 71-103

Kurz A, Riemenschneider M, Buch K et al. (1998) Tau protein in cerebrospinal fluid is significantly increased at the earliest clinical stage of Alzheimer disease. Alzheimer Dis Assoc Disord 12: 372-377

Launer LJ, Andersen K, Dewey ME et al. (1999) Rates and risk factors for dementia and Alzheimer's disease. Results from EURODEM pooled analyses. Neurology 52: 78-84

Launer LJ, Festkens EJM, Kalmijn SKD (1996) Smoking, drinking and thinking. The Zutphen Elderly Study. Am J Epidemiol 143: 219-227

Launer LJ, Masaki K, Petrovitch H, Foley D, Havlik RJ (1995) The association between midlife blood pressure levels and late-life cognitive function. The Honolulu-Asia Aging Study. JAMA 274: 1846-1851

Lauter H (1996) Assessment and evaluation of competence to consent. In: HG Koch, S Reiter-Theil, H Helmchen (Hrsg.). Informed consent in psychiatry. Medizin in Recht und Ethik, Bd. 33. Baden-Baden: Nomos, 307-321

Lauter H (1997a) Ethische Aspekte der Gerontopsychiatrie. In: H Förstl (Hrsg.). Lehrbuch der Gerontopsychiatrie. Stuttgart: Enke, 228-243

Lauter H (1997b) Ärztliche Überlegungen zur aktuellen Euthanasiediskussion. In: H Csef (Hrsg.). Sinnverlust und Sinnfindung in Gesundheit und Krankheit. Würzburg: Königshausen & Neumann

Lauter H (1998) Stichwort „Demenz". In: W Korff, L Beck, P Mikat et al. (Hrsg.). Lexikon der Bioethik. Gütersloh: Gütersloher Verlagshaus, 464-468

Lauter H (1999) Ärztliche Überlegungen zur aktuellen Euthanasiediskussion. In: A Barocka, E Lungershausen (Hrsg.). Ethische Brennpunkte der Psychiatrie. Würzburg: Königshausen & Neumann, 111-126

Lauter H, Meyer JE (1992) Die neue Euthanasiediskussion aus psychiatrischer Sicht. Fortschr Neurol Psychiatr 60: 441-448

Le Bars PL, Katz MK, Berman N et al. for the North American Egb Study Group (1997) A placebo-controlled, double-blind, randomized trial of an extract of ginkgo biloba for dementia. J Am Med Assoc 278: 1327-1332

Ledésert B, Ritchie K (1994) The diagnosis and management of senile dementia in general practice: A study of 301 general practitioners in the Montpellier region. Int J Geriat Psychiatry 9: 43-46

Leonard JV, Schapira AHV (2000a) Mitochondrial respiratory chain disorders I: Mitochondrial DNA defects. Lancet 355: 299-304

Leonard JV, Schapira AH (2000b) Mitochondrial respiratory chain disorders II: neurodegenerative disorders and nuclear gene defects. Lancet 355: 389-394

Letenneur L, Commenges RD, Dartigues JF et al. (1994) Incidence of dementia and Alzheimer's disease in elderly community residents of south-western France. Int J Epidemiol 23: 1256-1261

Letenneur L, Gilleron V, Commenges D et al. (1999) Are sex and educational level independent predictors of dementia and Alzheimer's disease? Incidence data from the PAQUID project. J Neurol Neurosurg Psychiatry 66: 177-183

Levy-Lahad E, Wasco W, Poorkaj P et al. (1995) Candidate gene for the chromosome 1 familial Alzheimer's disease locus. Science 269: 973-977

Lindsay JHR, Rockwood K (1997) The Canadian study of health and aging. Risk factors for vascular dementia. Stroke 28: 526-530

Linn RT, Wolf PA, Bachman DL et al. (1995) The ‚preclinical phase' of probable Alzheimer's disease. A 13-year prospective study of the Framingham cohort. Arch Neurol 52: 485-490

Lippa CF, Johnson R, Smith TW (1998) The medial temporal lobe in dementia with Lewy bodies: a comparative study with Alzheimer's disease. Ann Neurol 43: 102-106

Litvan I, Agid Y, Sastrj N et al. (1997) What are the obstacles for an accurate clinical diagnosis of Pick's disease?- A clinicopathologic study. Neurology 49: 62-69

Liu L, Gauthier L, Gauthier S (1990) Spatial disorientation in persons with early senile dementia of the Alzheimer type. Am J Occup Ther 45: 67-74

Locascio JH, Growdon JH, Corkin S (1995) Cognitive test performance in detecting, staging, and tracking Alzheimer's disease. Arch Neurol 52: 1087-1099

Lopez OL, Wisniewski SR, Becker JT et al. (1999) Psychiatric medication and abnormal behavior as predictors of progression in probable Alzheimer disease. Arch Neurol 56: 1266-1272

Lowe J, Dickson D (1997) Pathological diagnostic criteria for dementia associated with cortical Lewy bodies: review and proposal for a descriptive approach. J Neural Transm 51, Suppl: 111-120

Lyketsos CG, Chen LS, Anthony JC (1999) Cognitive decline in adulthood: An 11.5-year follow-up of the Baltimore epidemiologic catchment area study. Am J Psychiatr 156: 58-65

Ma J, Yee A, Brewer HD et al. (1994) Amyloid-associated proteins α1-antichymotrypsin and apolipoprotein E promote assembly of Alzheimer's β-protein into filaments. Nature 372: 92-94

Mant A, Eyland EA, Pond DC, Saunders NA, Chancellor AHB (1988) Recognition of dementia in general practice: Comparison of general practitioners' opinions with assessments using the Mini-Mental State Examination and the Blessed Dementia Rating Scale. Family Practice 5: 184-188

Margolis RL, McInnis MG, Rosenblatt A et al. (1999) Trinucleotide repeat expansion and neuropsychiatric disease. Arch Gen Psychiatry 56: 1019-1030

Martin JB (1999) Molecular basis of the neurodegenerative disorders. N Eng J Med 340: 1970-1980

Masters CL, Beyreuther K (1998) Alzheimer's disease. British Med J 316: 446-448

Masur DM, Sliwinski M, Lipton RB et al. (1994) Neuropsychological prediction of dementia and the absence of dementia in healthy elderly persons. Neurology 44: 1427-1432

Matsubara B, Hirai S, Amari M et al. (1990) Alpha-1-antichymotrypsin as a possible biochemical marker for Alzheimer-type dementia. Ann Neurol 28: 561-567

Mattson MP, Cheng B, Davis D et al. (1992) Beta-amyloid peptides destabilize calcium homeostasis and render human cortical neurons vulnerable to excitotoxicity. J Neurosci 12: 379-389

Mattson MP, Katsutoshi F, Bruce AJ et al. (1997) Amyloid cytotoxicity and Alzheimer's disease: roles of membrane oxidation and perturbed ion homeostasis. In: JD Brioni, MW Decker (eds.). Pharmacological Treatment of Alzheimer's Disease: Molecular and Neurobiological Foundations. New York: Wiley-Liss, 239-286

Mayeux R, Ottmann R, Maestre G et al. (1995) Synergistic effects of traumatic head injury and apolipoprotein-epsilon 4 in patients with Alzheimer's disease. Neurology 45: 555-557

McGeer PL, Kawamata T, Walker DG et al. (1993) Microglia in degenerative neurological disease. Glia 7: 84-92

McGeer PL, McGeer EG (1995) The inflammatory response system of brain: implications for therapy of Alzheimer and other neurodegenerative diseases. Brain Res Rev 21: 195-218

McGeer PL, McGeer EG, Kawamata T et al. (1991) Reactions of the immune system in chronic degenerative neurological diseases. Can J Neruol Sci 18: 376-379

McKeith I, Byrne J (1997) Lewy-Körperchen Demenz. In: H. Förstl (Hrsg.). Lehrbuch der Gerontopsychiatrie. Stuttgart: Enke, 303-308

McKeith IG, Galasko D, Kosaka K et al. (1996) Consensus guidelines for the clinical and pathologic diagnosis of dementia with Lewy bodies. Neurology 47: 1113-1124

Merchant C, Tang MX, Albert S et al. (1999) The influence of smoking on the risk of Alzheimer's disease. Neurology 52: 1408-1412

Meyer JS, Rogers RL, Judd BW et al. (1988) Cognition and cerebral blood flow fluctuate together in multi-infarct dementia. Stroke 19: 163-169

Meyer JS, Rogers RL, McClintic K et al. (1989) Randomized clinical trial of daily aspirin therapy in multi-infarct dementia. J Am Geriat Soc 37: 549-555

Miller BL, Cummings J, Mishkin F et al. (1998) Emergence of artistic talent in frontotemporal dementia. Neurology 51: 978-981

Miller BL, Ikonte C, Ponton M et al. (1997) A study of the Lund-Manchester research criteria for frontotemporal dementia: Clinical and single-photon emission CT correlations. Neurology 48: 937-942

Minoshima S, Giordani B, Berent S et al. (1997) Metabolic reduction in the posterior cingulate cortex in very early Alzheimer's disease. Ann Neurol 42: 85-93

Mittelman MS, Ferris SH, Shulman E et al. (1996) A family intervention to delay nursing home placement of patients with Alzheimer Disease. A randomized controlled trial. J Am Med Assoc 276: 1725-1731

Montplaisir J, Petit D, Lorrain D et al. (1995) Sleep in Alzheimer's disease: further considerations on the role of brainstem and forebrain cholinergic populations in sleep-wake mechanisms. Sleep 18: 145-148

Moore V, Wyke MA (1984) Drawing disability in patients with senile dementia. Psychol Med 14: 97-105

Mori E, Hirono N, Yamashita H et al. (1997) Premorbid brain size as a determinant of reserve capacity against intellectual decline in Alzheimer's disease. Am J Psychiatr 154: 18-24

Morris JC, McKeel DW, Storandt M et al. (1991) Very mild Alzheimer's disease: Informant-based clinical, psychometric and pathologic distinction from normal aging. Neurology 41: 469-478

Müller WE (1999) Nootropika. Präklinische und klinische Bewertung. In: H Förstl, H Bickel, A Kurz (Hrsg.). Alzheimer Demenz – Grundlagen, Klinik und Therapie. Heidelberg: Springer, 191-202

Müller WE, Förstl H (1999) Parmakologische und nicht-medikamentöse Behandlungsansätze der Demenz. Heidelberg: Springer (im Druck)

Murgolo NJ, Brown JE, Bayne ML et al. (1996) Presenilin mutations in Alheimer's disease: molecular models suggest a potential functional locus. Trends Pharmacol Sci 17: 389-393

Myers RH, Schaefer EF, Wilson PWF et al. (1996) Apolipoprotein E ε4 association with dementia in a population-based study: The Framingham study. Neurology 46: 673-677

Myllykangas L, Polvikoski T, Sulkava R et al. (1999) Genetic association of α2-Macroglobulin with Alzheimer's disease in a Finnish elderly population. Ann Neurol 46: 382-390

Neary D, Snowden JS, Gustafson L et al. (1998) Frontotemporal Lobar Degeneration – A consensus on clinical diagnostic criteria. Neurology 51: 1546-1554

Neumann PJ, Hermann, RC, Kuntz KM et al. (1999) Cost-effectiveness of donepezil in the treatment of mild or moderate Alzheimer's disease. Neurology 52: 1138-1145

Nielsen H, Lolk A, Andersen K et al. (1999) Characteristics of elderly who develop Alzheimer's disease during the next two years – A neuropsychological study using CAMCOG. The odense study. Int J Ger Psychiat 14: 957-963

Nordberg A, Lundqvist H, Hartvig P et al. (1995) Kinetic analysis of regional (S) (-) 11 C-nicotine binding in normal and Alzheimer brains: in vivo assessment using positron emission tomography. Alzheimer Dis Assoc Disord 9: 21-27

Nordberg A, Winblad B (1986) Reduced number of [3H] nicotine and [3H] acetylcholine binding sites in the frontal cortex of Alzheimer brains. Neurosci Lett 72: 115-119

Notkola IL, Sulkava R, Pekkanen J et al. (1998) Serum total cholesterol, apolipoprotein E epsilon 4 allele, and Alzheimer's disease. Neuroepidemiology 17: 14-20

Nürnberger Erklärung (1996) Internationaler IPPNW-Kongress. Berliner Ärzte 2: 24

O'Connor DW (1994) Mild dementia: a clinical perspective. In: FA Huppert , C Brayne, DW O'Connor (Hrsg.) Dementia and normal aging. Cambridge: Cambridge University Press, 91-117

O'Connor DW, Pollitt PA, Hyde JB, Brook CPB, Reiss BB, Roth M (1988) Do general practitioners miss dementia in elderly patients? British Med J 297: 1107-1110

Ohkura T, Teshima Y, Isse K et al. (1995) Estrogen increases cerebral and cerebellar blood flows in postmenopausal women. Menopause 2: 13-18

Oken BS, Storzbach DM, Kaye JA (1998) The efficiency of Ginkgo biloba on cognitive function in Alzheimer disease. Arch Neurol 55: 1409-1415

Olichney JM, Galasko D, Salmon DP et al. (1998) Cognitive decline is faster in Lewy body variant than in Alzheimer's disease. Neurology 51: 351-357

Ott A, Breteler MMB, de Bruyne MC et al. (1997) Atrial fibrillation and dementia in a population-based study. The Rotterdam study. Stroke 28: 316-321

Ott A, Breteler MMB, Van Harskamp F et al. (1995) Prevalence of Alzheimer's disease and vascular dementia: Association with education. The Rotterdam study. British Med J 310: 970-973

Ott A, Slooter AJC, Hofman A et al. (1998) Smoking and risk of dementia and Alzheimer's disease in a population-based cohort study: the Rotterdam study. Lancet 351: 1840-1843

Otto M, Ratzka P, Wiltfang J et al. (1998) Therapeutische Ansätze bei der Creutzfeldt-Jakob-Krankheit. Deutsches Ärzteblatt 51/52: C 2319-C 2321

Paganini-Hill A, Henderson VW (1994) Estrogen deficiency and risk of Alzheimer's disease in women. Am J Epidemiol 140: 256-261

Paganini-Hill A et al. (1996) Estrogen replacement therapy and risk of Alzheimer disease. Arch Intern Med 156: 2213-2217

Palsson S, Aevarsson O, Skoog I (1999) Depression, cerebral atrophy, cognitive performance and incidence of dementia. Brit J Psychiatr 174: 249-253

Pericak-Vance MA, Bebout JL, Gaskell PC Jr et al. (1991) Linkage studies in familial Alzheimer disease: evidence for chromosome 19 linkage. Am J Hum Genet 48: 1034-1050

Petersen RC, Smith GE, Ivnik RF et al. (1995) Apolipoprotein E status as a predictor of the development of Alzheimer's disease in memory-impaired individuals. J Am Med Assoc 273: 1274-1278

Pfefferbaum A, Adalsteinsson E, Spielman D et al. (1999) In vivo brain concentrations of N-acetyl compounds, creatine, and choline in Alzheimer disease. Arch Gen Psychiatry 56: 185-192

Pohjasvaara T, Erkinjuntti T, Ylikoski R et al. (1998) Clinical determinants of poststroke dementia. Stroke : 75-81

Politoff AL, Monson N (1996) Age versus aging in the pathogenesis of senile dementia of the Alzheimer type: electrophysiological evidence. Dementia Geriat Cogn Dis 8: 18-25

Poser S, Zerr I, Schulz-Schaeffer WJ et al. (1997) Die Creutzfeldt-Jakob-Krankheit. Eine Sphinx der heutigen Neurobiologie. Dtsch Med Wschr 122: 1099-1105

Pozzi D, Petracchi M, Sabe L et al. (1995) Quantified electroencephalographic correlates of neuropsychological deficits in Alzheimer's disease. J Neuropsychiat 7: 61-67

Price JL, Morris JC (1999) Tangles and plaques in nondemented aging and „preclinical" Alzheimer's disease. Ann Neurol 45: 358-368

Rankin ED, Haut MW, Keefover RW (1992). Clinical assessment of family caregivers in dementia. Gerontologist 32: 813–821

Reed T, Carmelli D, Swan GE et al. (1994) Lower cognitive performance in normal older adult male twins carrying the apolipoprotein E epsilon 4 allele. Arch Neurol 51: 1189-1192

Reisberg B, Auer SR, Bonteiro I et al. (1996) Behavioral disturbances of dementia: an overview of phenomenology and methodologic concerns. Int Psychogeriat 8: 169-80

Reischies FM (1997) Normales Altern und leichte Demenz. In: H. Förstl (Hrsg.). Lehrbuch der Gerontopsychiatrie. Stuttgart: Enke, 366-378

Rich JB, Rasmusson DX, Folstein MF et al. (1995) Nonsteroidal anti-inflammatory drugs in Alzheimer's disease. Neurology 45: 51-55

Riedel-Heller SG, Matschinger H, Schork A et al. (1999) Do memory complaints indicate the presence of cognitive impairment? – Results of a field study. Eur Arch Psychiatry Clin Neurosci 249: 197-204

Ritchie K (1998) Establishing the limits of normal cerebral ageing and senile dementias. Brit J Psychiatr 173: 97-101

Ritchie K, Kildea D (1995) Is senile dementia „age-related" or „ageing-related"? – Evidence from meta-analysis of dementia prevalence in the oldest old. Lancet 346: 931-934

Ritchie K, Leibovici D, Ledsert B et al. (1996) A typology of subclinical senescent cognitive disorder. Brit J Psychiatr 168: 470-476

Roberts GW, Gentleman SM, Lynch A et al. (1994) Beta amyloid protein deposition in the brain after severe head injury: implications for the pathogenesis of Alzheimer's disease. J Neurol Neurosurg Psychiatr 57: 419-425

Rocca WA, van Duijn CM, Chandra V et al. (1991) Maternal age and Alzheimer's disease: a collaborative re-analysis of case-control studies. Int J Epidemiol 20 (Suppl.): 21-27

Rogers J, Cooper NR, Webster S et al. (1992b) Complement activation by β-amyloid in Alzheimer's disease. Proc Natl Acad Sci USA 89: 10,016-10,020

Rogers J, Schultz J, Brachova L et al. (1992a) Complement activation and bety-amyloid-mediated neurotoxicity in Alzheimer's disease. Res Immunol 143: 624-630

Roman GC, Tatemichi TK, Erkinjuntti T et al. (1993) Vascular dementia: diagnostic criteria for research studies: report of the NINCDS-AIREN international workshop. Neurology 43: 250-260

Romero B, Eder G (1992) Selbsterhaltungstherapie: Konzept einer neuropsychologischen Therapie bei Alzheimer Kranken. Z Gerontopsychol Psychiat 5: 267-282

Rossor M, Alvarez XA, Barker S et al. (1998) Provisional clinical and neuroradiological criteria for the diagnosis of Pick's disease (Special Report). Eur J Neurol 5: 519-520

Roth M, Tym E, Mountjoy C et al. (1986) CAMDEX: A Standardised Instrument for the Diagnosis of Mental Disorders in the Elderly with Special Reference to the Early Detection of Dementia. Brit J Psychiatr 149: 698-709

Rubin EH, Storandt M, Miller JP et al. (1998) A prospective study of cognitive function and onset of dementia in cognitvely healthy elders. Arch Neurol 55: 395-401

Sacco RL, Benjamin EJ, Broderick JP et al. (1997) Risk factors, panel. Stroke 28: 1507-1517

Sandholzer H, Breull A, Fischer GC (1999) Früherkennung und Frühbehandlung von kognitiven Funktionseinbuáen: eine Studie über eine geriatrische Vorsorgeuntersuchung im unausgelesenen Patientengut der Allgemeinpraxis. Z Gerontol Geriat 32: 172-178

Sandholzer H, Stoppe, G (1996) Demenzerkrankungen in der hausärztlichen Praxis: Ergebnisse von Befragungen zur Problemerkennung. In: Wächtler C, Hirsch RD, Kortus R, Stoppe G (Hrsg.) Demenz. Die Herausforderung. Verlag Egbert Ramin, Singen, 273-278

Sano M, Ernesto C, Thomas RG et al. (1997) A controlled trial of selegeline, alpha-tocopherol, or both as treatment for Alzheimer's disease. N Engl J Med 336: 1216-1222

Schäufele M, Bickel H, Weyerer S (1999) Predictors of mortality among demented elderly in primary care. Int J Geriat Psychiatr 14: 946-956

Schmand B, Jonker C, Geerlings MI et al. (1997) Subjective memory complaints in the elderly: depressive symptoms and future dementia. Brit J Psychiatr 171: 373-376

Schmand B, Jonker C, Hooijer C et al. (1996) Subjective memory complaints may announce dementia. Neurology 46: 121-125

Schneider LS, Small GW, Hamilton SH, Bystritsky A, Nemeroff CB, Meyers BS (1997) Estrogen replacement and response to fluocetine in a multicenter geriatric depression trial. Fluoxetine Collaborative Study Group. Am J Geriatr Psychiatry 5: 97-106

Schofield PW, Jacobs D, Marder K et al. (1997a) The validity of new memory complaints in the elderly. Arch Neurol 54: 756-759

Schofield PW, Marder K, Dooneief G et al. (1997b) Association of subjective memory complaints with subsequent cognitive decline in community-dwelling elderly individuals with baseline cognitive impairment. Am J Psychiatr 154: 609-615

Schreiter-Gasser U, Gasser T, Ziegler P (1994) Quantitative EEG analysis in early onset Alzheimer's disease: Correlations with severity, clinical characteristics, visual EEG and CCT. EEG Clin Neurophysiol 90: 105-112

Sherrington R, Rogaev EI, Liang Y et al. (1995) Cloning of a gene bearing missense mutation in early-onset familial Alzheimer's disease. Nature 375: 754-760

Sherwin BB (1996) Hormones, mood, and cognitive functioning in postmenopausal women. Obstet Gynecol 87 (Suppl.): 20S-26S

Simons M, Keller P, De Strooper B et al. (1998) Cholesterol depletion inhibits the generation of β-amyloid in hippocampal neurons. Proc Natl Acad Sci USA 95: 6460-6464

Sinha B, Anderson JP, Barbour R et al. (1999) Purification and cloning of amyloid precursor protein ß-secretase from human brain. Nature 402: 537-540

Sjögren M, Wallin A, Edman A (1997) Symptomatological characteristics distinguish between frontotemporal dementia and vascular dementia with a dominant frontal lobe syndrome. Int J Ger Psychiatry 12: 656-661

Skoog I, Hesse C, Aevarsson O et al. (1998) A population study of apoE genotype at the age of 85: Relation to dementia, cerebrovascular disease, and mortality. J Neurol Neurosurg Psychiatr 64: 37-43

Sloan EP, Fenton GW (1993) EEG power spectra and cognitive change in geriatric psychiatry: a longitudinal study. EEG Clin Neurophysiol 86: 361-367

Slooter AJC, Cruts M, Kalmijn S et al. (1998) Risk estimates of dementia by apolipoprotein E genotypes from a population-based incidence study: The Rotterdam study. Arch Neurol 55: 964-968

Slooter AJC, Tang MX, van Duijn CM et al. (1997) Apolipoprotein E ε4 and the risk of dementia with stroke. J Am Med Assoc 277: 818-821

Small GW, Leuchter AF, Mandelkern MA et al. (1993) Clinical, neuroimaging and environmental risk differences in monozygotic female twins appearing discordant for dementia of the Alzheimer type. Arch Neurol 50: 209-219

Small GW, Rabins PV, Barry PP et al. (1997) Diagnosis and treatment of Alzheimer disease and related disorders. Consensus statement of the American Association for Geriatric Psychiatry, the Alzheimer's Association, and the American Geriatrics Society. J Am Med Assoc 278: 1363-1371

Smith GS, de Leon MJ, George AE, Kluger A, Volkow ND, McRae T, Golomb J, Ferris SH, Reisberg B, Ciaravino J et al. (1992) Topography of cross-sectional and longitudinal glucose metabolic deficits in Alzheimer's desease. Pathophysiologic implications. Arch Neurol 49: 1142-1150

Snowdon DA, Greiner LH, Mortimer JA et al. (1997) Brain infarction and the clinical expression of Alzheimer disease. The nun study. J Am Med Assoc 277: 813-817

Snowdon DA, Kemper SJ, Mortimer JA et al. (1996) Linguistic ability in early life and cognitive function and Alzheimer's disease in late life. Findings from the nun study. J Am Med Assoc 275: 528-532

Solfrizzi V, Panza F, Torres F et al. (1999) High monounsaturated fatty acids intake protects against age-related cocnitive decline. Neurology 52: 1563-1569

Souêtre E, Thwaites RMA, Yeardley HL (1999) Economic impact of Alzheimer's disease in the United Kingdom. Brit J Psychiatr 174: 51-55

Sparks DL, Markesbery WR (1991) Altered serotonergic and choliergic synaptic markers in Pick's disease. Arch Neurol 48: 796-799

St. George-Hyslop PH, Haines JL, Farrer LA et al. (1990) Genetic linkage studies suggest that Alzheimer's disease is not a single homogeneous disorder. Nature 347: 194-197

St. George-Hyslop PH, Tanzi RE, Polinsky RJ et al. (1987) The genetic defect causing familial Alzheimer's disease maps on chromosome 21. Science 235: 885-890

Steele C, Rovner B, Chase GA et al. (1990) Psychiatric symptoms and nursing home placement of patients with Alzheimer's disease. Am J Psychiatry 147: 1049-1051

Stern Y, Tang MX, Albert MS et al (1997) Predicting time to nursing home care and death in individuals with Alzheimer disease. J Am Med Assoc 277: 806-812

Stewart R (1999) Hypertension and cognitive decline. Brit J Psychiatr 174: 286-287

Stewart WF, Kawas C, Corrada M et al. (1997) Risk of Alzheimer's disease and duration of NSAID use. Neurology 48: 626-632

Stoppe G, Sandholzer H (1996) Demenzerkrankungen in der hausärztlichen Praxis: Ergebnisse einer Umfrage zur Behandlung. In: Wächtler C, Hirsch RD, Kortus R, Stoppe G (Hrsg.) Demenz. Die Herausforderung. Verlag Egbert Ramin, Singen, 279-282

Stoppe G, Schütze R, Kögler A et al. (1995) Cerebrovascular reactivity to acetazolamide in (senile) dementia of Alzheimer's type: relationship to disease severity. Dementia 6: 73-82

Strittmatter WJ, Weisgraber KH, Goedert M et al. (1994) Hypothesis: microtubule instability and paired helical filament formation in the Alzheimer disease brain are related to apolipoprotein E genotype. Exp Neurol 125: 163-171

Swan GE, DeCarli C, Miller BL et al. (1998) Association of midlife blood pressure to late-life cognitive decline and brain morphology. Neurology 51: 986-993

Swartz JR, Miller BL, Lesser IM et al. (1997) Frontotemporal dementia: Treatment response to serotonin selective reuptake inhibitors. J Clin Psychiatry 58: 212-216

Tang MX et al. (1996) Effect of oestrogen during menopause on risk and age at onset of Alzheimer's disease. Lancet: 429-432

Tatemichi TK, Desmond DW, Stern Y et al. (1999a) Cognitive impairment after stroke: frequency, patterns, and relationship to functional abilities. J Neurol Neurosurg Psychiatry (im Druck)

Tatemichi TK, Paik M Bagiella E et al. (1993b) Dementia after stroke is a determinant of longterm survival. Ann Neurol 34: 289

Teri L, Gallagher-Thompson D (1991) Cognitive-behavioural interventions for treatment of depression in Alzheimer patients. Gerontologist 31: 413-416

Thal LJ (1994) Clinical trials in Alzheimer's disease. In: RD Terry, R Katzman, KL Bick (eds.). Alzheimer's disease. Raven, 431-444

Tienari PJ, De Strooper B, Ikonen E et al. (1996) Neuronal sorting and processing of amyloid precursor protein: Implications to Alzheimer's diesease. Cold Spring Harbor Quant. Symp. 61: 575-585

Tierney MC, Szalai JP, Snow G et al. (1996) The prediction of Alzheimer disease. The role of patient and informant perceptions of cognitive deficits. Arch Neurol 53: 423-427

Tierney MC, Szalai JP, Snow WG et al. (1996) Prediction of probable Alzheimer's disease in memory-impaired patients: a prospective longitudinal study. Neurology 46: 661-665

Tooyama I, Kimura H, Akiyama H et al. (1990) Reactive microglia express class I and class II major histocompatibility complex antigens in Alzheimer disease. Brain Res 523: 273-280

Tournier-Lasserve E, Joutel A, Melki J et al. (1993) Cerebral autosomal dominant arteriopathy with subcortical infarcts and leukencephalopathy maps to chromosome 19q12. Nat Genet 3: 256-259

Trobe JD, Waller PF, Cook-Flannagan CA et al.(1996) Crashes and violations among drivers with Alzheimer disease. Arch Neurol 54: 411-416

Tsevat J, Dawson NV, Wu AW et al. (1998) Health values of hospitalized patients 80 years or older. J Am Med Assoc 279: 371-375

van Duijn CM (1996) Epidemiology of the dementia: recent develpoments and new approaches. J Neurol Neurosurg Psychiatr 60: 478-488

Vandenbeele P, Fiers W (1991) Is amyloidogenesis during Alzheimer's disease due to an IL-1/IL-6 mediated „acute-phase response" in the brain? Immunol Today 12: 217-219

Vedhara K., Cox NKM, Wilcock GK et al. (1999) Chronic stress in elderly carers of dementia patients and antibody response to influenza vaccination. Lancet 353: 627-631

Visser PJ, Scheltens P, Verhey FRJ et al. (1999) Medial temporal lobe atrophy and memory dysfunction as predictors for dementia in subjects with mild cognitive impairment. J Neurol 246: 477-485

Walsh JS, Welch HG, Larson EB (1990) Survival of outpatients with Alzheimer-type dementia. Ann Intern Med 113: 429-434

Wang HX, Fratiglioni L, Frisoni GB et al. (1999) Smoking and the occurrence of Alzheimer's disease: cross-sectional and longitudinal data in a population-based study. Am J Epidemiol 149: 640-644

Waring SC, Rocca WA, Petersen RC et al. (1999) Postmenopausal estrogen replacement therapy and risk of AD. A population-based study. Neurology 52: 965-970

West MJ, Coleman PD, Flood DJ et al. (1994) Differences in the pattern of hippocampal neuronal loss in normal ageing and Alzheimer's disease. Lancet 344: 769-772

Weyerer S, Zimber A (1997) Psychopharmakagebrauch und -missbrauch im Alter. In: Lehrbuch der Gerontopsychiatrie. Stuttgart: Enke, 453-462

Whitehouse P, Price D, Struble R et al. (1982) Alzheimers disease in senile dementia: Loss of neurones in the basal forebrain. Science 215: 1237-1239

WHO – World Health Organization (1993) The ICD-10 Classification of Mental and Behavioural Disorders: Diagnostic criteria for research. Geneva: WHO

Winblad B, Poritis (1999) Memantine in severe dementia. Int J Geriat Psychiatr 14: 135-146

Wind AW, van Staveren G, Schellevis FG, Jonker C, van Eijk JThM (1994) The validity of the judgement of general practitioners on dementia. Int J Geriat Psychiatry 9: 543-549

Xu H, Gouras GK, Greenfield JP et al. (1998) Estrogen reduces neuronal generation of Alzheimer beta-amyloid peptides. Nat Med 4: 447-451

Yan R, Bienkowski MJ, Shuck ME et al. (1999) Membrane-anchored aspartyl protease with Alzheimer's disease ß-secretase activity. Nature 402: 533-537

Yener GG, Leuchter AF, Jenden D et al. (1996) Quantitative EEG in frontotemporal dementia. Clin Electroencephalography 27: 61-68

Yoshitake T, Kiyohara Y, Kato I et al. (1995) Incidence and risk factors of vascular dementia and Alzheimer's disease in a defined elderly Japanese population. The Hisayama study. Neurology 45: 1161-1168

Youngman LD, Park JY, Ames BN (1992) Protein oxidation associated with aging is reduced by dietary restriction of protein or calories. Proc Natl Acad Sci USA 89: 9112-9116

Zaudig M (1995) Demenz und „leichte kognitve Beeinträchtigung" im Alter. Diagnostik, Früherkennung und Therapie. Bern: Hans Huber

Zerfaß R, Daniel S, Förstl H (1997). Grundzüge des diagnostischen Vorgehens bei Demenzverdacht. In: H. Förstl (Hrsg.). Lehrbuch der Gerontopsychiatrie. Stuttgart: Enke, 253-262

Zerfaß R, Daniel S, Sattel H et al. (1997) Die Pflegebedürftigkeit Demenzkranker im Urteil von Angehörigen und Gutachtern (Pflegeversicherung). Psychiat Prax 24: 84-87

Gereon Heuft, Gudrun Schneider

Gerontopsychosomatik und Alterspsychotherapie.
Gegenwärtige Entwicklung und zukünftige Anforderungen

Vorwort 203
1. Grundlagen 205
   1.1 Epidemiologie und Bedarf 205
   1.2 Ein kurzer historischer Abriß von Konzepten im Kontext von Gerontopsychosomatik und Alterspsychotherapie 207
2. Gerontopsychosomatik 211
   2.1 Entwicklungspsychologische Konzepte 212
   2.2 Die Bedeutung einer somato-psychosomatischen Sicht des Alternsprozesses 216
   2.3 Sexualität und Störungen der Sexualität im Alter 218
   2.4 Psychosomatische Aspekte des Schmerzerlebens im Alter 222
   2.5 Versorgungsgebiet – Patientengruppen in der Gerontopsychosomatik 223
      2.5.1 Entwicklung der Versorgungsstrukturen 223
      2.5.2 Störungsbilder in der Gerontopsychosomatik 225
   2.6 Zusammenfassung von Kap. 1 und 2 227
3. Psychotherapie im Alter 229
   3.1 Krankheitstheorien 230
      3.1.1 Die Krankheitstheorien der psychoanalytischen Psychotherapien 230
      3.1.2 Verhaltenstherapien und kognitiv-behaviorale Therapien 231
      3.1.3 Die humanistischen Therapieansätze 232
      3.1.4 Psychodrama 233
      3.1.5 Gesprächspsychotherapie 233
      3.1.6 Persönliche Konstrukttherapie 233
      3.1.7 Krankheitstheorien anderer Psychotherapieverfahren .. 233
   3.2 Indikationsstellung, Kontraindikation und Anwendungsbereiche 234

        3.2.1 Psychoanalytische Psychotherapien 235
        3.2.2 Verhaltenstherapien und kognitiv-behaviorale
             Therapien 243
  3.3 Technische Modifikationen in der Alterspsychotherapie 244
        3.3.1 Behandlungstechniken: Psychoanalytische
             Psychotherapien 244
        3.3.2 Behandlungstechniken: Verhaltenstherapien und
             kognitiv-behaviorale Therapien 245
        3.3.3 Behandlungstechniken anderer Psychotherapie-
             Methoden 246
  3.4 Die Paar- und Familienpsychotherapie-Perspektive 246
  3.5 Gruppentherapie 248
        3.5.1 Spezielle Gruppenpsychotherapie-Methoden in den
             beiden Grundverfahren 251
        3.5.2 Weitere gruppenpsychotherapeutische Methoden 255
  3.6 Entspannungsverfahren 258
4. Outcomestudien zur Psychotherapie im Alter 259
  4.1 Zusammenfassung von Kap. 3 und 4 263
5. Qualitätssicherung in der Alterspsychotherapie 266
  5.1 Was ist Qualitätssicherung? 267
  5.2 Grundlagen und Prinzipien der Qualitätssicherung 269
  5.3 Grundkonzepte der Qualitätssicherung 270
  5.4 Praktische Qualitätssicherung mit der Psy-BaDo im
       Überblick 273
6. Versorgungsrelevante Konzepte für Akutbehandlung
   und Rehabilitation 279
7. Empfehlungen für die gegenwärtige gerontopsychosomatische
   und alterspsychotherapeutische Planung 283
8. Literatur 288

Vorwort

Die vorliegende *Expertise für den 3. Altenbericht der Bundesregierung* orientiert sich an den Regeln eines wissenschaftlichen Gutachtens. Sie ist – soweit dies in einem so jungen Fachgebiet wie der Gerontopsychosomatik und Alterspsychotherapie überhaupt möglich ist – darüber hinaus bei der Bewertung vorliegender Studienergebnisse den Kriterien einer Evidencebased Medicine (EBM) verpflichtet. Insoweit ist neben der Verpflichtung zur Übersicht die Notwendigkeit zur begründeten Auswahl und kritischen Wertung immanent.

Neben langjährigen ambulanten und stationären fachpsychotherapeutischen Behandlungserfahrungen sind in die Expertise eine eigene umfangreiche nationale und internationale Literaturrecherche und ausgewählte Ergebnisse einer über vier Jahre von der Deutschen Forschungsgemeinschaft (DFG) geförderten grundlagenwissenschaftlichen Studie im Bereich der Gerontopsychosomatik eingeflossen.

Um dem eiligen Leser eine rasche Übersicht über die Fragen zu geben, die gemäß dem Auftrag der Expertise insbesondere bearbeitet werden sollten, wurden zwei Zusammenfassungen eingefügt, die jedoch nicht ohne die Ableitungen aus dem vorangehenden Quellentext stehen können.

Die *Zusammenfassung von Kap. 1 und 2* (→ Kap. 2.6) bezieht sich auf die theoretischen Entwicklungen im Bereich der Gerontopsychosomatik und Alterspsychotherapie in den letzten zehn Jahren.

Die *Zusammenfassung von Kap. 3 und 4* (→ Kap. 4.1) referiert, welche Empfehlungen sich in Bezug auf die beiden psychotherapeutischen Grundverfahren – der psychoanalytischen und der kognitiv-behavioralen Psychotherapie – im Hinblick auf eine differentielle fachpsychotherapeutische Indikationsstellung für die Bereiche Psychotherapeutische Medizin, Psychiatrie/Gerontopsychiatrie und Psychologische Psychotherapie ableiten lassen.

In *Kap. 7* der Expertise wird zu der Frage Stellung genommen werden, welche Empfehlungen sich aus den versorgungsrelevanten Entwicklungen und Konzepten für die gegenwärtige gerontopsychosomatische und alterspsychotherapeutische Planung ableiten lassen. Außerdem wird ausgeführt, welche Entwicklungen in diesem Fachgebiet für die nächsten 10 bis 15 Jahre – auch unter dem Gesichtspunkt der sich verändernden Generationen alter Menschen – erwartet werden.

Das *ausführliche Literaturverzeichnis* weist nicht alle ausgewerteten Studien etc. aus, da eine komplette Übersicht bereits heute den Rahmen einer Expertise sprengen würde. Es bestand jedoch die Absicht, einen möglichst breiten Überblick über die hier berücksichtigte Literatur in diesem noch jungen Versorgungs- und Forschungsgebiet zu geben.

Möge diese Arbeit vor allem den heute über 60jährigen und der nachwachsenden Altersgeneration dienen. Denn die heutige Altersgeneration hatte in ihrem bisherigen Leben wenig Chancen, die Möglichkeiten einer psychosomatisch-fachpsychotherapeutischen Intervention für sich aktiv einzufordern und zu nutzen.

1. Grundlagen

1.1 Epidemiologie und Bedarf

In der psychotherapeutischen Versorgung sind alte Menschen (≥60 Jahre) nach wie vor deutlich unterrepräsentiert. Die Diskussion über die Gründe für diese „Indikationszensur" kann sich heute kaum noch auf die bekannte skeptische Haltung Freuds (1903) zur Analysierbarkeit älterer Patienten zurückziehen, zumal er später selber einräumte, es gäbe aber Personen, „bei denen diese psychische Plastizität weit über die gewöhnliche Altersgrenze hinaus bestehen bleibt" (1918, S. 151). Abraham hatte bereits 1919 den Erfolg von psychoanalytischer Behandlung auch im Alter betont: „Das Lebensalter, in welchem die Neurose ausgebrochen ist, fällt für den Ausgang der Psychoanalyse mehr ins Gewicht als das Lebensalter z. Z. der Behandlung. Man kann auch sagen, das Alter der Neurose sei belangreicher als dasjenige des Neurotikers" (S. 116).

Dennoch bestätigen die Untersuchungen von Fichter (1990), nach denen der Anteil der ≥60jährigen in der psychoanalytischen oder verhaltenstherapeutischen Kassen-Psychotherapie 0,6% beträgt, oder Linden et al. (1993) – nur 0,2% einer Zufallsstichprobe von 1344 verhaltenstherapeutischen Psychotherapieanträgen sind für ≥65jährige Patienten gestellt – diese altersbezogene Zurückhaltung bei Psychotherapie-Indikationen bis in die jüngste Zeit hinein. Nach einem aktuellen Planungsgutachten zur gerontopsychiatrischen Versorgung der Stadt Solingen gaben die Fachpsychotherapeuten den Anteil ≥65jähriger Patienten mit 0,5% an (Wolter-Henseler 1996). In dem gleichen Gutachten wird der Anteil psychisch kranker alter Menschen von den befragten Internisten mit 15% und von den Allgemeinmedizinern mit 20% angegeben. Diese Prävalenzdaten decken sich ziemlich genau mit den Angaben von Cooper & Sosna (1983), die für die Stadt Mannheim von 23% psychisch oder psychiatrisch erkrankter alter Menschen ausgingen.

Jüngste eigene Untersuchungen im Rahmen eines von der Dt. Forschungsgemeinschaft DFG (ELDERMEN-Studie) geförderten Projektes bei ≥60jährigen Patienten eines geriatrischen Akutkrankenhauses zeigten, daß bis zu 27,6% der stationär behandelten Patienten die Fall-Kriterien einer psychogenen Beeinträchtigung erfüllten (vgl. Schneider et al. 1997). Abb. 1 setzt diese Daten in einen Vergleich zu epidemiologischen Befunden an 25-45jährigen Probanden der Mannheimer Allgemeinbevölkerung und zu einer ambulanten (n = 1413) sowie stationären (n = 384) psychosomatisch-psychotherapeutischen Inanspruchnahmeklientel. Beträgt der Beeinträchtigungsschwere-Score BSS nach Schepank (1995) ≥ 5 (cut-off point für das Fallkriterium einer psychogenen Erkrankung) und wird zusätzlich mindestens eine ICD-10-Diagnose der Kategorien F1 bzw. F3 – F6 gestellt, bestehen derart schwerwiegende Symptome bzw. Störungen, daß von einem Fall psychogener Erkrankung gesprochen werden muß. Abb.1 zeigt darüber hinaus, daß unterhalb dieser Schwelle ein bedeutsamer Anteil der alten Patienten „subklinische" psychogene Symptome aufweist. Über ein Zusammenspiel solcher zusätzlichen psychogenen Symptome mit einer organischen Erkrankung etwa im Rehabilitationsverlauf weiß man noch wenig.

In der Öffentlichkeit hat in den letzten Jahren die Bedeutung der demenziellen Erkrankungen sowohl unter medizinischen und menschlichen als auch unter ökonomischen Aspekten zu Recht eine große Aufmerksamkeit erfahren. Allerdings muß im Zusammenhang dieser Expertise darauf hingewiesen werden, daß unter epidemiologischen wie volkswirtschaftlichen Gesichtspunkten die Bedeutung der oben berichteten psychogenen (funktionellen) Störungen auch bei alten Menschen erheblich größer ist, als allgemein angenommen wird. Hinzu kommt, daß die nachfolgend zu referierenden Studien zum Outcome psychosomatisch-psychotherapeutischer Behandlungen belegen, daß eine kurative Therapie dieser Störungen unabhängig vom Lebensalter möglich ist.

Nach einer eigenen Studie an der Essener Memory-Clinic zeigte sich, daß rund 25% von 1000 Patienten, die unter dem Verdacht einer Gedächtnisstörung im Alter untersucht wurden, tatsächlich unter einer Neurose, akuten Belastungsreaktionen oder Persönlichkeitsstörungen im Alter litten (Heuft et al. 1997b). Das bedeutet, daß selbst in solchen auf Gedächtnisstörungen im Alter spezialisierten Sprechstunden an das ganze Spektrum psychogener Störungen gedacht werden muß.

Nach den 1990 zitierten offiziellen Statistiken erhielten nur 4% der $\geq$60jährigen in den USA Dienstleistungen der Community mental health centers (U.S. General Account Office 1982).

Der Behandlungsbedarf ist offensichtlich, jedoch fordern ältere Patienten bei einer psychogenen Symptombildung ihrerseits (noch) selten psychotherapeutische Interventionen und ihre Ärzte denken (noch) wenig an diese Behandlungsindikation.

Abbildung 1: Beeinträchtigungs-Schwere-Score (BSS) die letzten 7 Tage

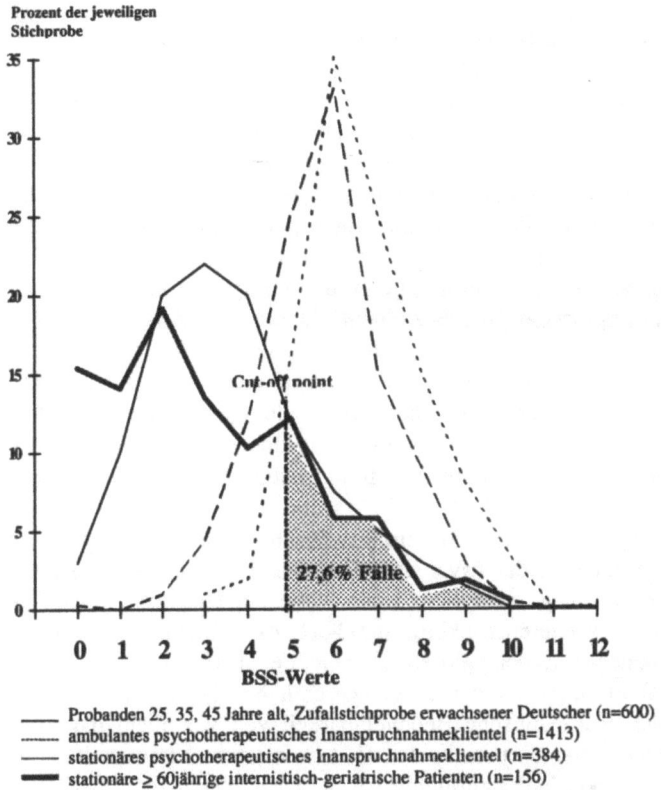

――― Probanden 25, 35, 45 Jahre alt, Zufallstichprobe erwachsener Deutscher (n=600)
-------- ambulantes psychotherapeutisches Inanspruchnahmeklientel (n=1413)
――― stationäres psychotherapeutisches Inanspruchnahmeklientel (n=384)
▬▬▬ stationäre ≥ 60jährige internistisch-geriatrische Patienten (n=156)

1.2 Ein kurzer historischer Abriß von Konzepten im Kontext von Gerontopsychosomatik und Alterspsychotherapie

Unter der programmatischen Überschrift „Psychosomatische Probleme in der Geriatrie" stellte 1979(a) der Nestor der Alterspsychotherapie im deutschsprachigen Raum, H. Radebold, in der ersten Auflage des Lehrbuchs von v. Uexküll fest: „Der Bereich Alter und Altern stellt innerhalb der Psychosomatischen Forschung ein weitgehend vernachlässigtes Gebiet dar" (S. 728). Die Geriatrie als ein seinerzeit wenig wertgeschätztes Aufgabengebiet innerhalb der Inneren Medizin interessierte sich für die psychischen Auswirkungen körperlicher Alternsprozesse nicht. Gleiches galt für die Gerontopsychiatrie: Zwischen 1971 und 1979 führte die „Bibliographia Gerontopsychiatrica" lediglich 43 sehr heterogene Publikationen zu psychischen Aspekten im Alter auf. Lehrbuchbeiträge fehlten bis dahin praktisch völlig (Ausnahme: Christian Müller 1967).

In den *70er Jahren* begriff die psychologische Gerontologie Altern als einen „Vorgang der Veränderung" (Lehr 1977) in scharfer Abgrenzung zu den bis dahin dominierenden biologischen und physiologischen Alterstheorien, die Altern vor allem als defizitär, defekthaft und involutiv sehen. Parallel beschrieb die Soziologie (Tews 1974) und die Biologie (Platt 1972) die Situation des alten Menschen mit seinen objektiven Veränderungen. Auch wenn man aus heutiger Sicht dem damaligen pointierten gerontologischen Standpunkt eine gewisse Idealisierung des Alters vorhalten kann, waren die Ergebnisse zur anhaltenden Lernfähigkeit und Kompetenz alter Menschen für den weiteren Diskussionsprozeß eminent wichtig. Der Alternsprozeß wurde zunehmend als eine eigenständige Phase wesentlicher Entwicklungen begriffen: „Jeder Arzt und therapeutisch Tätige muß sich vergegenwärtigen, daß der Mensch im höheren und hohen Lebensalter jetzt nach der Kindheit zum zweiten Mal innerhalb seines Lebenszyklus in eine zunehmend von ihm selbst wenig beeinflußbare und fremdbestimmte Situation kommen kann" (Radebold 1979a, S. 729).

Im Hinblick auf die Prävalenz psychischer Störungen im Alter zeigt sich, daß die Schätzung der Psychiatrie-Enquête (Deutscher Bundestag 1975) der heutigen Datenlage entspricht, auch wenn die Diagnosegruppen unter dem Einfluß der Weiterentwicklung der ICD- bzw. DSM-Systematik heute z.T. anders benannt werden würden (Schneider et al. 1997).

Die *80er Jahre* erscheinen im wesentlichen geprägt durch Arbeiten, die die psychotherapeutische Behandelbarkeit von vor allem psychoneurotisch erkrankten Patienten jenseits des 45. Lebensjahres herausstellten. So wurden erste systematische Erfahrungen z.B. in der psychoanalytischen Gruppenpsychotherapie mit älteren Patienten berichtet (Radebold 1983a; 1983b). Im Zentrum ging es um die Fragen, ob (damals vor allem: psychoanalytische) Therapieverfahren auch im Alter einsetzbar und wirksam seien, und ob es besonderer Therapietechniken bei alten Menschen bedürfe.

Wenn auch aus heutiger Sicht kaum vorstellbar, geschah dies in einer Atmosphäre versteckter oder gar offener Ablehnung durch einschlägige Fachgesellschaften bzw. Meinungsführer. Jeder, der noch Mitte der 80er Jahre einen über 50jährigen in eine ambulante Fachpsychotherapie zu vermitteln versuchte, konnte dies unmittelbar erfahren. Es ist von keinem psychoanalytischen Weiterbildungsinstitut in dieser Zeit bekannt, daß es von sich aus das Thema der psychoanalytischen Alterspsychotherapie in der Weiterbildung angeboten hätte. Gleiches gilt jedoch auch für die seinerzeit nur mögliche Weiterbildung zum Facharzt für Psychiatrie. Daß Weiterbildungskandidaten im Rahmen der supervidierten Behandlungen Therapien bei Patienten übernommen hätten, die deutlich älter als sie selber waren, blieb „unvorstellbar". Damit wurde ein Weiterbildungsdefizit lange Zeit systematisch tradiert. Solche Behandlungen mit inverser Altersrelation durch jüngere Weiterbildungskandidaten hätte diese auch mit Erfahrungen der aktiven Generation aus der Zeit der nationalsozialistischen Diktatur und des II. Weltkrieges in Kontakt gebracht. Die Konsequenzen können hier nur angedeutet werden. Mit hoher Wahrscheinlichkeit trafen hier zwei Ursachen in synergistischer Weise zusammen: Die noch mangelhaft ausgearbeiteten Konzepte eines Verständnisses von psychischen bzw. psychosomatischen Altersprozessen mit einer Abschottung gegenüber massenhaften traumatischen Erfahrungen der Täter oder/und Opfer. Dieser Abwehr der „politischen Biographie alter Menschen" (Lohmann und Heuft 1997) entsprach auf der politischen Ebene die Ablehnung der „Eltern- und Großelterngeneration" Ende der 60er und Anfang der 70er Jahre.

Die offensichtlich konfliktbegründete Rationalisierung der Nicht-Behandelbarkeit alter Menschen durch fast eine ganze Generation von Fachpsychotherapeuten führte zur konzeptuellen Erweiterung des Übertragungs-Gegenübertragungs-Paradigmas um die Dimension der Eigenübertragung des Diagnostikers oder Therapeuten (Heuft 1990a). Die Unfähigkeit zu einer differentiellen Psychotherapieindikation oder gar die Behandlungsverweigerung bei Menschen jenseits des 50. Lebensjahres wurde als Ausdruck einer (unanalysierten) Therapeutenvariablen begriffen, die im Gewand scheinbarer Objektivität und Berufskompetenz einherkam („In Ihrem Alter geht eine solche Behandlung nicht mehr"). Der daraus resultierende Beweisdruck führte zwischenzeitlich zu einer befriedigenden Dokumentation der Wirksamkeit psychoanalytischer (z.B. Heuft & Herpertz 1993; Radebold 1992; Radebold & Schweizer 1996) und kognitiv-behavioraler Psychotherapie (z.B. Bayen & Haag 1996). Entsprechend dem Konzept der Störungsspezifität in der Verhaltenstherapie gibt es zwischenzeitlich vier englischsprachige Manuale zur Verhaltenstherapie der Depressionen im Alter (Emery 1981; Gallagher & Thompson 1981; Rupp 1984; Yost et al. 1986).

Groen bezeichnete 1982 den Alternsprozeß als ein psychosomatisches Paradigma. Durch die Formulierung des Begriffes Gerontopsychosomatik in einem 1989 eingereichten Manuskript für die Zeitschrift für Gerontologie (Heuft 1990b) und kurz darauf in der Zeitschrift Psycho (Lamprecht 1990) entstand ein zunehmendes Bewußtsein für die Notwendigkeit, die normalkonflikthafte Entwicklung in der zweiten Hälfte des Erwachsenenalters zu beschreiben. Nachdem Erikson (1982) in seinem Stufenmodell mit der 8. psychosozialen Entwicklungsstufe („Alter") eine Lebensspanne von mehr als 30 Jahren idealisierend beschrieben hatte, wurde jetzt der körperliche Alternsprozeß als eine unabdingbare „Zumutung" der Biologie (im doppelten Wortsinne) und als „Organisator" der Entwicklung in dieser Lebensspanne verstanden. Dieses theoretisch-klinische Modell ließ sich in den folgenden Jahren auch empirisch belegen (Schneider et al. 1999) und wird im folgenden Abschnitt ausführlich hergeleitet. Jüngst ist das erste Lehrbuch zur „Gerontopsychosomatik und Alterspsychotherapie" erschienen (Heuft et al. 2000).

Auf der (forschungs-)politischen Ebene ist die Bedeutung gerontopsychosomatischer Fragestellungen fast noch eher erkannt worden als in der klinischen Versorgung. Neben der Förderung seitens der Deutschen Forschungsgemeinschaft (DFG) ist vor allem der Bericht „Gesundheit im Alter", der von einer Expertenkommission im Auftrag der Bundesärztekammer erstellt und mit großer Mehrheit vom Deutschen Ärztetag 1998 angenommen wurde, hervorzuheben (Bundesärztekammer 1998). Dort wird erstmals der Versorgungsbereich der Gerontopsychosomatik und Alterspsychotherapie in einer offiziellen Entschließung der deutschen Ärzteschaft neben den Versorgungsbereichen der Inneren Medizin/Geriatrie und der Gerontopsychiatrie dargestellt.

2. Gerontopsychosomatik

Bei gleichbleibender soziodemographischer Entwicklung erwarten wir in den nächsten beiden Jahrzehnten in allen westlichen Industrienationen einen prozentual und real weiter ansteigenden Anteil Älterer in der Gesamtbevölkerung. Angesichts dieser in der Menschheitsgeschichte bisher einmaligen Phänomene zielen gerontopsychosomatische Forschungsansätze sowohl auf ein Verständnis der *normal-notwendigen* intrapsychischen Entwicklung angesichts des körperlichen Alternsprozesses beim durchschnittlich gesunden Älteren als auch auf die Wechselwirkungen von Körperkrankheiten mit psychischer Gesundheit bzw. Krankheit im Alter. Neben der oft notwendigen somatisch-medizinischen Behandlung hat die Gerontopsychosomatik psychotherapeutische Behandlungsmethoden und -techniken weiterentwickelt, die auf die Besonderheiten Älterer abheben und heute als mindestens klinisch erprobt und teilweise bereits als empirisch überprüft gelten können.

Gerontopsychosomatische Forschungs- und Versorgungsansätze stellen keinen Gegensatz, sondern eine Ergänzung zur Gerontopsychiatrie dar. Traditionell hat sich die Gerontopsychiatrie insbesondere mit dem Schicksal psychiatrischer Erkrankungen im Alter sowie mit hirnorganischen Störungen Älterer befaßt. In den letzten Jahren ist auch in der Gerontopsychiatrie ein Bewußtsein für die Notwendigkeit zur Integration psychotherapeutischer Verfahren in ambulante und stationäre Behandlungskonzepte gewachsen. Im stationären Versorgungsbereich der Gerontopsychiatrie geht es noch deutlicher als im Versorgungsbereich (Geronto-)Psychosomatik und Alterspsychotherapie um eine ausreichende Strukturqualität. Die gültige Personalverordnung Psychiatrie (PsychPV) stellt eine völlig unzureichende Basis für eine ausreichende Strukturqualität stationärer (störungsspezifischer) Fachpsychotherapie dar. Hier sind insbesondere (gesundheits-)politische Willensbildungen notwendig.

2.1 Entwicklungspsychologische Konzepte

Befragt man professionelle Helfer aller Berufsgruppen, die mit alten Menschen arbeiten, nach ihrem Bild des Lebenslaufes, begegnet man immer wieder dem „Halbkreis-Modell": nach dem Scheitelpunkt des Lebens, der mit 40-50 Jahren angesetzt wird, gehe „alles den Berg hinunter". Mit dem Vorurteil, die Alten würden wieder wie die Kinder, wird unmerklich dem Defizit- und Defekt-Modell des Alterns Vorschub geleistet. Dieses Modell entspricht weder den hier nur als Hinweis anzumerkenden aktuellen gerontologischen Ergebnissen zu Lernfähigkeit und Kompetenz im Alter (z.B. Kruse 1987; Lehr 1983; Lehr & Thomae 1987; Thomae 1983), noch der mit dem Alter stetig zunehmenden Variabilität physiologischer Befunde. Ein Psychotherapeut kann keine Entwicklungsaufgaben für seinen (alten) Patienten vorphantasieren, wenn er keine entsprechenden Modelle zur Verfügung hat. Insoweit ist den Herausgebern der Berliner Altersstudie (BASE) voll zuzustimmen: „Was wir über das Alter als Lebensphase und über das Altern als Prozeß zu wissen meinen, ist außerordentlich folgenreich" (Mayer et al. 1996, S. 599).

In jüngster Zeit ist aus kind- und jugendpsychiatrischer Sicht eine fundierte Übersicht über die historischen und aktuellen entwicklungspsychologischen Modelle erarbeitet worden (Resch 1996). Tab. 1 gibt eine systematisierende Übersicht über die von den jeweiligen Modellen unterschiedlich gesetzten Schwerpunkte vor allem im Hinblick auf die Bedeutung von individueller (Trieb-)Kraft versus Umwelteinflüssen. Dabei nehmen die interaktionistischen Theorien „ältere" Theorien (wie z.B. den zentralen Stellenwert unbewußter Phantasien im Trieb-Konflikt-Modell) in der Regel mit auf.

Durch die Rekonstruktion der Lern-Erfahrungen beziehen auch die kognitiv-behavioralen Theorien die historische Dimension in das Verständnis des Individuums mit ein (z.B. Karlbauer-Helgenberger et al. 1996; Zarbock 1996). – Der Versuch der traditionellen psychoanalytischen Theoriebildung, umschriebenen psychosexuellen Entwicklungsstufen dieser Modelle spezifische Konflikttypologien zuzuordnen, muß heute als überholt angesehen werden. Abhängigkeitskonflikte entstehen nicht nur in der sog. „oralen" und Aggressions- und Autonomie-Konflikte nicht ausschließlich in der „analen" Entwicklungsphase, sondern beginnen bereits mit der Symbolisierungs- und Rollenfähigkeit des Kindes (Hoffmann 1994; Schüßler & Bertl-Schüßler 1992). Durch eine solche „Entkopplung" von Psychopathologie und entwicklungspsychologischen Konzepten sind letztere keineswegs weniger wichtig geworden. In der Regel enden diese entwicklungspsychologischen Konzepte jedoch mit Erreichen des Erwachsenenalters.

Tabelle 1: Entwicklungspsychologisches Modell (modifiziert und erweitert nach Resch 1996)

Theorie	Stichwort	Individuum	Umwelt	Modell
Endogenetische Theorien	Reifung	Passiv	passiv	Psychoanalytisches Triebkonflikt-Modell mit biologisch verankerter Trieb- und Affektstruktur (z.B. Freud 1905)
Exogenetische Theorien	Prägung	Passiv	aktiv	Umwelteinflüsse prägen das Individuum (Entwicklungsdefizit-Modell) (z.B. Kohut 1973; Winnicott 1974)
Frühkonstruktivistische Theorien	Selbstkonstruktion	Aktiv	passiv	Selbstkonstruktion des Individuums – Umwelt als Anregung und Matrix (z.B. Piaget 1978)
Interaktionistische Theorien	Mensch-Umwelt-Gesamtsystem	Aktiv	aktiv	Aktives, selbstmotiviertes Individuum in Interaktion mit aktiver, fordernder und erfüllender Umwelt (Beziehungskonflikt-Modell) (z.B. Sullivan 1953; Bauriedel 1980) (affekt-logische Schemata; z.B. Ciompi 1988) (kognitive Problemanalyse; z.B. Caspar & Grawe 1982) und seinem eigenen (alternden) Körper (Heuft 1994)

Neben der klinisch fundierten Annahme, daß ungelöste Konflikte aus Kindheit und Jugend auch im Alter neurosefördernd sein können, versuchen die Life-cycle-Theorien (8 Phasen bei E. H. Erikson 1982), das Leben als aufeinander bezogene zentrale Entwicklungsaufgaben oder als lebenslanges Schicksal von Kernthemen (wie Liebe, Sexualität, Arbeit, Tod etc.) (bei Colarusso und Nemiroff 1987) zu beschreiben. Dabei kommen die Eriksonschen Kategorien über eine „idealisierende" Deskription des Alterns nicht eigentlich hinaus, wobei die Phase 8 „Alter" 30 Lebensjahre und mehr umfaßt (etwa vom 60.-90. Lebensjahr). Unstrittig ist die Bedeutung einer solchen Konzeption für die Wahrnehmungseinstellung gerade auch jüngerer Angehöriger helfender Berufe. Es läßt sich jedoch mit dem Modell von Erikson im Falle von Symptombildungen bzw. Störungen nicht diagnostizieren. Und damit gibt der Eriksonsche Ansatz in der Frage einer adaptiven differentiellen Therapieindikation keine (entwicklungsfördernden) Antworten. Notwendig ist der Versuch, besser verstehen zu können, was Erwachsene auch in der zweiten Lebenshälfte zu weiteren – je immer auch konflikthaften – Entwicklungsschritten treibt.

Befragt man systematisch Menschen beiderlei Geschlechts jenseits des 60. Lebensjahres zu ihrem jetzigen Zeiterleben, zeigt sich, daß das Zeiterleben im Alter vor allem eine körperliche Dimension hat. 80% der ausführlich interviewten alten Menschen antworteten auf die Frage: „Woran merken sie, daß die Zeit vergeht?" unter Bezugnahme auf den körperlichen Alternsprozeß. Mayer et al. bestätigen diese Befunde aufgrund der Berliner Altersstudie: „Im Unterschied zum jüngeren und mittleren Erwachsenenalter, wo die

Beschäftigung mit Beruf, Freunden und Familie im Mittelpunkt steht, hat im hohen Alter ... die Beschäftigung mit der eigenen Gesundheit und geistigen Leistungsfähigkeit einen zentralen Stellenwert" (1996, S. 614). Übereinstimmend wird immer wieder berichtet, daß dagegen die Auseinandersetzung mit dem eigenen Tod bei alten Menschen vergleichsweise emotional weniger besetzt ist (z.B. Freund 1995).

Geht man davon aus, daß das Zeitbewußtsein „aus dem doppelten Gefühl von Unveränderlichkeit und Veränderung" besteht (Hoeg 1995, S. 266), führen diese Ergebnisse zu einem entwicklungspsychologischen Modell (Heuft 1994), in dem der somatische Alternsprozeß als „Organisator" der Entwicklung in der zweiten Hälfte des Erwachsenenlebens verstanden wird. Die Verwendung des Begriffes Organisator als das im jeweiligen Lebensabschnitt die Entwicklung führende „Organ" steht in der Tradition von Needham (1931; „embryologischer Organisator"), Spitz (1965; „kritische Knotenpunkte in der Entwicklung des Kleinkindes") und A. Freud (1963; „konvergierende Entwicklungslinien"). Der Organisator einer Entwicklungsphase stellt somit das die Entwicklung jeweils zentral vorantreibende „Organ" dar, dem sich das Individuum nicht entziehen kann. Die resultierenden Entwicklungsaufgaben wachsen dem Individuum damit zwingend zu.

Im folgenden wird die – empirisch gestützte – Modellbildung einer Entwicklung über den gesamten Lebenslauf unter dem Einfluß wechselnder Organisatoren dargestellt.

Der *Trieb* kann als *Organisator* der psychosexuellen Entwicklung *in den ersten Lebensjahren* begriffen werden. Die individuelle Triebausstattung als Resultat einer biologischen Variante drängt zur Auseinandersetzung mit den bekannten psychosexuellen Reifungsphasen und den entsprechenden typischen psychosozialen Krisen in Kindheit und Jugend. Neben der Triebentwicklung konstituieren sich in einer gleichzeitigen Wechselwirkung das autonome Ich (Hartmann 1939), der Narzißmus (Kohut 1973) und die sich zunehmend internalisierenden Beziehungen zu den (Primär-)Objekten. Eine mögliche Traumagenese und deren Folgen bleiben hier für die Diskussion einer normal konflikthaften Entwicklung unberücksichtigt. Damit sind *vier Entwicklungssäulen* in den ersten Lebensjahren angesprochen: Der psychosexuelle Trieb, die Ich-Funktionen, das Selbstwertregulationssystem (Narzißmus) und die Objektbeziehungen. Jede dieser vier genannten Entwicklungssäulen stellt eine komplexe Funktion sowohl der individuell-historischen Zeitdimension wie der soziokulturellen Bedingtheiten dar. Die Vernetzung des Individuums im sozialen Raum konstituiert dann die „Wirklichkeit" eines Menschen (v. Uexküll 1984). Die Selbstidentität beschreibt das Binnenerleben des Menschen in der genannten Komplexität („Ich bin so: mit diesen (Trieb-)Kräften, mit diesen (Ich-)Fähigkeiten, mit diesem Selbstwertgefühl und mit diesem Bindungs- und Beziehungsverhalten"). Aus einer diagnostizierenden Außensicht wird die Wahrnehmung von Selbststeuerung, Selbsterleben, Kommunikations- und Abwehrverhalten sowie Objektwahrnehmung eines Individuums als Struktur (Arbeitskreis OPD 1996) beschrieben („Dieser Mensch hat diese Fähigkeiten (Ressourcen) bzw. leidet unter ...").

Nach Erreichen des Erwachsenenalters übernimmt der *objektale Organisator* die Schrittmacherfunktion für die weitere Entwicklung. Dabei baut die Entwicklung in dieser Lebensphase auf den angesprochenen vier Entwicklungssäulen auf. Unentrinnbare Veränderungen in den gelebten Objektbeziehungen (wie Partnerschaft, Auszug der Kinder, nachelterliche Gefährtenschaft, berufliche Veränderungen etc.) müssen unter Einbeziehung der funktionalen Komponente von „sozialer Kompetenz" stets aufs Neue mit den internalisierten Objektbeziehungen und den hinzukommenden Objekterfahrungen im weiteren Lebenslauf abgeglichen werden. Unter dem Aspekt des „sekundären Narzißmus" (vgl. Freud 1923, S. 275) ist das Ich des Individuums ständig aufgefordert, zwischen Objektnähe und Objektferne im Sinne einer „Teilhabe" an den Beziehungen und damit der „Welt" die Waage zu halten.

Es sei daran erinnert, daß diese anstehenden Entwicklungsaufgaben im Erwachsenenalter unabhängig von jeder möglichen Pathologie zu gestalten sind. Ungelöste Problem- und Konfliktlagen z.B. aus den ersten Lebensjahren können die Entwicklungsaufgaben im Erwachsenenalter naturgemäß zusätzlich erschweren.

In der zweiten Hälfte des Erwachsenenalters kommt es unbewußt zu einer weiteren, schrittweisen Verschiebung der Organisatorfunktion zum Soma hin (*somatogener Organisator*). Unter Fortführung des auf den vier Säulen ruhenden Entwicklungsmodells entspricht dem psychischen Ich der Körper, den ich habe (funktionaler Aspekt), während der Leib, der ich bin, dem narzißtischen Aspekt entspricht. Der Ebene der internalen Objektbeziehungen und der späteren grundlegenden Objekterfahrungen analog sind die Körpererinnerungen, Somatisierungen oder Verkörperungen. Die oben berichteten Studienergebnisse sprechen für eine veränderte Wahrnehmung des Körpers und seiner Funktion in der Weise, daß die leibliche Existenz und die körperliche Funktion nicht mehr als ausschließlich selbstverständlich gegeben wahrgenommen wird. Analog zur Veränderung der Körperfunktionen besteht das Ich-strukturelle Problem der kognitiven Bewältigung dieser Veränderungen ebenso wie der narzißtische Umgang mit der sich verändernden Leiblichkeit. Die sich verändernde Körperlichkeit im Alternsprozeß stellt zugleich auch eine intrapsychische Symbolisierungsebene für das Zeiterleben und die Strukturierung der Zukunftsperspektive dar. Die interaktionistischen entwicklungspsychologischen Theorien (Tab. 1) wurden deshalb um eine wesentliche Dimension, die des körperlichen Alternsprozesses, ergänzt. – Die

Kenntnis dieser Modellbildung wird das Verständnis des weiter unten im Abschnitt „Alterspsychotherapie" (Kap. 3) referierten Konzeptes „Aktualkonflikt" in der Operationalisierten Psychodynamischen Diagnostik (Arbeitskreis OPD 1996) erleichtern.

Es bedarf an dieser Stelle keiner weiteren Erläuterung, daß diese Modellbildung das Individuum stets in seinem historischen und soziokulturellen Kontext mitdenkt. Die durch den jeweiligen Organisator der Entwicklung vorangetriebenen Aufgaben sind in einem transaktionalen Prozeß auch immer mit der Umwelt, die eher förderlich oder eher hinderlich sein kann, in Bezug zu setzen.

Aus verhaltenstherapeutischer Sicht gibt es bisher keine expliziten Entwicklungsmodelle für die zweite Hälfte des Erwachsenenlebens. Allerdings wird von verhaltenstherapeutischer Seite ebenfalls z.B. das erstmalige Auftreten depressiver Erkrankungen im Alter mit chronischer körperlicher Krankheit oder ungünstigen Lebensumständen in Verbindung gebracht (z.B. Roth 1993). Nach Murrell et al. (1991) besteht eine signifikante Beziehung zwischen der Verschlechterung der körperlichen Gesundheit und dem Auftreten depressiver Syndrome. Und Oxman et al. (1992) wiesen eine hohe Korrelation zwischen einer Verschlechterung des Funktionsniveaus und einer Erhöhung der Depressionswerte nach. Was die negativ konnotierten Altersstereotypien, die therapeutisch angehbar sind (Freedman 1986), hervorbringt, bleibt offen. Thomae (1970) betont die Bedeutung des Gleichgewichtes zwischen den kognitiven und den motivationalen Systemen des Individuums vor allem für alte Menschen.

2.2 Die Bedeutung einer somato-psychosomatischen Sicht des Alternsprozesses

Die Integration medizinisch-geriatrischer und soziotherapeutischer Interventionen mit den spezifischen psychotherapeutischen Verfahren ist gerade bei alten Menschen von zentraler Wichtigkeit. So sollten Ärzte aller Fachrichtungen sowie Fachpsychotherapeuten, die mit alten Menschen arbeiten, wissen, welche somatischen Risikofaktoren auch im höheren Erwachsenenalter präventiven Maßnahmen zugänglich sind (Übersicht bei Donat 1996). Werden diese Risikofaktoren „Bewegungsmangel", „Übergewicht", nicht oder unzureichend behandelte „Hypertonie", „Hyperlipidämie" und „Diabetes mellitus") vom Patienten ignoriert, sollte der Therapeut auch über die Psychodynamik dieses Verhaltens im Behandlungsprozeß nachdenken und sich nicht mit der Fehlinformation lähmen, die Berücksichtigung dieser somatischen Faktoren sei bei >60jährigen ohne Belang. Selbst für 80jährige „lohnt" es sich aus epidemiologischer Perspektive noch, das Rauchen aufzugeben.

Hinter einem risikoreichen Gesundheitsverhalten kann sich z.B. eine unerkannte Depressivität oder auch eine latente Suizidalität verbergen.

Dabei hat es der Diagnostiker unter dem Eindruck der mit steigendem Alter zunehmenden Variabilität somatischer Befunde oft nicht einfach, z.b. bei Schmerzpatienten zwischen einem organisch begründeten Schmerzerleben und einer psychogenen Beeinträchtigung (i. S. einer somatoformen, funktionellen Störung) zu unterscheiden. Nach eigenen Untersuchungen in einem geriatrischen Akutkrankenhaus waren 27,6% der stationär behandelten Patienten, die sicher nicht an einer psychotischen, dementiellen oder Suchterkrankung litten, als psychogen erkrankte Fälle (mit jeweils mindestens einer ICD-10-Diagnose aus den Bereichen F1, F3 – F6) einzustufen (vgl. Schneider et al. 1997). Wie Abb. 1 (→ Kap. 1) verdeutlicht, wurde in Übereinstimmung mit der Literatur (Schepank 1995) dann von einem Fall psychogener Erkrankung gesprochen, wenn neben einer ICD-10-Diagnose aus den angesprochenen Bereichen der Beeinträchtigungsschwere-Score (BSS) für die psychogene Beeinträchtigung im Expertenrating ≥ 5 (minimal: 0; maximal: 12) war („cut-off-point"). Abb. 1 weist auf, daß der Anteil alter Menschen im geriatrischen Krankenhaus, der unter „leichteren" psychogenen Beeinträchtigungen leidet, noch ungleich höher anzunehmen ist.

Im Vergleich zu einer Zufallsstichprobe des frühen und mittleren Erwachsenenalters aus der Mannheimer Bevölkerung mit einer Fallzahl von 24,1% (Schepank 1987) ist in der Alters-Stichprobe der Anteil der Probanden mit einem BSS von „0" deutlich höher, weil trotz sorgfältiger organischer Abklärung der Patienten im Alter die Differenzierung zwischen dem organischen und dem psychogenen Anteil etwa eines Schmerzerlebens nicht immer gelingt, und bei einem streng empirischen Rating im Zweifelsfall dann *keine* psychogene Beeinträchtigung angenommen wurde. Ein Drittel dieser „Fälle" hat die psychogene Beeinträchtigung erst im Alter seit maximal einem Jahr entwickelt. Es handelt sich also keineswegs nur etwa um „chronische" Neurosen oder Persönlichkeitsstörungen mit Somatisierungen, bei denen aufgrund der Chronizität eine schlechte Prognose anzunehmen wäre.

Unterstellt man, daß alle diese Untersuchungsteilnehmer tatsächlich wegen einer akut behandlungsbedürftigen internistisch-geriatrischen Störung stationär behandelt werden mußten, dann zeigen die in Abb. 1 dargestellten Ergebnisse, die erst kurz vor der Entlassung dieser Patienten aus der stationären Behandlung nach Abklingen des akuten somatischen Störungsbildes erhoben wurden, unmißverständlich die Bedeutung eines psychosomatischen Konsiliardienstes auch für diese Altersgruppe. Neben einer ethisch-medizinischen Versorgungsverpflichtung können die Folgen einer möglichen Fehlbelegung, die Folgen verlängerter stationärer Krankenhausaufenthalte durch eine psychogene Komorbidität und die Folgekosten erschwerter nachstationärer Rehabilitation nur angedeutet werden, da dies keine zentrale Aufgabe der vorliegenden Expertise ist.

Neben beispielhaft dargestellten Störungen von Krankheitswert werden in den folgenden beiden Kapiteln die sich im Alternsprozeß verändernde Sexualität (→ Kap. 2.3) und der Umgang mit dem Schmerzerleben im Alter (→ Kap. 2.4) auf dem Hintergrund normaler Entwicklungsabläufe in der zweiten Hälfte des Erwachsenenlebens dargestellt. Im → Kap. 2.5 werden dann unter dem Krankheitsbegriff das Versorgungsgebiet der Gerontopsychosomatik und die entsprechenden Patientengruppen (Diagnosen) charakterisiert.

2.3 Sexualität und Störungen der Sexualität im Alter

Insbesondere die Bonner Längsschnittstudie (BOLSA) (Lehr 1978) hat gezeigt, daß es nicht *das* Alter, *die* alten Patienten bzw. *das* alte Paar gibt. In einer Übersicht kritisierte v. Sydow (1992) zu Recht die Aussagekraft der vorliegenden Untersuchungen zur Sexualität alter Menschen, da die Befunde aufgrund von Stichprobenselektion z.T. einen erheblichen Biaseffekt aufweisen. Dies gilt gleichermaßen für Untersuchungen zur Menopause: so wiesen v. Sydow & Reimer in einer ausgezeichneten Literaturstudie (1995) darauf hin, daß die bei gynäkologischen *Patientinnen* erhobenen Befunde oft unzulässigerweise auf die Menopausen-Erfahrung *aller* Frauen übertragen würden und so positive Auswirkungen der Menopause oft unterschlagen würden. Drei Viertel aller Frauen fühlten sich nach den Wechseljahren gesund und leistungsstark, z.T. auch glücklicher und gesünder als zuvor (vgl. z.B. Avis & McKinlay 1991).

Durch die kürzlich erfolgte repräsentative Befragung von 450 Personen >60 Jahren durch Brähler und Unger (1994) wissen wir, daß in Deutschland ca. 2/3 der 61-70jährigen und ca. 1/3 der >70jährigen eine sexuelle Aktivität bejahen, wenn ein fester Partner vorhanden ist. Solche Ergebnisse machen ein Forschungsdilemma deutlich: wenn sexuelles (koitales) Erleben so stark partnerabhängig ist, gibt es dann für Alleinstehende kein sexuelles Erleben mehr? Oder müssen wir nicht vielmehr davon ausgehen, daß Körpererleben, Gefühle eigener Attraktivität (als Mann und als Frau), das Erleben der eigenen Geschlechtsidentität und Selbstinitiative bzw. selbstbestimmte Lebensführung im Sinne einer engen Wechselwirkung miteinander zusammenhängen und wir uns daher hüten sollten, nur die geschlechtliche (partnerschaftliche) Aktivität im engeren Sinne zu betrachten. Allerdings sind wir in diesem Bereich völlig auf Vermutungen angewiesen, da es keine repräsentativen Untersuchungen zu sexuellen Phantasien oder etwa zur autoerotischen Aktivität alter Menschen gibt.

Vor allem die Arbeitsgruppe um Verwoerdt und Pfeiffer (1969) hat den Unterschied zwischen sexueller Aktivität und sexuellem Interesse bei alten Menschen betont und auf das häufige Problem eines „interest-activity-gap" hingewiesen. Dabei können die Ursachen und Folgen einer solchen Diskrepanz zwischen Aktivität und Interesse sehr verschieden sein. Betrachtet man sexuelles Interesse und sexuelle Aktivität getrennt, lassen sich vier Subgruppen bilden: alte Menschen (1.) ohne sexuelles Interesse und ohne sexuelle Aktivität, (2.) mit sexuellem Interesse und Aktivität, (3.) mit sexuellem Interesse, jedoch ohne Aktivität und (4.) ohne sexuelles Interesse, jedoch mit sexueller Aktivität. Unter dem Blickwinkel der Lebenszufriedenheit geht es interessanterweise den Gruppen (1.) und (2.) am besten, da hier Interesse und Aktivität gleichsinnig zusammenfallen, während die Gruppe (3.) vor allem im Vergleich zur Gruppe (2.) in ihrer Lebenszufriedenheit deutlich abfällt (Heuft et al. 1996).

Durch das propagierte Bild der „neuen Alten" (ewig Jungen!?) wird der Blick für die Variabilität im Erleben alter Menschen ebenso verstellt wie durch eine übermäßige Tabuisierung der körperlichen Alternsprozesse, die auch der Fachpsychotherapeut kennen sollte. Insbesondere bei *Männern* steht die sexuelle Funktion in Bezug zur körperlichen Gesundheit, den kognitiven Fähigkeiten und der sozialen Integration. Das bedeutet, daß körperliche Erkrankungen im engeren Sinne eine unmittelbare Rückwirkung auf das sexuelle Erleben haben. In Tab. 2 findet sich eine stichwortartige Übersicht über die somatischen Veränderungen der sexuellen Funktionsabläufe beim Mann. Ein Klimakterium virile gibt es nicht (Jung et al. 1995). Das langsame Absinken des Testosteronspiegels beim Mann bleibt in einem sehr breiten Korridor im Bereich der Normalwerte. Jedoch muß sich jeder Mann auch mit den sich verändernden sexuellen Funktionsabläufen auseinandersetzen. Es vergeht z.B. im Alter physiologischerweise mehr Zeit bis zur vollen Erektion und bis zur (weniger intensiv erlebten) Ejakulation. Die Refraktärzeit kann sich im hohen Alter über mehrere Tage erstrecken.

Besonders problematisch können sich sexuelle „Normen" mit einem Teufelskreis von Erwartungsangst, diskrepantem eigenem Erleben und Rückzug auswirken. Der oft zitierte Coitus death spielt in der Realität faktisch keine Rolle. Die wenigen verfügbaren Fallberichte legen eher nahe, daß eher Männer im mittleren Lebensalter in von ihnen selber als „illegal" erlebten, schuldhaft verarbeiteten außerehelichen Beziehungen gefährdet sind. Wenn ältere Männer z.B. nach einem rehabilitierten Herzinfarkt sich vom kardiovaskulären Befund wieder befriedigend belastbar erleben (Treppen steigen etc.), spricht nichts gegen die Wiederaufnahme sexueller Aktivitäten, wenn sie dies selber wünschen. In Tab. 2 ist darüber hinaus unter den physiologischen Therapieansätzen aufgeführt, daß nach Ausschluß möglicher organischer Störungen und der notwendigen Medikamentenanamnese mit gutem

Erfolg die Neugestaltung des Sexualverkehrs in einer unter Umständen langjährigen (Ehe-)Beziehung angeregt werden kann, wobei bei entsprechendem Interesse beider Ehepartner auch Varianten der bisher gelebten sexuellen Praxis (wie z.b. intensivere manuelle Stimulation im Vorspiel) vorgestellt werden können. Die Disuse-Theorie besagt, daß „Nicht-Geübtes" auch „verlernt" werden kann. Dies gilt auch für den Geschlechtsverkehr und die damit zusammenhängenden Kommunikations- und Handlungsformen, die sich altersabhängig verändern müssen. Für *Frauen* bedeutet die hormonell verlangsamte Lubrikation und Atrophie der Schleimhäute ggf. die Notwendigkeit, sich für die Ausdehnung der Phase vor dem Geschlechtsverkehr einzusetzen (vgl. Tab. 3). Die anatomischen und physiologischen Veränderungen der weiblichen und männlichen Genitalien eröffnet die Chance für Modifikationen, in denen beide Seiten z.B. Zärtlichkeiten mehr Bedeutung beimessen.

Tabelle 2: **Sexualität im Alter – Somatische Veränderungen beim Mann**

- Testosteron nimmt langsam ab (> 50. Lebensjahr)
- Erektion verlangsamt
- Erektion u.U. weniger ausgeprägt
- Sekretion der Cowperschen Drüsen ⇓ (Lubrikation ⇓)
- Samenflüssigkeit ⇓
- Kontraktion beim Orgasmus ⇓
- Refraktärphase ⇑

cave: Sexuelle „Normen"
Coitus death – Angst („petite mort")

Somatische (physiologische) Therapieansätze:
(nach Ausschluß organischer Störungen) (Medikamentenanamnese)
- Neugestaltung des Sexualverkehrs
- z.B. Stimulation

Die Einstellung zu einer aktiv gelebten Sexualität im höheren Erwachsenenalter scheint bei Frauen – im Vergleich zu gleichaltrigen Männern – deutlich stärker von dem Vorhandensein eines dauerhaften Partners sowie – zumindest in der heutigen Generation der über 60jährigen – von normativen Vorstellungen beeinflußt zu sein. Nach ausführlichen Interviews älterer Frauen, die jedoch bereit waren, über diese Themen offen zu sprechen, konnte v. Sydow (1994) zeigen, daß 54% der älteren Frauen eine indifferente Einstellung zur Sexualität im Alter hatten, 20% eine ausgesprochen positive Einstellung, 9% eine ambivalente Einstellung und 9% eine ausgesprochen negative Einstellung, während 8% der Frauen keine deutliche Meinung erkennen ließen. Wie sich solche Einstellungen im Gespräch mit älteren Frauen vermitteln, soll Tab. 4 verdeutlichen. Es ist begründet zu vermuten, daß jenseits solcher „Freiwilligen"-Interviews die ambivalente und negativ-ablehnende

Haltung eher häufiger beschrieben werden müßte. Damit wird noch einmal unterstrichen, daß eine normative Herangehensweise alten Menschen in keiner Weise gerecht würde. Wesentlich ist die individuelle Gestaltung des eigenen sexuellen Kommunikations- und Beziehungsraumes.

Tabelle 3: Sexualität im Alter – Somatische Veränderungen bei der Frau

- Menopause (45.-55. Lebensjahr)
- Östrogene ⇓
- Atrophie der Vaginalschleimhäute
- Lubrikation ⇓ (schmerzhafter Sexualverkehr)
- Gefahr des „Disuse"

cave: Sexuelle Normen

Somatische (physiologische Therapieansätze):
(nach Ausschluß organischer Störungen) (Medikamentenanamnese)
- Substitution von Östrogenen
- lokale Gleitmittel
- Training der Beckenboden-Muskulatur (Kegel-Übungen)
- Neugestaltung des Sexualverkehrs

Tabelle 4: Variabilität einer Sexualität im höheren Alter

Positive Einstellung
Eine 70jährige: *„Ich kenne viele ältere Ehepaare und ich hoffe, daß sie zärtlich bleiben und ihre Sexualität pflegen – auch meine Schwester tut's – und ich finde das sehr schön. Ich freu mich an jedem älteren Ehepaar – ich spür's direkt. Ich seh's ihnen an."*

Ambivalente Einstellung
Eine 73jährige: *„Ja, (lacht) heikles Thema, ne (lacht). Äh – ich weiß es nicht. Also, wir [ihr Mann und sie] haben das Gefühl... – solange noch die Gefühle da sind, dann wird das noch was sein, ne. Ob's richtig ist, weiß ich net (lacht)..."* *(„Sie haben Zweifel, ob das richtig ist.")* *„Ne, ich hab' das Gefühl, es muß ja alles – 'n Ausklang haben, es muß alles etwas auslaufen, ne... Man hört durch's Fernsehen doch ab und zu mehr – oder durch's Radio... – daß die sagen, selbstverständlich, ob ich jetzt 70 Jahr' bin oder 80 Jahr' bin, ich brauche das noch hier und – und da denk' ich, 's kann ja net verkehrt sein (lacht)."* *(„Und weshalb haben Sie Zweifel?")* *„...Ja, weil – so, daß man sagt, ja, jetzt bist du schon so alt und – schickt sich das? (lacht) – Na ja, 's ist ja so, ne. Na ja, wir haben früher auch nicht gefragt, ob sich schickt oder nicht – 's ist ja an und für sich 'ne normale Sache, ne."*

Negative Einstellung
Eine 84jährige: *„Schauen Sie, da will ich Ihnen etwas sagen: Ich war neulich mit einer gleichaltrigen Freundin... im Museum und wir haben dann nachher noch Kaffee getrunken. Und da sagt die zu mir: ,Mit dem Herrn da oben, da hab' ich geäugelt.' Das fand ich so lächerlich, in unserem Alter, muß ich ehrlich sagen – also, ich find' das in unserem Alter lächerlich!"*

Indifferente Einstellung
Eine 60jährige: *„Ich hab' also ein ganz altes Ehepaar gekannt, bis zuletzt – sind die intim zusammen gewesen und ich fand dat in Ordnung... – Nein, da gibt es kein Halt, da ist der eine so und der andere so und wenn die zwei oder der Mensch sich eben – noch eben so fühlt – warum nicht. Das finde ich normal."*

(v. Sydow 1994)

2.4 Psychosomatische Aspekte des Schmerzerlebens im Alter

Befragt man Patienten über 60 Jahre einer geriatrischen Akutklinik mit Hilfe des Gießener Beschwerdebogens (GBB; Brähler und Scheer 1983), dann geben nur 17% keine bzw. sehr geringe Schmerzen an. Von den Patienten, die unter Schmerzen litten, gaben wiederum 17% nur *eine* Schmerzregion (wie (a) Kopf-, (b) Nacken- und Schulter-, (c) Kreuz- und (d) Gelenkschmerzen) an. Die übrigen 83% gaben *zwischen zwei und vier* Schmerzregionen mit starken oder sehr starken Schmerzen an, wobei 62% in *mindestens einer* der im GBB benannten vier Körperregionen unter *starken* Schmerzen litten (Heuft et al. 1995a).

Bei Überprüfung eines Zusammenhangs mit dem Ausmaß psychogener Beeinträchtigung (BSS; s.o.) ergab sich erstaunlicherweise sowohl bei einer Gruppenbildung nach Schmerzregionen (eine bis vier Schmerzregionen) als auch bei einer Gruppenbildung nach der Schmerzintensität (keine oder sehr geringe Schmerzen vs. starke Schmerzen) kein statistisch signifikanter Zusammenhang zwischen dem Ausmaß psychogener Beeinträchtigung und den jeweiligen Merkmalen. Das Schmerzerleben alter Menschen hängt somit nicht direkt mit psychogener Erkrankung zusammen, da – in Abgrenzung zur akut behandlungsbedürftigen Multimorbidität – polypathische Beschwerden sich oft langsam entwickeln und adaptive Strategien ermöglichen. Wenn eine Hüftgelenksarthrose z.B. keine Bergtour mehr erlaubt, wird die Wanderung ins flache Land verlegt.

Bildet man die Lebenszufriedenheit der alten Patienten mit der Philadelphia Geriatric Center Morale Scale (PGC; Lawton 1975) ab, zeigt sich, daß die Schmerzpatienten nicht global als „unzufriedener" oder als „pessimistischer" zu charakterisieren sind. Bei den Patienten, die an starken Schmerzen litten, bestand nur eine negativere „Einstellung zum Alter", eine stärkere Tendenz zur „Niedergeschlagenheit" und eine geringere „Zuversicht, Probleme bewältigen zu können". Sie zeigten jedoch in den übrigen Zufriedenheitsmaßen und in der allgemeinen Einschätzung ihrer Kompetenz keine Auffälligkeiten. Es wurde deutlich, daß ein Großteil der Patienten mit starken Schmerzen akkomodative Techniken (vgl. Brandtstädter und Renner 1990) einsetzt (wie z.B. „Betonung des im Leben Geleisteten" und „Betonung positiver Erfahrungen in der Gegenwart"). Bei einer kleineren Gruppe waren assimilative Techniken erkennbar (wie z.B. „Bemühen um Verbesserung der Situation" zur Linderung der chronisch-degenerativen Schmerzen). Die höchste psychische Stabilität zeigte eine clusteranalytisch identifizierbare Gruppe, die beide Mechanismen in einem dynamischen Wechsel einsetzen konnte (vgl. dazu auch das Schwerpunktheft *Schmerz und Schmerzerleben im Alter*, Z. Gerontol. Geriat. 28, 1995).

Die differenzierende Betrachtung der Alterssexualität und des Umgangs mit Schmerzen im Alter zeigen eine *hohe Variabilität.* An diesen beiden psychosomatischen Aspekten kann somit *paradigmatisch* deutlich werden, daß der psychotherapeutische Zugang mit seiner individuellen Perspektive gerade dem Alter entspricht – wenn es dem Untersucher gelingt, adäquates somato-psychosomatisches Wissen mit Unvoreingenommenheit zu verbinden. Die Auseinandersetzung mit den eigenen Vorannahmen ist besonders auch gegenüber der körperlichen Dimension des Alternsprozesses wichtig, um seinem Patienten adäquate Entwicklungsmöglichkeiten, die er ja als oft jüngerer Therapeut noch nicht aus eigener Lebenserfahrung kennt, im Hinblick auf eine Psychotherapie-Indikation innerlich zusprechen zu können.

2.5 Versorgungsgebiet – Patientengruppen in der Gerontopsychosomatik

2.5.1 Entwicklung der Versorgungsstrukturen

In diesem Abschnitt wird zunächst die Entwicklung der Gerontopsychosomatik und Alterspsychotherapie innerhalb der institutionellen Aus- bzw. Weiterbildungszusammenhänge beschrieben. Es geht hier ausdrücklich nicht um wünschenswerte vernetzte Versorgungsstrukturen, wie sie im → Kap. 6 vorgestellt werden. In einem zweiten Schritt werden die relevanten Diagnosegruppen (Erkrankungen) im Versorgungsgebiet beschrieben.

Vor allem das ärztliche Fachgebiet *Psychotherapeutische Medizin* hat in den letzten Jahren die Gerontopsychosomatik mit dem Ausbau psychotherapeutischer Ansätze vorangebracht. Nach der Musterweiterbildungsordnung der Bundesärztekammer ist das Gebiet der Psychotherapeutischen Medizin folgendermaßen definiert: *„Die Psychotherapeutische Medizin umfaßt die Erkennung, psychotherapeutische Behandlung, die Prävention und Rehabilitation von Krankheiten und Leidenszuständen, an deren Verursachung psychosoziale Faktoren, deren subjektive Verarbeitung und/oder körperlich-seelische Wechselwirkungen maßgeblich beteiligt sind."* – Psychotherapeutische Medizin ist somit nicht nur die Anwendung einer Therapiemethode, sondern nimmt auch Bezug auf ätiologische Konzepte, indem sie die Bedeutung psychosozialer Faktoren heraushebt und sie in ihren Wechselwirkungen mit den somatischen Faktoren untersucht, gewichtet und behandelt.

Die Entwicklung der Gebietsbezeichnung, die 1992 auf dem 95. Deutschen Ärztetag in Köln in die ärztliche Weiterbildungsordnung eingeführt wurde, setzte nach dem II. Weltkrieg ein, nachdem es der Psychiatrie zunächst nicht gelang, sowohl aus inhaltlichen wie praktischen Erwägungen heraus psychotherapeutische Inhalte zu integrieren. Es lassen sich die folgenden Etappen der Entwicklung zu einem eigenständigen Gebiet skizzieren (Janssen 1999, S. 4-8):

- 1946 erfolgte die Gründung des Zentralinstituts für psychogene Erkrankungen der Versicherungsanstalt Berlin (W. Kemper und H. Schultz-Hencke) mit Pioniercharakter für die ambulante Versorgung und die ersten wissenschaftlichen Überprüfungen der Effektivität psychotherapeutischer Behandlungen.
- Ab 1950 Etablierung der ersten psychosomatischen Kliniken in Berlin (Wiegmann), Heidelberg (Mitscherlich), Freiburg (Clauser) und Tiefenbrunn (Kühnel; Schwidder).
- 1967 Einführung der Richtlinien-Psychotherapie in die kassenärztliche Versorgung. In Ostdeutschland (der damaligen DDR) bestand seit den 70er Jahren ein Zweitfacharzt für Psychotherapie.
- 1970 Einführung des universitären Pflichtfaches *Psychosomatische Medizin und Psychotherapie* in die ärztliche Approbationsordnung.
- 1975 Enquêtebericht der Bundesregierung zur psychiatrischen und psychotherapeutisch-psychosomatischen Versorgung mit der Festschreibung eines zweiteiligen Versorgungsstranges: dem psychiatrischen und dem psychotherapeutisch-psychosomatischen Gebiet.
- Seither Ausbau der Krankenhausabteilungen für Psychosomatik und Psychotherapie und entsprechender Rehabilitationseinrichtungen, die allerdings zunächst noch keine Konzepte für ältere Patienten verfügbar hatten, und die zunehmende Integration von psychoanalytischen und verhaltenstherapeutischen Behandlungsansätzen.
- 1990 wurde der Begriff Gerontopsychosomatik geprägt und parallel die Alterspsychotherapie, die sich seit den 70er Jahren in Deutschland zu entwickeln begann, durch Forschungsprojekte, stationäre und ambulante Versorgungsansätze sowie im jährlichen Turnus stattfindende wissenschaftliche Fachtagungen in Kassel, Bonn und Essen (jetzt: Münster) weiter ausgebaut.

Damit hat sich unter günstigen historischen und sozioökonomischen Bedingungen ein Versorgungssystem entwickelt, das als weltweit führend angesehen werden kann. Das Fachgebiet Psychotherapeutische Medizin hat zu den verschiedenen ärztlichen Disziplinen (z.B. Innere Medizin/Geriatrie, Neurologie, Dermatologie, Orthopädie, Gynäkologie u.a.) unterschiedliche Schnittmengen. Dies ist ganz besonders unter dem Gesichtspunkt der *Gerontopsychosomatik* von Bedeutung.

Die meisten anderen ärztlichen Fachgebiete müssen gemäß ihrer Weiterbildungsordnung ebenfalls psychosomatische Kenntnisse im Sinne der *Psychosomatischen Grundversorgung* vermitteln. Diese sollen befähigen, insbesondere die Notwendigkeit einer spezialistischen Psychotherapie, wie sie das Fachgebiet ermöglicht, rechtzeitig zu erkennen und mit dem Betroffenen auch die Weichenstellung zu einer solchen, eine etwaige somatische Behandlung ergänzenden, psychotherapeutischen Intervention zu treffen. Es ist vor allem in der hausärztlich-internistischen wie auch der geriatrischen Weiterbildung dringend eine Verbesserung des Kenntnisstandes anzustreben, da Untersuchungen bis in die jüngste Zeit nachweisen, daß z.B. die Diagnose affektiver Störungen (z.B. der Depression) bei alten Menschen im primärärztlichen Bereich noch wesentlich weniger gelingt als bei jüngeren Patienten – und wie es die epidemiologischen Daten erfordern würden. Auf diesem Hintergrund sollte für den Facharzt für Psychotherapeutische Medizin ebenso wie für den Facharzt für Psychiatrie und Psychotherapie eine primäre Zugänglichkeit erhalten bleiben, auch wenn in einem zukünftigen „Hausarzt-Modell" diesem eine Lotsen-Funktion oder Gate-Keeper-Funktion im Gesundheitswesen zukommen sollte. Man wird begründet davon ausgehen können, daß es sehr unwahrscheinlich ist, daß ältere Menschen „mißbräuchlich" (im Sinne des doctor-hoppings) Fachpsychotherapeuten aufsuchen werden, wenn sie nicht ein dezidiertes Anliegen, vermittelt über einen hohen Leidensdruck, haben.

Der *Facharzt für Psychiatrie und Psychotherapie* erwirbt ebenfalls nach dem Weiterbildungs-Curriculum eine psychotherapeutische Qualifikation, ist jedoch weitgehend neurobiologisch orientiert und ordnet die Psychotherapie den biologischen Behandlungen nach. In der Sozialpsychiatrie stehen indikationsbezogen stützende und übende (verhaltenstherapeutisch orientierte) Psychotherapiemethoden im Vordergrund.

Psychologische Psychotherapeuten werden – auf dem Diplom-Psychologie-Studium aufbauend – vor allem in einem psychotherapeutischen Grundverfahren ausgebildet. In den wenigsten Fällen werden von Psychologischen Psychotherapeuten (im Gegensatz zum Facharzt für Psychotherapeutische Medizin) tiefergehende somatisch-medizinische Kenntnisse erworben, auf deren Hintergrund Patienten aus dem Bereich der Gerontopsychosomatik mit ihrer komplexen somato-psychosomatischen Problemlage in Kooperation mit den anderen somatischen Fachgebieten zutreffend diagnostiziert werden könnten.

2.5.2 Störungsbilder in der Gerontopsychosomatik

Unabhängig von theoretischen Modellvorstellungen zur Ursache und Entstehung werden die vorwiegend psychogen verursachten Erkrankungen – nach obligatorischem Ausschluß einer organischen Ursache – als reaktive Anpassungsstörungen von klinischer Relevanz verstanden. Sie sind Ausdruck einer konflikthaften situationsbezogenen und persönlichkeitsspezifischen Erlebnisverarbeitung des betroffenen Individuums. In Auslösung und Verlauf besteht eine Abhängigkeit von der psychosozialen Biographie bzw. Lerngeschichte des Patienten.

Sucht man nach einer aktuellen Einteilung der Störungen/Krankheiten, wird man sich schon aus Gründen der Kompatibilität mit der internationalen Literatur auf die ICD-10 stützen müssen, auch wenn sie in Deutschland im Bereich der Versorgungsdokumentation noch nicht offiziell eingeführt worden ist. Dabei werden im folgenden die Störungsgruppen benannt, für die aus alterspsychotherapeutischer Sicht gute *kausale Behandlungsmöglichkeiten* bestehen, wenn eine entsprechend sorgfältige Differentialindikation (→ Kap. 3) erarbeitet worden ist.

Klinisch-diagnostisch werden unter Bezugnahme auf die ICD-10 die folgenden Störungsgruppen als vorwiegend psychogen verursacht klassifiziert:

- Psychotraumatische Belastungsreaktionen (F43)
- Psychoneurosen (F32 und F33 (z.T.); F34.1; F40-F42; F44; F48)
- Persönlichkeitsstörungen (F60 – F69)
- Funktionelle (somatoforme) Störungen (F45; F51; F52)
- Eßstörungen, Binge-eating-Störungen (teilweise mit Adipositas) (F50; E66)
- Psychosomatosen im engeren Sinne (F54+)
- Suchterkrankungen (z.T.) (F10 – F19)

Die klinische Symptomatik psychogener Erkrankungen kann sich auf körperlicher, psychischer und/oder sozialkommunikativer Ebene manifestieren (vgl. den BSS; Schepank 1995).

Außerdem zählen als ein ganz wesentlicher weiterer Versorgungsbereich *Probleme der Krankheitsverarbeitung („Coping")* bei *organischen* Erkrankungen zu den Versorgungsaufgaben der Gerontopsychosomatik. Dieser Bereich wird oft mit dem Begriff der *Somato-Psychosomatik* beschrieben, da sich die Problemlagen für die Patienten in somatischen Erkrankungen gründen, bei deren Bewältigung Schwierigkeiten bestehen. Hier bestehen Berührungspunkte zu dem Konzept des Aktualkonfliktes (vgl. → Kap. 3.1).

Zum Fachgebiet der *Gerontopsychiatrie* zählen traditionell die schizophrenen Psychosen, die Zyklothymien, die schizoaffektiven Psychosen, die dementiellen und hirnorganischen Störungen, die exogenen Psychosen und deliranten Bilder sowie die Oligophrenien. Es soll hier ausdrücklich betont werden, *daß es auch für diese psychiatrischen Störungen (etwa für Suchtpatienten und für Patienten mit schizophrenen oder affektiven Psychosen) psychiatrisch-psychotherapeutische Behandlungskonzepte gibt, die einen wesentlichen Beitrag im Gesamtbehandlungsplan dieser Erkrankungen leisten.* Zentral geht es bei diesen psychotherapeutischen Behandlungsansätzen bei psychiatrisch erkrankten Patienten eher um stützende und übende Verfahren, die zugleich die Verarbeitung der Erkrankung besser ermöglichen sollen.

An einzelnen Standorten haben sich erfreulicherweise in den letztem Jahren auch alterspsychotherapeutische Ansätze in der Gerontopsychiatrie entwickelt, die jedoch oft auch stark unter Mängeln im Bereich von Strukturqualität leiden: mangelnde psychotherapeutische Qualifikation der Mitarbeiter, fehlende Therapie-Konzepte etc. Entscheidend ist nicht das formulierte Konzept, sondern das, was dem Patienten tatsächlich nachprüfbar in der Therapie an „Dosis" auf einem elaborierten Hintergrund mit definierten Therapiezielen (vgl. → Kap. 5 zur Qualitätssicherung) angeboten wird. Hier ist die Gesundheitspolitik in der Pflicht, sich nicht damit zu begnügen, wohlwollend Konzepte zu akzeptieren, in denen von „Psychotherapie" die Rede ist. Es muß als Aufgabe der Verwaltung und der Kostenträger begriffen werden, die benannten Konzepte auf ihre Realisierbarkeit hin auch aktiv fördernd zu unterstützen.

2.6 Zusammenfassung von Kap. 1 und 2

In der Expertise sollte Stellung genommen werden zu den theoretischen Entwicklungen im Bereich der Gerontopsychosomatik und Alterspsychotherapie in den letzten zehn Jahren.

Ausgehend von der eindeutigen epidemiologischen Datenlage, nach der ältere Menschen nicht seltener unter psychogenen Störungen als jüngere Erwachsene leiden, wird die derzeit noch ausgesprochen geringe Inanspruchnahme beider psychotherapeutischer Grundverfahren (Psychoanalyse und Verhaltenstherapie) durch die Betroffenen dargestellt. In einer historischen Herleitung wird diskutiert, daß die Fachpsychotherapie selber erst in den letzten 10-20 Jahren Lebensabschnitt-spezifische Konzepte entwickelt hat, die von dem Defizit- und Defekt-Modell des Alters weg und hin zu Vorstellungen über neue Entwicklungsaufgaben in der zweiten Hälfte des Erwachsenenlebens führen. Dabei hat das ärztliche Fachgebiet Psychotherapeutische Medizin eine Schrittmacherfunktion übernommen. Zentral für das Verständnis der weiteren Entwicklungsaufgaben scheint dabei die Rolle des körperlichen Alternsprozesses in der zweiten Hälfte des Erwachsenenlebens zu sein. Solche die traditionellen Konzepte ergänzenden Modellbildungen erlauben dem Psychotherapeuten, für den älteren Patienten adäquate Behandlungspläne bzw. Behandlungsziele (vgl. → Kap. 5 über die Qualitätssicherung) zu formulieren.

Darüber hinaus werden als weitere Ursachen für die bisherige Vernachlässigung dieser Versorgungsaufgabe die Belastung durch die politische Biographie der heute alten Patienten für die jüngeren Psychotherapeuten und die

Sozialisationseffekte der angesprochenen Altersjahrgänge, die keine (Lern-) Vorerfahrung mit Psychotherapie in jüngeren Jahren machen konnten, da in den Nachkriegsjahren durch die Verheerungen des Nationalsozialismus die in Deutschland beispielhaft entwickelte Fachpsychotherapie fast völlig ausgelöscht war, diskutiert. Am Beispiel der Veränderungen weiblicher und männlicher Sexualität und des Schmerzerlebens im Alter wird das Phänomen zunehmender Variabilität im Alter aufgezeigt. Damit wird deutlich, daß der Individuum-zentrierte Ansatz eines Psychotherapie-Behandlungsplanes vor allem auch auf Seiten des Fachpsychotherapeuten ein gehöriges Maß an speziellen Kenntnissen und Erfahrungen auch über die normalen somatischen Altersprozesse gerade im Hinblick auf diese Variabilität erfordert. Darüber hinaus werden unter Bezugnahme auf die ICD-10 die relevanten Gruppen psychogener Störungen im Alter genannt.

In Abgrenzung zum (ambulanten und stationären) Versorgungsgebiet der Gerontopsychiatrie werden die notwendigen Vorbedingungen (Weiterbildung, Strukturqualität) fachpsychotherapeutischer Behandlungen dargestellt. Es wird zugleich die Verpflichtung seitens der Gesundheitspolitik und der Kostenträger angesprochen, sich nicht mit bloßen Konzepten psychotherapeutischer Versorgung zufriedenzugeben, sondern diese Konzepte – wie in allen anderen Versorgungsbereichen einer wissenschaftlich fundierten Medizin – auf ihre Realisierbarkeit hin aktiv zu unterstützen.

Da der Alternsprozeß per se ein psychosomatisches Paradigma darstellt, ist Alterspsychotherapie ohne gerontopsychosomatische Kenntnisse nicht denkbar. Selbst unter den Patienten einer auf die Differentialdiagnostik von Gedächtnisstörungen im Alter spezialisierten Sprechstunde muß an das gesamte Spektrum psychogener Störungen gedacht werden, da nach eigenen Untersuchungen auch bei diesen Patienten bis zu einem Drittel unter psychogenen Störungen leiden kann.

Wenn Psychologische Psychotherapeuten gerontopsychosomatisch-psychotherapeutische Behandlungen übernehmen, muß durch curriculare Ausbildung sichergestellt sein, daß auch tiefergehende somatisch-medizinische Kenntnisse erworben worden sind, um alte Menschen in ihren komplexen somatisch-psychosomatischen Problemlagen ausreichend kompetent behandeln zu können.

3. Psychotherapie im Alter

„All psychotherapeutic interventions (e. g. supportive, psychodynamic and cognitiv-behavioral) may be used with older people. Adaptions may be necessary to take into account any sensory or cognitive deficits" (Häfner, Wertheimer 1996).

Ausgehend von dieser Forderung werden alle in der Literatur zur Alterspsychotherapie vertretenen Arbeiten der *zwei psychotherapeutischen Grundverfahren* (*Psychoanalytische Psychotherapie* und *Kognitiv-behaviorale Psychotherapie* bzw. *Verhaltenstherapie*) sowie als weitere Therapie*methoden* wie *Gestalttherapie, Psychodrama, Gesprächspsychotherapie,* die *Persönliche Konstrukttherapie* und *andere* Therapietechniken (wie z.B. Life Review) hinsichtlich ihrer zentralen Krankheitstheorien, ihrer Anwendungsbereiche und ihrer technischen Modifikationen bezogen auf alte Patienten vergleichend untersucht. Die grundlegende Literatur der einzelnen Psychotherapieverfahren muß dabei vorausgesetzt werden. Die Unterscheidung in psychotherapeutische *Grundverfahren, Therapiemethoden* und *Therapietechniken* entspricht der aktuellen Einteilung, wie sie auch auf der Ebene der Bundes-Fachausschüsse derzeit diskutiert wird.

In einer Synopse aller Psychotherapieverfahren und -methoden werden dann die Möglichkeiten der *paar- und familienpsychotherapeutischen (systemischen) Perspektive* und der *Gruppenpsychotherapie* im Alter gesondert betrachtet. Daran anschließend wird zu den *Entspannungsverfahren* unter dem Gesichtspunkt der Besonderheiten bei alten Menschen Stellung bezogen. – Zu einer ausführlicheren Übersicht wird auf Heuft et al. (2000) verwiesen.

Abschließend folgt eine kritische Durchsicht der seit 1970 vorliegenden Studien zur Psychotherapie im Alter.

3.1 Krankheitstheorien

Im Hinblick auf die Krankheitstheorien und auch die nachfolgend betrachteten differentiellen Indikationsaspekte (→ Kap. 3.2) werden die beiden psychotherapeutischen Grundverfahren der psychoanalytischen und der kognitiv-behavioralen Psychotherapie prinzipiell gleichwertig behandelt. Allerdings zeigt sich, daß die psychoanalytischen Psychotherapien eine wesentlich umfangreichere Literatur zur Alterspsychotherapie generiert haben als die kognitiv-behavioralen Psychotherapien. Dies gilt insbesondere auch für Modelle einer Entwicklung über den gesamten Lebenslauf, an denen Verhaltenstherapeuten naturgemäß wesentlich weniger interessiert sind. Daß hier kein autorenspezifischer Bias vorliegt, mag sich auch daraus ableiten, daß der Verfasser Autor eines gemeinsam mit Verhaltenstherapeuten verfaßten Lehrbuchbeitrages zur Alterspsychotherapie ist (Heuft et al. 1999).

3.1.1 Die Krankheitstheorien der psychoanalytischen Psychotherapien

Ausgehend von den ersten kasuistischen psychoanalytischen Behandlungsberichten von Menschen in der 2. Lebenshälfte bei Abraham (1919), Ferenczi (1921; 1922) und Jelliffee (1925), hat die theoretische Annahme ungelöster Aufgaben und Konflikte aus Kindheit und Jugend, die im Alter neurosefördernd seien, bis zu den Vertretern entwicklungspsychologischer Ansätze (z.B. Liptzin 1985) eine zentrale Bedeutung. Wie sehr die bereits oben beschriebene „Halbkreis-Metapher" des Lebenslaufes auch in die psychoanalytische Psychologie von C. G. Jung eingegangen ist, zeigen von ihm selber gewählte Bilder, die den Lebenslauf mit der auf- bzw. untergehenden Sonne vergleichen.

Es gibt jedoch auch mehrere Versuche, das Leben im Sinne eines Life cycle (acht Phasen bei Erikson 1956; 1982) aufeinander bezogener zentraler Entwicklungsaufgaben oder als lebenslanges Schicksal von zehn Kernthemen (z.B. Liebe, Sexualität, Arbeit, Tod (Colarusso u. Nemiroff 1987)) zu begreifen. Während die Psychogenese der Kindheitsfixierung das Problem des auslösenden Ereignisses für den Symptombeginn im Alter aufwirft (Heuft u. Herpertz 1993), kommt die Life cycle-Theorie über eine (idealisierende) Deskription des Alters nicht eigentlich hinaus. Daher kann mit dem Eriksonschen Konzept nicht – wie bereits dargestellt (Kap. 2.1) – „diagnostiziert" werden, zumal die 8. Phase „Alter" u.U. 30 Jahre und mehr umfaßt, als ob mit einer logarithmischen Funktion in der Kindheit viel und im Alter wenig „Entwicklung" geschehen würde. In der neueren psychoanalytischen Literatur wird der Bedeutung „später" Traumatisierungen, die auch bei relativ Gesunden die Anpassungsmöglichkeiten übersteigen, für die Symptombildung im Alter vermehrte Aufmerksamkeit gewidmet (Heuft 1993).

Altersspezifische Konzepte befaßten sich vor allem mit der Annahme, für normales Altern sei eine Regression auf prägenitale Stufen charakteristisch (Schumacher 1973). Alternative Überlegungen sind die entwicklungspsychologischen Annahmen der Chicago-Schule, die als Veränderung im Alter u.a. einen Geschlechtershift (Männer leben mehr ihre Abhängigkeitswünsche und Frauen ihre aggressiven Anteile im Alter) postulieren (Hildebrand 1982). Der Verlust des Genitalprimats im Alter (Deutsch 1925) stellt eine (vorurteilsbeladene) Sonderform des allgemeinen Regressionskonzeptes dar. Motiv der Regression sei die Erhaltung von Ich-Stabilität und Integrität sowie Abwehr narzißtischer Kränkungen. Die Anerkennung narzißtischer Konflikte im Alternsprozeß scheint weitreichender als eine Überbetonung der (oralen) Verlustthematik im Alternsprozeß (Heuft 1993). Neben den pathologischen Regressionsvorgängen werden heute auch eine adaptive Regression (im Dienste der Entwicklung) und Möglichkeiten der Progression gesehen (z.B. Radebold 1979b). Für diejenigen, die sich von psychoanalytischer Seite mit der Alterspsychotherapie auseinandersetzen, ist das Fortbestehen der Triebansprüche im Alter auf allen psychosexuellen Ebenen unstrittig.

Moore und Christenson (1988) sehen die Krankheitsentstehung in Auseinandersetzungen früherer Anpassungsmechanismen mit sog. Mediatorfaktoren wie Gesundheitszustand, sozialem Umfeld, kognitiven Fähigkeiten etc. und geben damit den körperlichen Altersveränderungen mehr Bedeutung. – Über die Frage, ob sich die Abwehrleistungen des Ich quantitativ ändern, gibt es konträre Auffassungen: Der Auffassung einer verstärkten Abwehr (Burner 1970) steht die Ansicht einer abgeschwächten Abwehr im Alter (z.B. Wertheimer u. Lobrinus 1981) gegenüber, wobei bestimmte Abwehrmechanismen für den letzten Lebensabschnitt besonders prägnant sein sollen, z.B. Somatisierung, Abwertung, Projektion und Verleugnung.

3.1.2 Verhaltenstherapien und kognitiv-behaviorale Therapien

Die *Verhaltenstherapie* (VT) kennt keine spezifischen Konzepte und Krankheitstheorien für alte Menschen (Übersicht z.B. bei Junkers 1981). Veränderungen werden entweder durch eigene Lern- und Umlernprozesse oder durch aktive Veränderungen der Umgebung erreicht (z.B. Hoyer 1973). Die veränderte Lernfähigkeit im Alter korreliert dabei weniger mit dem chronologischen Alter, eher mit Variablen wie der individuellen Lerngeschichte, dem Training und der Motivation. Lernvorgänge werden erleichtert durch individuelles Tempo, kleine Schritte und bedeutungsvolle Aufgaben. VT stellt nach Meinung einer ganzen Reihe von Autoren einen geeigneten Therapieansatz im Alter dar, weil sie zeitbegrenzt, zielorientiert und konkret an der Lösung alltäglicher Probleme (auch als Gruppentherapie) arbeitet (z.B. Moberg & Lazarus 1990) und aufgrund des Trainingsaspekts eine nicht-stigmatisierende Psychotherapie sei.

Die *kognitiv-behavioralen* Therapien haben sich Ende der 60er Jahre aus der VT entwickelt mit dem Konzept vom Menschen als selbstreflexivem Wesen. Im Altersbereich bedeutsam ist unter den kognitiven Therapien die Rational Emotive Therapy (RET) von Ellis (1990). Die Grundannahme der kognitiven Therapie geht davon aus, daß kognitive Strukturen wie Gedanken, Einstellungen und Wertsysteme eine bedeutende Rolle bei Verhalten und Erleben spielen. Irrationale Denkstile, die mit negativen (Alters-)Erwartungen verknüpft sind, können sich z.b. als depressiogene Spirale i. S. einer sich selbst erfüllenden Prophezeiung zuspitzen. Ellis (1970) hat 12 solcher irrationalen Ideen zusammengestellt, die prinzipiell auch für den Altersbereich zutreffen können (z.b. man müsse in allen Bereichen äußerst kompetent, intelligent und erfolgreich sein). Als altersspezifische Konzepte können die Auseinandersetzungen mit negativen Altersbildern (z.b. Freedman 1986; Peth 1974) (z.b. Inaktivität ist gleich Nutzlosigkeit) und die notwendige Anpassung an Alternsvorgänge (Lehr u. Dreher 1969) angesehen werden. Thomae (1970) formulierte die Hypothese, Anpassung an das Alter sei eine Funktion des Gleichgewichts zwischen kognitiven und motivationalen Systemen des Individuums. Er belegte dies mit Ergebnissen der Bonner Gerontologischen Längsschnittstudie, nach der Pensionierung positiv erlebt wurde, wenn ein Gefühl der Kongruenz zwischen erstrebten und erreichten Zielen bestand.

3.1.3 Die humanistischen Therapieansätze

Die Wurzeln der humanistischen Therapieansätze liegen im Existentialismus, der phänomenologischen Philosophie und der Gestaltpsychologie. Iljine (1909) war einer der ersten, der gerontopsychiatrische Patienten und auch altersgemischte Gruppen mit Erfolg behandelte.

Die größte Zahl der Publikationen innerhalb dieser Therapiemethoden bezieht sich auf die *Gestalttherapie* in Deutschland, wobei ein gezielter Wirksamkeitsnachweis oft auch in den Einzelfallstudien fehlt. Für alte Menschen gelten die grundlegenden Konzepte des Gestaltansatzes ebenso wie für jüngere Erwachsene. Altern ist nach Petzold (1979) eher ein „soziales Schicksal", dem mit dem therapeutischen Ansatz der „multiplen Stimulierung" körperlich, seelisch, geistig und sozial begegnet werden sollte. Die Auseinandersetzung mit dem alternden Körper erhält eine zentrale Bedeutung. Der Aufbau eines vermehrten Körperbewußtseins wird kombiniert mit konflikt- und erlebniszentrierter Arbeit, geragogischen Elementen und sinnfindender Lebensbilanz.

3.1.4 Psychodrama

Während in der Gestalttherapie oft kreative Materialien Verwendung finden, arbeitet die Methode des Psychodramas mit den sich wandelnden Rollen meist in Gruppen durch Rollenspiele. Ziel ist, sich mit dem quantitativen Rollenverlust im Alter auseinanderzusetzen. Lediglich im Bereich transzendenter Rollen wird ein Zuwachs erwartet. Im *therapeutischen Theater* Iljines (1909) wird mit dem Leib das eigene (!) Spiel des Lebens (vs. Spielball werden) zur Heilung eingeübt.

3.1.5 Gesprächspsychotherapie

Die Gesprächspsychotherapie hat bisher keine gesonderten Konzepte für ältere Menschen vorgeschlagen. Vielmehr betont Linster die Kongruenz der Therapeut-Klient-Beziehung zwischen älteren und jüngeren Patienten (1990a, S. 100) und schließt sich im wesentlichen an andernorts explizierte Konzepte und Prinzipien zur Alterspsychotherapie an (S. 98f.) (auch Linster 1990b).

3.1.6 Persönliche Konstrukttherapie

In der persönlichen Konstrukttherapie (abgeleitet von der persönlichen Konstrukttheorie von Kelly 1955) wird das individuelle Erstellen persönlicher Konstrukte zur Erklärung gegenwärtiger und zukünftiger Ereignisse angenommen. Mit einer biographischen Dimension konstruiert sich der einzelne ein Netzwerk interpersonaler Beziehungen mit Interpretation und Reinterpretation von Selbst und Umwelt. Untersuchungen alter Konstrukte sollen Offenheit für Alternativen schaffen über Integration belastender Lebensereignisse oder Modifikation bisheriger Konstrukte (Viney et al. 1990). Durch Festigung von Konstrukten wird die Zukunftsorientierung gefördert (Epting 1984). Die Bedeutung der therapeutischen Beziehung für die Validierung der Konstrukte wird – im Vergleich zu den übrigen kognitiv-behavioralen Therapien – besonders betont, zumal der Therapeut nicht von der Irrationalität der Gedanken ausgehen, sondern sich in die Konstrukte des Patienten einzufühlen versucht.

3.1.7 Krankheitstheorien anderer Psychotherapieverfahren

Seit den ersten Veröffentlichungen über die *Life-review-Therapie* (LRT) von Butler (1963) erschien eine große Zahl von Arbeiten über LRT, *Reminiscence* und *Oral-History-Technik* bei alten Menschen, ohne daß es bis heute ein darlegbares Konzept gibt. Dieser Mangel hatte wiederum sehr verschiedene Auffassungen über die Anwendung und Wirkung dieser Therapieverfahren zur Folge. Die Nähe zu Modifikationen psychoanalytischer Anamnesetechnik und empathischer Begleitung in die Erinnerungsarbeit hinein erscheint so offensichtlich, daß eine vertiefende Diskussion hier (noch) nicht gerechtfertigt erscheint.

Unterschieden werden muß von dem Anspruch einer Therapie-Technik im engeren Sinne der „physiologische" Bedarf im Alternsprozeß, über „mein Leben" zu erzählen. Es kann vermutet werden, daß in dieser Phase zunehmender, gerade auch körperlicher Veränderungen Berichte über das eigene Leben der Vergewisserung eigener Selbst-Identität dienen. In diesem Sinne könnte Life-review eine präventive Strategie sein, die im Rahmen von offener Altenarbeit etc. angeregt und damit positiv konnotiert werden könnte. – Wenn Menschen in solchen Lebensberichten immer wieder auf traumatische biographische Ereignisse wie z.b. Kriegsfolgen (u.U. auch in einer abwehrend-idealisierenden Weise) zu sprechen kommen, könnte dies ein Hinweis auf eine Traumafolge sein (→ Kap. 3.2.1).

Auch Methoden, die aktiv mit inneren Bildern arbeiten (z.B. *Focused visual imagery* – vergleichbar dem Katathymen Bilderleben) wurden erfolgreich in der Behandlung depressiver Störungen eingesetzt – teils als alleinige Methode, teils in Kombination mit anderen Techniken (Moffatt et al. 1995).

3.2 Indikationsstellung, Kontraindikation und Anwendungsbereiche

Generell gilt, daß für alle Psychotherapieverfahren hier nur klinische Anwendungen im engeren Sinne untersucht wurden. Dabei werden sowohl ambulante wie teilstationäre und vollstationäre Settings berücksichtigt. Die nachfolgende Übersicht über die differentielle Psychotherapie-Indikation bei Älteren soll zunächst eine Orientierung ermöglichen, wobei die einzelnen Therapiemethoden und –konzepte im nachfolgenden ausführlich erläutert werden:

Therapiemethoden	Störungsgruppen
Psychoanalytische Psychotherapien	
⇨ psychoanalytisches Standardverfahren	Erstmanifestation eines neurotischen Konfliktes mit strukturellen Behandlungszielen oder Folgen von Traumatisierungen
⇨ tiefenpsychologisch fundierte Psychotherapie	neurotische Konflikte ohne strukturelle Behandlungsziele funktionelle Störungen Aktualkonflikt
⇨ psychoanalytische Fokaltherapie	Aktualkonflikt
⇨ stationäre psychoanalytisch orientierte Psychotherapie	begründet in der Schwere der Symptomatik (oft in Kombination mit verhaltenstherapeutischen Behandlungselementen)
⇨ supportive tiefenpsychologisch orientierte Psychotherapie	somatopsychische Probleme Schwerkranker (Ich-stützend)
Verhaltenstherapie	
⇨ störungsspezifische Therapietechniken	Angststörungen depressive Störungen Zwangsstörungen
⇨ kognitive Umstrukturierung	depressive Störungen irrationale Denkstile bezüglich Alter
⇨ Realitätsorientierungstraining (ROT)	bg. dementielle Erkrankungen
⇨ operantes Konditionieren	Verhaltensmodifikation
⇨ stationäre verhaltenstherapeutische Psychotherapie	begründet in der Schwere der Symptomatik (oft in Kombination mit Biographiearbeit und Beachtung der Gegenübertragung)

3.2.1 Psychoanalytische Psychotherapien

Für die psychoanalytischen Psychotherapien gilt, daß Patienten beinahe aller phänomenologisch-symptomatischen Diagnosen (z.B. depressive Störungen, Hypochondrie, Phobie etc.) ebenso wie psychodynamischer Diagnosen (klassische Übertragungsneurosen) in Behandlung genommen wurden. Neuerdings werden im Alter erstmals auftretende neurotische Symptome vermehrt beachtet. Erneute und erstmals im Alter auftretende Störungen haben im Gegensatz zu chronifizierten Symptomen eine bessere Prognose (Muslin & Epstein 1980). Vorausgesetzt werden die gleichen Kriterien wie bei jüngeren Patienten, wobei die Motivation sich zu einem „Letzte-Chance-Syndrom" im Alter zuspitzen kann. Psychoanalytische Psychotherapie wird sowohl als Langzeitbehandlung als auch als Fokaltherapie im ambulanten oder stationären Setting durchgeführt (Übersichten bei Radebold 1992; Heuft & Senf 1992, Heuft et al. 2000). Als altersspezifische relative Kontraindikationen nennt Berezin (1977) bei narzißtischen Störungen das Vorherrschen der Abwehrmechanismen „Verleugnung und Abwehr" (z.B. gegenüber dem jüngeren Therapeuten in der „umgekehrten" Ödipussituation).

Relativ *akut* auftretende *neurotische Symptome* oder *funktionelle Körperstörungen* können als Lösungsversuche überwiegend unbewußter Konflikte verstanden werden. Unter dem Blickwinkel einer differentiellen Therapieindikation wird in Abb. 2 zunächst eine dreifach gegliederte Typologie akuter psychogener Symptombildungen im Alter unterschieden (Heuft 1993):

(1.) Ein *neurotischer Kernkonflikt* führt nach langer Latenz zu einer Erstmanifestation der Symptomatik in der zweiten Hälfte des Erwachsenenlebens.
(2.) Auch nach suffizienter Diagnostik findet sich kein repetitives Konfliktmuster – ursächlich ist vielmehr ein psychodynamisch wirksamer *Aktualkonflikt* im Sinne der Operationalisierten Psychodynamischen Diagnostik (Arbeitskreis OPD 1996).

Das Konzept Aktualkonflikt differiert von den Folgen einer Traumatisierung im engeren Sinne ebenso wie von Problemen der Krankheitsverarbeitung (Coping). Die oben (Kap. 2) angesprochenen Entwicklungsaufgaben können auch nach einem psychisch stabil erlebten Verlauf bis jenseits des 60sten Lebensjahres einen solchen Aktualkonflikt manifestieren.

Beispiel für einen solchen Aktualkonflikt kann beispielsweise auch eine Demenzangst sein. Alter ist der einzige prädiktive Risikofaktor für die Entwicklung einer Demenz vom Alzheimer-Typ (DAT), der bisher gesichert werden konnte, sieht man von den rund 100 weltweit bekannten Familien mit einer genetisch identifizierten Form ab. Neben einer kompetenten geriatrisch-gerontopsychiatrischen Differentialdiagnose der dementiellen Erkrankungen zeigen umfangreiche Untersuchungen an alten Menschen mit Verdacht auf eine Gedächtnisstörung im Alter, daß ein erheblicher Prozentsatz tatsächlich unter einer neurotischen Störungen oder Persönlichkeitsstörung leidet (Heuft et al. 1997b). Die Ängste der Betroffenen vor einer demenziellen Störung weisen teilweise interessante Parallelen zu somatoformen Störungen jüngerer Altersgruppen auf. Auslösend kann z.B. sein, daß der Betreffende in das gleiche Alter kommt, in dem ein Elternteil- oder Großelternteil Symptome einer Demenz entwickelt hat. Hinter der Befürchtung, eine solche Erkrankung „geerbt" zu haben, stehen nicht selten unbewußt gebliebene Identifikationsprozesse mit der vorangegangenen Generation, die auch mit dem Konzept „Lernen am Modell" beschrieben werden könnten.

(3.) In der Adoleszenz oder im jungen Erwachsenenalter erfahrene Traumatisierungen, die nicht zu einer akuten posttraumatischen Belastungsstörung (PTSD) (DSM-IV 1996) führten, werden durch den (körperlichen) Alternsprozeß in ihrer psychodynamischen Potenz reaktiviert.

Abbildung 2: Typologie akuter psychogener Symptombildungen im Alter

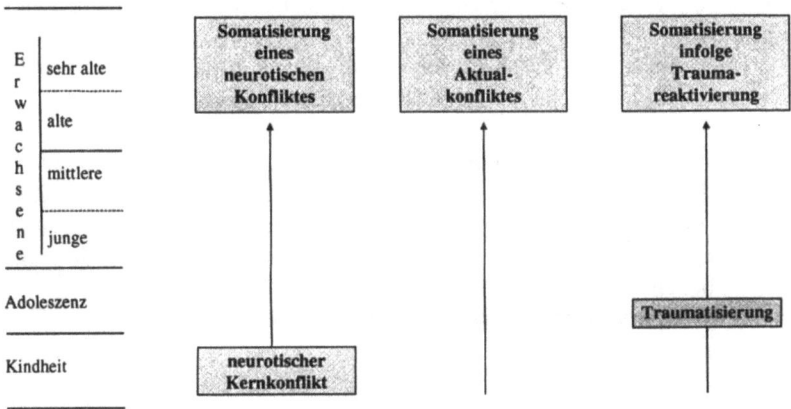

Wie Abb. 3. in einem schematischen Vergleich verdeutlicht, muß heute im Sinne einer differentiellen Psychotraumatologie unterschieden werden zwischen Menschen, die in ihren kindlichen Entwicklungsjahren einer traumatischen Erfahrung im engeren Sinne (etwa sexuelle Übergriffe) oder kumulativ traumatischen Erfahrungen (z.b. fortgesetzten Demütigungen) ausgesetzt waren, und Traumaerfahrungen im Erwachsenenleben. Traumata in der Kindheit haben eher strukturelle psychische Störungen zur Folge, während die typische Folge später durchlittener Traumata die *Posttraumatische Belastungsstörung (PTSD)* (vgl. die internationalen Diagnosemanuale) ist.

Inzwischen wissen wir jedoch, daß es auch im Erwachsenenleben traumatisierte Menschen gibt, die erst im Laufe des Alternsprozesses eine Traumainduzierte Symptomatik entwickeln. Wir haben für diese intrapsychischen Prozesse den Begriff der *Trauma-Reaktivierung* nach einem u.U. langen „symptomfreien" Intervall vorgeschlagen.

Ältere Menschen können – u.U. angestoßen durch politische Krisen (wie den Golfkrieg Anfang 1991) – frühere Traumatisierungen unter akuter Symptombildung reaktivieren (vgl. Schreuder 1996). Auf der Suche nach den Hintergründen dieses psychodynamischen Prozesses ließ sich eine dreifach gegliederte Hypothese formulieren, deren Aspekte untereinander in einem sich womöglich gegenseitig begünstigenden Bezug stehen. Danach kann es zu einer Reaktivierung von Traumatisierungen im Alter dadurch kommen, daß

– ältere Menschen, befreit vom Druck direkter Lebensanforderungen durch Existenzaufbau, Beruf und Familie, „mehr Zeit" haben, bisher Unbewältigtes wahrzunehmen;

- sie zudem nicht selten auch den vorbewußten Druck spüren, noch eine unerledigte Aufgabe zu haben, der sie sich stellen wollen und stellen müssen;
- darüber hinaus der Alternsprozeß selbst (z.B. in seiner narzißtischen Dimension) traumatische Inhalte reaktivieren kann.

Über Jahrzehnte chronifizierte neurotische persönlichkeitsnahe Störungen mit fixierten Regressionen lassen oft keine Indikation zu einer Fachpsychotherapie mehr erkennen. Dies sollte der kompetente Diagnostiker nach sorgfältiger Abwägung ebenso selbstverständlich vertreten wie sein somatisch tätiger Kollege bei chronischen Organkrankheiten.

Zwei weitere wesentliche Indikationsbereiche beziehen sich bei alten Patienten auf

(4.) aktuelle und familiäre bzw. intergenerative Konflikte (Johannsen 1992), die sogenannte systemische Perspektive (→ Kap. 3.4), und
(5.) die psychische Verarbeitung („Coping") organisch bedingter somatopsychischer Störungen oder/und Funktionseinschränkungen.

Abbildung 3: Differentielle Psychotraumatologie

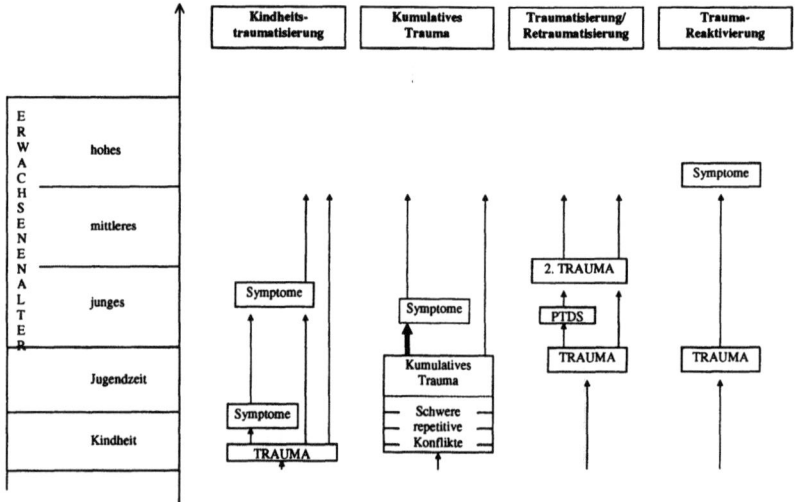

3.2.1.1 Psychoanalytische Psychotherapie

Der Hauptindikationsbereich psychoanalytischer Psychotherapie liegt bei den unter (1.) bis (3.) genannten Indikationen – und zwar unabhängig davon, ob die führende Symptomatologie z.B. eher depressiv oder angstbetont ist. Als differente Behandlungsverfahren innerhalb der analytischen Behandlungsmethoden lassen sich bei alten Menschen unterscheiden:

Das *psychoanalytische Standardverfahren* (≥3 Std./Woche i. d. R. im Liegen) spielt in der Fachpsychotherapie aller Altersgruppen eine anteilig nur geringe Rolle. Unter den wenigen Fallbeispielen der Literatur ist die gemeinsame Schilderung des Behandlungsverlaufes aus Therapeuten- wie Patientensicht von Radebold & Schweizer (1996) besonders hervorzuheben: In einem Buch haben nach Abschluß der psychoanalytischen Behandlung sowohl der Psychoanalytiker seine Stundenprotokolle einschließlich der Arbeit an den Träumen und eigenen Assoziationen und die bei Behandlungsbeginn 65jährige Patientin ihre Tagebuchaufzeichnung chronologisch einander gegenübergestellt. Mit der angefügten Katamnese steht somit eine umfassende Dokumentation eines erfolgreich verlaufenen psychoanalytischen Prozesses bei einer Patientin in der zweiten Hälfte des Erwachsenenlebens zur Verfügung.

Interessanterweise wird das konfliktzentrierte Verständnis schon in der Diagnostik alter Patienten immer noch rasch verlassen, um auf die Bewältigung von Verlusterlebnissen oder somatisch bedingten Einschränkungen abzuheben. Die Indikationsstellung steht dann unvermittelt vor einer eher defizitären oder kontemplativen Sicht des Alterns, die sich u.a. der fehlenden theoretischen Ausbildung, der daher mangelnden spezifischen Empathie, dem eigenen Abstand zum höheren Lebensalter und den in Ausbildungen nicht eingeübten Behandlungserfahrungen verdankt. Die oben angesprochenen aktuellen gerontologischen Ergebnisse einer erhaltenen Kompetenz und Lernfähigkeit bis ins hohe Alter und Konzepte stets neuer Entwicklungsaufgaben im Lebenslauf können sich gegen vorurteilsbeladene Auffassungen, die alten Menschen Genitalität und sexuelle Identität zu Lasten von Regression absprechen, nur langsam Gehör verschaffen.

Die psychoanalytische Behandlung neurotischer und funktioneller Störungen bis mindestens zum 80. Lebensjahr wird insbesondere die Arbeit an den Selbst- und Fremdbildern zum Thema haben. Die Übertragungs-Gegenübertragungs-Dynamik umfaßt oft „multigenerationale Übertragungen" (Nemiroff & Colarusso 1985; Radebold 1992) auf verschiedenen Zeitebenen (chronologische, biologische, psychologische und zeitlos unbewußte Ebene). Das jeweilige subjektive Alter von im Behandlungsverlauf aktuellen Träumen kann zum Verständnis der lebensgeschichtlichen Einordnung helfen (Radebold & Schweizer 1996). Die inverse Altersrelation zwischen dem oft jüngeren Behandler und seinem älteren Patienten evoziert auch für den Geübten eher Aspekte einer eigenen Übertragung auf den Patienten. Sich diese Tendenz zur Eigenübertragung bei alten Patienten (Heuft 1990a) in kollegialer Intervision bewußt zu machen, stellt eine auch den Therapeuten bereichernde Chance dar. Besondere Belastungen können aus der politischen Biographie des

Patienten (Lohmann & Heuft 1997) erwachsen, da Patient und Behandler „nicht mehr erinnern" wollen oder können.

Die *tiefenpsychologisch fundierte Psychotherapie* mit 1 – 2 Std./Woche (i. d. R. im Sitzen) über einige Monate bis zu 2-3 Jahren stellt die Bearbeitung vorbewußter und aktueller (narzißtischer) Konflikte in den Vordergrund. Die im (2.) Indikationsschwerpunkt angesprochenen Aktualkonflikte sind oft auch mit einer psychoanalytischen *Kurz- bzw. Fokaltherapie* (bis max. 25 Std. Dauer) gut behandelbar (→ Kap. 3.2.1.2).

Abbildung 4: Klinischer Algorithmus

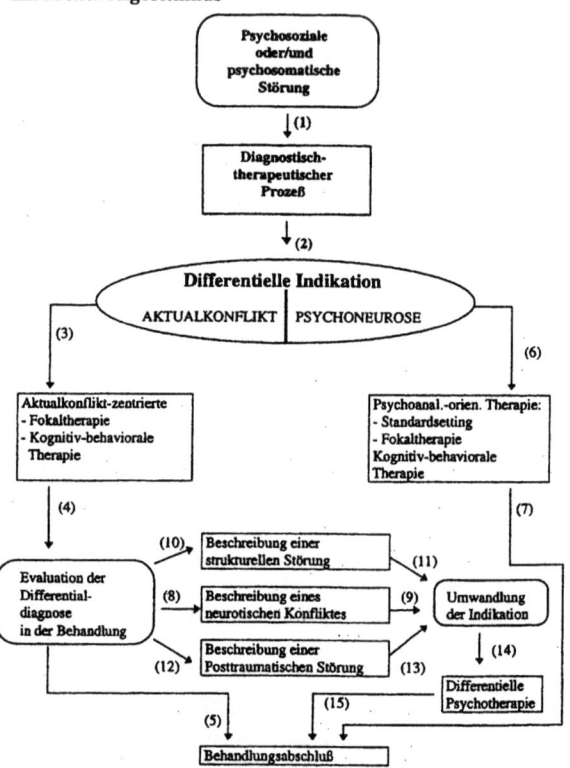

Im Gegensatz zum repetitiven Muster neurotischer Konflikte definiert die OPD (Arbeitskreis OPD 1996) den *Aktualkonflikt* als einen bewußtseinsnahen, emotional wichtigen, jedoch unlösbaren motivationalen Konflikt, der mit psychodynamischen Konzepten beschrieben werden kann. Das Konzept des Aktualkonfliktes (Heuft et al. 1997a) ermöglicht die Antragsformulierung für eine psychodynamische Psychotherapie auch ohne eine (notfalls konstruierte!) auffindbare Frühgenese mit evidenter psychodynamischer Hypothesenbildung und einer etwaigen Auslösesituation. Abb. 4 stellt einen *Algorithmus differentieller Therapieverfahren* nach sorgfältiger Diagnostik eines psychoneurotischen Konfliktes versus Aktualkonfliktes vor. Wie der Algorithmus verdeutlicht, vergibt man sich und dem Patienten keine Möglichkeit, wenn man während der Behandlung eines Aktualkonfliktes doch noch ein relevantes repetitives Konfliktmuster entdeckt; ggf. muß man in einem solchen Fall die Indikation im Einverständnis mit dem Patienten erweiternd verändern (Schritte 8; 10 oder 12).

Die im (3.) Indikationsschwerpunkt angesprochenen *Traumareaktivierungen im Alter* werden erfolgreich entweder mit einer *fokalisierenden*, niederfrequenten ambulanten *tiefenpsychologisch fundierte Psychotherapie* (1 – 2 Std./Woche für 1/2 Jahr) oder mit einer *stationären Fokaltherapie* behandelt.

3.2.1.2 Psychoanalytische Fokaltherapie

Entgegen der häufig geäußerten Befürchtung, die Fülle des biographischen Materials sei bei alten Menschen in einer psychoanalytisch orientierten Behandlung nicht produktiv nutzbar und stelle quasi ein Therapiehemmnis dar, gelingt beim (2.) und (3.) Indikationsschwerpunkt eine fokaltherapeutische Behandlungsplanung auch bei Menschen jenseits des 60sten Lebensjahres gut. In fokaltherapeutischen Behandlungen erfolgt die psychotherapeutische Arbeit an einem Konflikt-Brennpunkt (Fokus), der als vom ursprünglichen Kernkonflikt abgeleiteter Konflikt in der aktuellen Lebenssituation ins Bewußtsein des Patienten tritt. Eine solche fokaltherapeutische Behandlung erfordert aufgrund der notwendigen Stringenz (max. 25 Stunden im ambulanten Setting) ein hohes Maß fachpsychotherapeutischer Kompetenz.

Bei einer entsprechenden Schwere der Symptomatik („Komorbidität") kann auch die Indikation zu einer teilstationären oder stationären Behandlung gegeben sein. Der zeitliche Rahmen einer stationären Fokaltherapie beträgt 6 – 12 Wochen (Heuft & Senf 1992). Indikationen einer stationären Fokaltherapie bei Älteren sind:

– starker Leidensdruck, der sich ambulant und im hausärztlichen Bereich nicht halten läßt; auch beim (1.) Indikationsschwerpunkt zur Einleitung einer weiteren, dann erst möglichen ambulanten Behandlung;
– die stationäre fokaltherapeutische Behandlung führt erwartungsgemäß bei den Patienten zu keiner weiteren regressiven Fixierung;
– eine zeitweilige Herauslösung aus dem gewohnten Umfeld ist erwünscht, wobei gerade alte Patienten abends und an Wochenenden durch gemeindenahe Behandlungsangebote ihre zentralen Beziehungen pflegen können sollten;

– trotz Akuität der Symptomatik besteht nicht rasch genug eine qualifizierte ambulante Behandlungsmöglichkeit (als relative Indikation).

Grundsätzlich besteht im Fachgebiet Psychotherapeutische Medizin die Haltung, so viel wie irgend möglich ambulant zu behandeln. Man muß jedoch unter Beiziehung sorgfältig erhobener epidemiologischer Daten realisieren, daß es Menschen gibt, die aufgrund der Schwere ihrer Symptomatik (→ Kap. 1; Beeinträchtigungsschwere-Score) so stark beeinträchtigt sind, daß eine ambulante Behandlung primär nicht in Frage kommen kann. Dies gilt beispielsweise für eine schwere Angststörung, die es nicht erlaubt, das Haus zu verlassen, ebenso wie für komplexere somatisch-psychosomatische Problemlagen, bei denen zahlreiche Fachgebiete zugleich (und u.U. unkoordiniert) um das Symptombild des Patienten „versammelt" sind. Zu denken ist dabei vor allem an Somatisierungsstörungen.

Da stationäre Behandlungen immer zeitlich umgrenzt stattfinden, erfüllen sie im Hinblick auf eine zielorientierte Therapieplanung (siehe → Kap. 5) stets die Kriterien einer Fokaltherapie. In der kognitiv-behavioralen Psychotherapie spricht man eher von realisierbaren Teilzielen, die in einer begrenzten Zeit erreicht werden sollen. Die Gesundheitspolitik sollte sich allerdings darüber im klaren sein, daß es unter der akzeptierten Prämisse der Notwendigkeit stationärer Psychotherapie im Einzelfall sinnfrei ist, wenn man seitens der Kostenträger versucht, die stationäre Aufenthaltsdauer immer weiter nach unten zu „drücken". Diskutieren kann man auf dem Hintergrund des Schweregrades die Berechtigung der jeweiligen Therapieziele und die Therapiekonzepte (Strukturqualität; → Kap. 5). Hat man jedoch hinsichtlich dieser Zielvorgaben einen Konsens erreicht, bedarf es – ähnlich wie in allen anderen Teilgebieten der wissenschaftlich fundierten Medizin – eines auch zeitlich definierten Rahmens, um die „Dosis" von psychotherapeutischen Interventionen wirksam werden zu lassen.

3.2.1.3 Supportive tiefenpsychologisch fundierte Psychotherapie

Bei großer Variabilität der Dauer einzelner Sitzungen und der Gesamtbehandlung gelingt über den Ich-stützenden und kompetenzfördernden Ansatz einer supportiven psychodynamischen Psychotherapie die Begleitung somato-psychisch Schwerkranker (4. Indikationsschwerpunkt; → Kap. 3.2) (Hirsch et al. 1992). Hier kann die Frage nach dem Behandlungsende u.U. gekoppelt sein mit einem begleiteten Sterbeprozeß. Durch die auch in diesen therapeutischen Begegnungen wirksame Übertragungs-Gegenübertragungs-Dynamik kann es zu einer erwünschten Aktivierung positiver Selbstobjekte kommen, die auch vereinsamten Menschen helfen kann, ihre Einsamkeit z.B. über eine langfristige, sehr niederfrequente Therapie (Kahana 1979) zu tragen. Solche Wünsche können beim Behandler Angst vor (idealisierter) Bin-

dung und Verpflichtungsgefühle hervorrufen. Das bewußte Analysieren der eigenen Phantasien (z.B.: „Gehe ich dann mit zur Beerdigung?") und die Erarbeitung einer auch in diesen Fragen professionellen eigenen Haltung sind unabdingbar. Die Bewertung solcher – in der Praxis wenig realisierter – Modelle sollte vorsichtig erfolgen. Noch fehlen hierzu systematische Erfahrungen.
Zur *Psychoanalytischen Gruppenpsychotherapie* siehe → Kap. 3.5.

3.2.2 Verhaltenstherapien und kognitiv-behaviorale Therapien

Die Verhaltensgerontologie ist, dem Lehrbuchbeitrag von Haag & Bayen folgend, „eine relativ junge Disziplin" (1996, S. 458). Da im deutschsprachigen Raum bisher nur wenige Arbeiten erschienen seien, muß „die Verhaltensgerontologie als ein vernachlässigtes Gebiet bezeichnet werden" (a.a.O.).

Die Indikationsstellung der verhaltenstherapeutischen Schulen erfolgt symptom- bzw. störungs- und ressourcenbezogen (Übersicht bei Bayen & Haag 1996; Hirsch 1991) und zielt z.B. auf die Funktionsfähigkeit im kognitiven Bereich, Aktivitäten des täglichen Lebens, Schlafstörungen, sexuelle Funktionsstörungen und depressive Störungen. Spezifische Konzepte und Krankheitstheorien für alte Menschen fehlen. Veränderungen werden entweder durch eigene Lern- und Umlernprozesse oder durch aktive Veränderungen der Umgebung erreicht (Hoyer 1973). Die veränderte Lernfähigkeit im Alter korreliert dabei wenig mit dem chronologischen Alter, eher mit Variablen wie der individuellen Lerngeschichte, dem Training und der Motivation. Lernvorgänge werden erleichtert durch individuelles Tempo, kleine Schritte und bedeutungsvolle Aufgaben. Der Trainingsaspekt wird als besonders geeigneter Therapieansatz für alte Menschen dargestellt, da er zeitbegrenzt, zielorientiert und konkret an der Lösung auch alltäglicher Probleme arbeite und nicht stigmatisiere (Moberg & Lazarus 1990).

Ellis (1990) hat 12 irrationale Denkstile zusammengestellt, die auch für den Altersbereich zutreffen können (z.B. man müsse in allen Bereichen äußerst kompetent, intelligent und erfolgreich sein). Als altersspezifische Konzepte können die Auseinandersetzungen mit negativen Altersbildern (z.B. Freedman 1986) (etwa: Inaktivität ist gleich Nutzlosigkeit) und die notwendige Anpassung an Alternsvorgänge (z.B. Gefühl der Kongruenz zwischen erstrebten und erreichten Zielen (Thomae 1970)) angesehen werden. Therapieziel wäre dann, etwa ein Gleichgewicht zwischen den kognitiven und den motivationalen Systemen des Individuums zu finden. Interessant wären z.B. Untersuchungen im Hinblick auf die motivationalen Systeme (i. S. von Kanfer et al. 1991) Erwachsener verschiedener Lebensalter.

Die VT verfügt über ein breites Methodenspektrum zur einzel- und gruppentherapeutischen Behandlung. Stimuluskontrolle und operantes Konditionieren wird selbst bei institutionalisierten dementen Patienten eingesetzt, wobei sich die Anwender hierbei der strikten Beobachtung ethischer Regeln verpflichtet fühlen müssen, da die Patienten keine freie Therapiewahl mehr haben. Das Realitätsorientierungstraining (ROT) (Folsom & Taulbee 1966; Haag & Noll 1996) verbindet verhaltenstherapeutische und milieutherapeutische Elemente mit dem Ziel einer besseren Orientierung, dem Erhalt von Selbständigkeit und einem Selbstsicherheitstraining. Bei Einschränkungen des Kurzzeitgedächtnisses wird der verstärkte Einsatz von selbst angefertigten Protokollen oder Hausaufgaben-Heften und das Vermeiden von Zeitdruck empfohlen (Karlbauer-Helgenberger et al. 1996).

Es gibt bisher vier veröffentlichte englisch-sprachige Manuale zur Verhaltenstherapie der Depression im Alter (Emery 1981; Gallagher & Thompson 1981; Rupp 1984; Yost et al. 1986). Die hierbei, wie auch in der sonst für alte Menschen nicht weiter spezifizierten Angstbehandlung, erlernten Entspannungsverfahren könnten bei Älteren anfangs längere Zeit benötigen.

Bezüglich der kognitiv-behavioralen Therapien wird von den Autoren eine breite Anwendung operanter Verhaltensformungen (z.B. bei Körperpflege, Kontinenzproblemen etc.) propagiert (z.B. Collins u. Plaska 1975). Dies wirft jedoch auch in Grenzbereichen ethische Probleme bei der Anwendung innerhalb von Institutionen auf (z.B. soziale Zuwendung als sehr wirksamer Verstärker im Heim (Übersicht bei Baltes 1988)). Im Rahmen klinischer Anwendungen werden vor allem Depressionen, Angstzustände und Phobien behandelt. Gauthier & Marshall (1977) berichteten – allerdings nicht explizit bei alten Patienten – über eine Exposition von aufwühlenden Gedanken an den Verstorbenen bei pathologischen Trauerreaktionen. Vorausgesetzt werden der Wille zum Lernen von selbstverändernden Fähigkeiten, Motivation und Bereitschaft, die Hausaufgaben (s. unten) auszuführen.

Der kognitive Ansatz verlangt darüber hinaus die Fähigkeit, Beziehungen zwischen Gedanken und Gefühlen kognitiv und affektiv zu verstehen (Fry 1984). Wird auf der eigenen Meinung beharrt, das Leiden sei Folge eines unveränderlichen Äußeren, weist dies auf eine eher ungünstige Prognose hin (Thompson et al. 1986). Auch hier gilt, daß Menschen mit einer bisher guten psychischen und sozialen Anpassung eine bessere Prognose haben (Emery 1981). Die Studien beziehen sich in der Regel auf kognitiv nicht oder nur leicht beeinträchtigte alte Menschen.

3.3 Technische Modifikationen in der Alterspsychotherapie

3.3.1 Behandlungstechniken: Psychoanalytische Psychotherapien

In den *psychoanalytischen Psychotherapien* wird vor allem die wesentlich komplexere Übertragung und Gegenübertragung alter Patienten thematisiert

(Colarusso & Nemiroff 1987). Radebold spricht in Anlehnung an den Begriff der reversen Ödipussituation (Hiatt 1972) von einer möglichen umgekehrten oder filialen Übertragung (1976), wenn der Therapeut als Kind oder gar Enkel erlebt wird. Dem Therapeuten können als Eigenübertragung (Heuft 1990a) bei alten Patienten das Tabu der elterlichen Sexualität, die politische Biographie und ihm bedrohlich erscheinende Abhängigkeitswünsche sowie Konfrontation mit Endlichkeit und Tod so belastend erscheinen, daß Abwertung und therapeutischer Nihilismus resultieren können. Im Alter scheint neben der Bearbeitung unbewußten Materials auch eine Tendenz zur Bearbeitung von vorbewußten und bewußten Konflikten zu bestehen (Kirshner 1988; Radebold 1992). Hier bekommt die Diskussion von Aktualkonflikten auf dem Hintergrund der Bedeutung des körperlichen Alternsprozesses für die Entwicklungsaufgaben in der 2. Hälfte des Erwachsenenlebens eine zunehmende Rolle (Heuft et al. 1997a).

Darüber hinaus werden Modifikationen bis hin zu supportiven, Ichstützend angelegten Psychotherapien berichtet. Im Extremfall wird sogar die Befriedigung von Abhängigkeitswünschen bei z.B. sterbenden Menschen als sinnvoll angesehen. Neben einer Beschränkung in der Zielsetzung scheinen fokaltherapeutische Techniken zu überwiegen (z.B. Heuft u. Herpertz 1993). Bei stark Vereinsamten ist aber auch eine langfristige, sehr niederfrequente Therapie publiziert (Kahana 1979). Wie bei allen anderen Therapieverfahren wird auch in der psychoanalytischen Psychotherapie empfohlen, dem Patienten die Möglichkeit weiterer gelegentlicher Kontakte nach Abschluß der Therapie einzuräumen.

3.3.2 Behandlungstechniken: Verhaltenstherapien und kognitiv-behaviorale Therapien

Die *kognitiv-behavioralen Therapien* schlagen eine ganze Reihe von nachvollziehbaren technischen Modifikationen vor. So sollten die Therapieziele den aktuellen Möglichkeiten im Alter entsprechen. Es können zusätzliche Notizbücher oder Cassettenaufnahmen der Stunden als Gedächtnisstütze verwandt werden. Das Gesagte wird u.U. häufiger wiederholt. Die regelmäßigen Hausaufgaben sind Bestandteil der Therapie und nach Therapieende Erinnerungsstütze. Bei der Desensibilisierung bräuchten Ältere längere Zeit für die Entspannungstechnik (Garfinkel 1979). Gruppentherapie dient als Modell und hat Kontrollfunktion bei den Therapieverträgen. Die Therapiedauer ist entweder umschrieben (10-20 Sitzungen) oder längerfristig mit einem „Ausschleichen" zum Therapieende hin.

3.3.3 Behandlungstechniken anderer Psychotherapie-Methoden

Die *Gestalttherapie* bewegt sich bezüglich der Ebene therapeutischer Tiefung im Alter auf einer mittleren Ebene mit Erklärungen auch sozialgerontologischer Theorien (Petzold 1985). Da das Schließen noch „offener Gestalten" als zentrale Aufgabe angesehen wird, ist die biographische Orientierung bei Älteren zentral. Im übrigen können kreative Behandlungstechniken (wie z.b. Bewegungstherapie, Malen) breit adaptiv eingesetzt werden. Die Therapiedauer wurde bisher nicht gesondert expliziert.

Im *Psychodrama* wird empfohlen, mit heiteren Stücken zu beginnen und schrittweise in Ebenen vermehrter Tiefung (z.B. Generationskonflikte) vorzudringen. Es sollte viel erklärt werden und kränkende Techniken (durch jüngere Therapeuten!?) vermieden werden. Die Gruppen laufen meist ambulant über mindestens ein Jahr mit ein bis zwei Wochenstunden.

Für die *Gesprächspsychotherapie* wurde von Goldstein (1979) die Kombination mit einem Reaktivierungsprogramm bei regredierten Patienten empfohlen.

3.4 Die Paar- und Familienpsychotherapie-Perspektive

Von der Familientheorie wurde das Konzept des Lebenszyklus in erster Linie im Hinblick auf die Entstehung psychischer Störungen diskutiert (Cierpka 1996). Die Verflechtung entwicklungsbedingter Anforderungen steht oft in einem generationsübergreifenden Kontext. In jüngster Zeit gewinnt auch bei alten Paaren die Betrachtung des Systems Familie einschließlich der Beziehungsbiographie und des Beziehungsnetzes an Bedeutung (z.B. Johannsen 1992). Dabei kann das Paar die anstehende Entwicklungsaufgabe etwa als positiv zu gestaltende „nachelterliche Gefährtenschaft" oder als „Empty-nest-Syndrom" erleben.

Vorläufer der Paartherapie sind soziotherapeutische Ansätze, bei denen ein Partner bei der Erkrankung des anderen im Sinne einer Beratung hinzugezogen wird (z.B. Berlatzky 1962; Thompson & Chen 1966). In jüngster Zeit gewinnt auch bei alten Paaren die Betrachtung des Systems Familie (einschließlich der Beziehungsbiographie und des Beziehungsnetzes) an Bedeutung (z.B. Greene 1989; Johannsen 1992; Pinquart 1992). Als Folge unbewußter Vorurteilsbildungen konnten Gilleard et al. (1992) jedoch gleichzeitig zeigen, daß 15 Ärzte, 15 Schwestern und 10 Sozialarbeiter bei grundsätzlich bewußter positiver Einstellung zur Familientherapie im Alter in der Realität gegenüber den Möglichkeiten dieser Therapieform sehr skeptisch waren. Dies ist besonders bedeutsam, da meist der Therapeut eine Paar- oder Familientherapie vorschlägt. Die Folge: Mehr-Generationen-Therapie konzentriert sich oft auf die Individuation der mittleren (!) Generation.

Die seit 1970 publizierte Literatur zur Paartherapie (25% psychoanalytisch, 25% kognitiv-behavioral, 37% systemisch, 13% eklektisch) bezieht sich zu ¾ auf allgemeine Beziehungskonflikte und zu ¼ auf sexuelle Probleme bei alten Menschen. Theoretische Annahmen zu einer veränderten Paardynamik im Alter sind spärlich. Aus psychoanalytischer Sicht finden sich Überlegungen bei Radebold (1992). Wolinsky (1986) hat den entwicklungspsychologischen Ansatz von Erikson auf die Paarbeziehung ausgeweitet und stellt als Aufgabe für die reife Ehe insbesondere eine Neudefinition der Rollen und Ziele, die Neudefinition von Intimität sowie eine Individuation zur Vorbereitung auf den Partnerverlust in den Mittelpunkt. Immer wieder wird auch die These vom Geschlechtershift im Alter im Sinne von Delegationsrücknahme (Gutmann 1976) diskutiert.

In Fallberichten litten die Indexpatienten unter Depressionen (Bircher 1982; Crose & Duffy 1988; Gafner 1987; Richman 1979; Wolinsky 1986; Viney et al. 1988), u.U. auch infolge verdrängter Aggressions- und Destruktionstendenzen gegenüber dem Partner (Schlesinger-Kipp & Radebold 1982). Paartherapeutische Interventionen wurden außerdem bei Angstsyndromen (Bircher 1982), psychoorganischen Syndromen (Bircher 1982; Richman 1979), Zwangsneurosen (O'Brien 1978) und körperlichen Erkrankungen des Partners (Bircher 1982) berichtet. Wright et al. (1989) therapierten Rauchverhalten als Beziehungsstörung und Schlesinger & Salamon (1988) sexuelle Übergriffe eines Ehemannes.

Obwohl die meisten sexuellen Schwierigkeiten im Alter psychischer Natur sind (vgl. Kap. 2.3), sind sie selten Gegenstand paartherapeutischer Interventionen im Alter. Hierfür wird – wie bei jüngeren Paaren – eine stabile Beziehung sowie das Fehlen starker individueller neurotischer Störungen vorausgesetzt. Allerdings ist meist Therapieziel, ein Trennungsrisiko im Alter zu minimieren. Als entängstigenden Therapieeinstieg schlägt Wolinsky (1986) ein „Marital life review" vor, um die Geschichte der Paarbeziehung aufzurollen. Zur Behandlung sexueller Störungen gehören neben Aufklärung über die sich verändernde Sexualität im Alter die Thematisierung der Paarbeziehung, Hausaufgaben in Form von Masters-und-Johnson-Übungen oder auch Training von Kommunikationsproblemen und Selbstbehauptung.

Die Therapien dauern 5-20 Stunden und werden z.T. durch individuelle Therapiestunden ergänzt (Gilewski et al. 1985). Alternativ werden paartherapeutische Gespräche im Rahmen individueller Psychotherapie mit 2-6 Sitzungen zusätzlich gegeben (Bircher 1982). Interessanterweise gibt es auch in diesem Therapieverfahren erste Empfehlungen zum (respektvollen) Umgang des jüngeren Therapeuten gegenüber der Familie bzw. dem alten Paar (Banks et al. 1986; Greene 1989). – Die einzige greifbare Katamnese von 2 Monaten (Wright et al. 1989) zeigte eine weitere positive Entwicklung der Paarbeziehung.

3.5 Gruppentherapie

Berücksichtigt man in diesem Zusammenhang nur psychotherapeutische Gruppen im engeren Sinne, hat man bei Durchsicht der Literatur dennoch oft genug das Problem einer klaren methodischen Zentrierung (25% psychoanalytisch, 19% „sozialkommunikativ", 17% humanistisch, 14% kognitiv-behavioral, 10% Zielgruppen-spezifisch, 10% eklektisch, 5% Life review).

Seit den ersten Berichten über Gruppentherapie mit älteren Patienten (Silver 1950; Linden 1953; 1954) ist eine Vielzahl von Veröffentlichungen zu diesem Thema erschienen. Erfahrungen liegen mit verschiedenen Verfahren, unterschiedlichen Settings und unterschiedlichen Zielgruppen vor. Viele Autoren sehen klare *Vorteile der gruppentherapeutischen Behandlung Älterer* gegenüber der Einzelarbeit. Sie betonen aktivierende Effekte der Gruppe und Verbesserung der sozialen Einbindung der häufig vereinsamt und isoliert lebenden Alten (Radebold 1983a; 1983b). Gruppentherapie fördere die Identifikation mit anderen und die eigene Identität und wirke Gefühlen des Ungenügens und der Anonymität, für die Ältere angesichts ihres niedrigen Ansehens in einer jugendorientierten Gesellschaft besonders anfällig seien, entgegen (Tross und Blum 1988). Trotz dieses klinischen Votums für die Gruppenpsychotherapie sind Wirksamkeitsvergleiche von Gruppen- versus Einzeltherapie spärlich und widersprüchlich. Während Pinquart (1998) in seiner Metaanalyse von 94 psychosozialen und psychotherapeutischen Interventionen eine höhere Wirksamkeit der Individualbedingungen im Vergleich zur Gruppenbedingung errechnete, fanden Scogin und MacElreath (1994) in einer Metaanalyse von 17 Studien keinen signifikanten Unterschied in der Wirksamkeit von Gruppen- versus Einzeltherapie im Alter.

Ausschlußkriterien für die Gruppentherapie sind in der Regel dementielle Störungen, Schwerhörigkeit und ausgeprägte körperliche Behinderung mit Einschränkungen der Mobilität, jedoch wurden von einzelnen Autoren gerade für diese speziellen Zielgruppen therapeutische Interventionen entwickelt (Evans und Jaureguy 1981; 1982; Evans et al. 1986; Gee 1991; Huddleston 1989; Kiernat 1979).

Bezüglich der *Altersstruktur* bevorzugt die Mehrheit der Autoren altershomogene Gruppen, um den spezifischen Problemen alter Menschen Rechnung tragen zu können und ungünstige Übertragungskonstellationen zu vermeiden (z.B. Altholz 1978; Baker 1984; Krasner 1971; Radebold 1983a). Ausnahmen sind die Lebenszyklusgruppen (Life cycle groups) von Butler und Lewis (1977), in denen der Austausch zwischen den Generationen ausdrücklich ein Therapieziel darstellt. Thilo (1986) teilte seine Erfahrung mit, daß die Zahl der Tabuthemen bei Älteren höher sei und diese Themen aufgrund des moralischen Gruppendrucks in altershomogenen Gruppen nicht angesprochen werden, und empfahl eine Mischung der Gruppen mit ca. 25%

Teilnehmern im Alter zwischen 30-45 Jahren. Häufig wird eine hohe Gruppenkohäsion in altershomogenen Gruppentherapien beschrieben. Homogenisierung wird auch bei bestimmten Zielgruppen (z.b. Witwen mit pathologischen Trauerreaktionen (Kitzinger 1980) und sexuellen Störungen (gleichgeschlechtliche Gruppen (z.B. Quam 1986)) empfohlen.

Schulenübergreifend gibt es die Erfahrung, daß sich Therapiegruppen mit älteren Patienten in der Themenwahl deutlich von Gruppen mit jüngeren Erwachsenen unterscheiden. Als *spezifische Themen* in den Gruppen mit alten Menschen wurden beschrieben:

- Verlust wichtiger Bezugspersonen (Partner, Freunde, evtl. Kinder), unter Umständen mit Überlebensschuld
- Rollenwechsel, Verlust sozialer Rollen
- Verlust körperlicher und kognitiver Fähigkeiten
- Körperliche Erkrankungen, Schmerzen, sensorische Einschränkungen
- Abhängigkeits-Autonomie-Thematik
- Tod und Sterben
- Interpersonelle Konflikte (Partner), intergenerationelle Konflikte (Familie)
- Einsamkeit, Isolation
- Hoffnungslosigkeit, Sinnlosigkeit, Zukunftsängste
- Wunsch nach Gefühlen von Kompetenz und Kontrolle.

Folgende Behandlungsziele wurden in Gruppen alter Menschen genannt (Altholz 1978; Berger und Berger 1973; Bircher et al. 1983; Boche 1983; Duetsch und Kramer 1977; Franklin und Kaufman 1982; Leszcz 1991; Radebold 1983a; Riley und Carr 1989; Salvendy 1989; Settin 1982; Young und Reed 1995):

- Wiederherstellung von Selbstwertgefühl
- Symptomreduktion
- Bewältigung / Coping der körperlichen und interpersonellen Belastungen
- Erwerb neuer interpersoneller Fertigkeiten und Bewältigungsmechanismen.
- Bearbeitung individueller Konflikte, Ängste, interpersoneller Probleme
- Anpassung an die Rolle des Alternden und an die Situation trotz eingeengter Möglichkeiten
- Trauerarbeit
- Selbstfindung im letzten Lebensabschnitt
- Mehr Bewußtheit und Wachstum.
- Förderung der Kontakt- und Kommunikationsfähigkeit
- Bilden einer Solidargemeinschaft

- Allgemeine Aktivierung
- Realitätsüberprüfung.

Diese Ziele stehen in Bezug zum Ausmaß kognitiver und funktionaler Unabhängigkeit der Teilnehmer. Bei kognitiver Beeinträchtigung liegt die Betonung stärker auf den zuletzt genannten Behandlungszielen.

Die *Besonderheiten* psychotherapeutischer Gruppenbehandlung alter Menschen lassen sich schulenübergreifend im Sinne einer Übersicht wie folgt skizzieren: Die Gruppenarbeit ist durch Aktivität und Wärme des Leiters, Strukturierung des Ablaufs (z.b. Abraham et al. 1992; Petzold 1986), Arbeit im Hier und Jetzt (Cooper 1984; Leszcz 1990; Saul und Saul 1974) sowie Rückgriff auf frühere, erfolgreiche Copingstrategien (z.B. Cohn 1988; Lindell 1978; Riley und Carr 1989) gekennzeichnet. Humor und positives Reframing erscheinen auch in äußerlich negativen Situationen hilfreich (Cohn 1988; Quam 1986). Schulenspezifische Modifikationen in der Gruppentherapie mit Älteren werden im → Kap. 3.5.1 „Spezielle Gruppenpsychotherapie-Methoden" dargestellt.

Die *Therapiedauer* ist je nach institutionellen Gegebenheiten und Therapieziel sehr variabel. Langfristige Gruppen werden meist als Slow-open-Gruppen ambulant durchgeführt, in denen das Ausscheiden des einzelnen Patienten als Erfolg gewertet wird, während die Gruppe „am Leben bleibt". Der Umgang mit dem Therapieende und Todesphantasien bedarf offensichtlich noch weiterer konzeptueller Diskussion (vgl. Radebold 1983a). Kontakte der Teilnehmer außerhalb der Gruppensitzungen werden bei alten Patienten oft ebenso toleriert und sind erwünscht wie Untergruppen- und Paarbildungen, die dem Aufbau eines neuen Selbstwertgefühls helfen sollen (Burnside 1978; Leszcz 1990). Häufig treffen sich Gruppenmitglieder nach Therapieende weiter (Boche 1983; Burnside 1978; Lindell 1978), wodurch wichtige Kontakte aufrechterhalten werden.

Psychotherapie mit alten Menschen ist in der Regel durch einen großen Altersunterschied zwischen den Gruppenteilnehmern und dem jüngeren Therapeuten gekennzeichnet. Unabhängig von der therapeutischen Ausrichtung muß der *Therapeut* sich mit der eigenen Sicht des Alters und eigenen Einstellungen gegenüber alten Menschen, körperlicher Krankheit und Tod auseinandersetzen: Sieht er Alter in der bekannten Halbkreismetapher nur als degenerativen Prozeß, der mit geistigem und körperlichem Verfall einhergeht, oder idealisiert er im Gegensatz dazu eher die alten Menschen als „abgeklärt und weise"? Erforderlich ist ein Bewußtsein für und die Bereitschaft zur Auseinandersetzung mit den historischen Erfahrungen und teilweisen Verstrickungen – d.h. der Täter- und Opferseite – einer Generation, die in Europa z.T. beide Weltkriege, das NS-Regime sowie die Vertreibungen der Nachkriegszeit als Jugendliche oder junge Erwachsene miterlebt hat.

3.5.1 Spezielle Gruppenpsychotherapie-Methoden in den beiden Grundverfahren

Grundsätzlich gelten auch für die Behandlung bei alten Menschen die jeweiligen Prinzipien des eingesetzten psychotherapeutischen Grundverfahrens. Teilweise werden jedoch aufgrund der klinischen Erfahrung Modifikationen für die Behandlung dieser Zielgruppe vorgeschlagen, die im folgenden jeweils kurz referiert werden.

3.5.1.1 Tiefenpsychologisch fundierte bzw. psychoanalytische Gruppenpsychotherapie

In *psychodynamisch-psychoanalytischen* Gruppen wurden Patienten mit depressiven Störungen, Angststörungen, psychosomatischen Beschwerden, Persönlichkeitsstörungen, Suizidalität, reaktiven Störungen nach Verlusterlebnissen (Radebold 1983a; Ohlmeier und Radebold 1972; Peters 1995a; b), aber auch Patienten mit seniler Demenz (Linden 1953), chronischer Schizophrenie, schizoaffektiven Psychosen und schweren Verhaltensstörungen (Kemper 1991) behandelt. Als Kontraindikationen gelten (wie bei jüngeren Erwachsenen) manifeste akute Psychosen und schwerste Depressionen mit Stupor (Thilo 1986).

Die *psychoanalytische* bzw. *tiefenpsychologisch orientierte* Gruppenpsychotherapie Älterer unterscheidet sich von der Behandlung jüngerer Erwachsener durch besondere und komplexe „umgekehrte und multigenerationelle" *Übertragungskonstellationen* (Colarusso und Nemiroff 1987; Radebold 1998). Hiatt (1971) hat die multigenerationelle Übertragung in drei Kategorien unterteilt: Elternübertragung, Geschwisterübertragung und Kinder-Enkel-Übertragung. Obwohl auch bei den Älteren entsprechend der klassischen Übertragungskonstellation weiterhin der Wunsch nach mächtigen Elternimagines besteht, werden die jüngeren Therapeuten zunächst eher als Kinder oder Enkelkinder gesehen. An sie werden Wünsche und Erwartungen nach besonderer Zuwendung, Hilfestellung und Versorgung herangetragen. Oder sie werden zunächst nicht in ihrer Expertenrolle akzeptiert, nicht selten eher entwertet. Diese „Sohn-Tochter-Übertragung" (Kemper 1991) ermöglicht den Gruppenteilnehmern in besonderer Weise, die in der Beziehung zur nächsten Generation unbewältigt gebliebenen Konflikte durchzuarbeiten. Die sich nach dieser Bearbeitung allmählich einstellende klassische Übertragungskonstellation wird häufig durch multigenerationelle Übertragungsangebote kompliziert, indem der Therapeut auch im weiteren nacheinander oder parallel Elternobjekte, Kinder, Geschwister, Kollegen oder Partner der Gruppenteilnehmer repräsentiert.

In der *Gegenübertragung* kann der Therapeut die älteren Teilnehmer in der Elternrolle erleben, was dazu führen kann, daß er Deutungen vermeidet, um die Beziehung nicht zu gefährden. Neben den durch die Übertragung des Patienten auf den Therapeuten aktivierten Gegenübertragungsaspekten können aber auch *eigene Übertragungsbereitschaften* des Therapeuten aktiviert werden, z.b. im Zusammenhang mit ungelösten Konflikten in der Beziehung zu den eigenen Eltern (Heuft 1990a; Bircher et al. 1979).

Es liegen nur wenige Berichte zu Durchführung und Verlauf *klassischer psychoanalytischer Gruppen* mit Menschen in der zweiten Hälfte des Erwachsenenlebens vor (Krasner 1971; Thilo 1986; Radebold 1976; 1983a; 1983b; Ohlmeier und Radebold 1972). Analytische Gruppen wurden meist als Slow-open-Gruppen durchgeführt, lediglich Radebold (1983a) beschreibt eine geschlossene Gruppe. Die Gruppen trafen sich einmal pro Woche für ca. 100 Min. über 2-5 Jahre. Das gemeinsame Ende der Gruppe wurde unbewußt mit dem eigenen Ende, Sterben und Tod gleichgesetzt und aktivierte entsprechende Ängste der Teilnehmer. Bei der Auswahl der Gruppenmitglieder wurde auf das Vorliegen neurotischer Erkrankungen mit abgrenzbarem neurotischen Konflikt und Introspektionsfähigkeit geachtet.

Ohlmeier und Radebold (1972) berichten von einer Gruppenanalyse mit neurotischen Patienten im eher mittleren Erwachsenenalter (45-60 Jahre), wobei sie nach dem Konzept der „Gruppe als Ganzes" vorgingen: sie faßten die Gruppe als einheitlichen Organismus auf, der mit den Therapeuten in Interaktion tritt. Als besondere altersspezifische *Abwehrmechanismen* imponierten vor allem die Betonung des Alters, Rückzug auf das Alter und Rückzug auf die Erfahrung. Die Erfahrung mit dem Konzept der „Gruppe als Ganzes" war eine weitreichende Distanz in der Interaktion zwischen Gruppe und Therapeuten. Die Deutungen an die „Gruppe als Ganzes" schienen die Teilnehmer nicht zu erreichen und zeigten nur geringe Auswirkungen. Die Einführung individueller Deutungen führte sehr schnell zu einer Verminderung der Distanz und ermöglichte einen intensiven gruppenanalytischen Prozeß, jedoch ging dies mit einer Verlagerung der konzeptionellen Vorstellung hin zur modifizierten psychoanalytischen Gruppenpsychotherapie einher (siehe weiter unter). Thilo (1986) empfahl eine *Modifikation der Abstinenz*, da analytisches Schweigen von alten Menschen eher als Ablehnung erlebt werde. Vor allem in den ersten Stunden müsse der Analytiker Akzeptanz und Zustimmung auch verbal äußern, um Ängste abzubauen. Schweigen der Gruppe sollte vor allem zu Beginn der Gruppe nicht gedeutet werden, besser sollte vorsichtig nachgefragt werden: „Woran denken Sie jetzt?"

Als einer der Pioniere der psychoanalytisch orientierten Gruppenarbeit mit Älteren gilt Linden (1953; 1954). Dieser arbeitete mit stationär behandelten dementiellen Patientinnen und modifizierte damals schon das Verfahren, indem er direktive Techniken einführte. Erfahrungen mit *tiefenpsychologisch orientierten Gruppen* liegen für Patienten mit neurotischen Störungen (überwiegend Angst und Depression), Patienten mit Einsamkeits- und Abhängigkeitsproblematik (Wood und Seymour 1994), Patienten einer geriatrischen Klinik (Bircher 1982), Patienten einer psychosomatischen Rehabilitationsklinik (Peters 1995b), Patienten einer Universitätsambulanz (Radebold 1983a) sowie einer psychogeriatrischen Tagesklinik (Wächtler 1983) vor. Sogar Patienten mit endogenen Depressionen, chronischer Schizophrenie und affektiven Psychosen (Kemper 1991) und Ältere mit psychodynamisch verstehbaren paranoiden Wahnvorstellungen (Holzwarth 1985; 1988) wurden mit dem Verfahren behandelt. Die Gruppen wurden in der Regel einmal wöchentlich als Slow-open-Gruppen, dann meist über einen Zeitraum von 1-2 Jahren durchgeführt. Es wurden aber auch zeitlich begrenztere geschlossene Gruppen über 4-17 Sitzungen beschrieben (Bircher-Beck 1983; Bircher 1982; Silberschatz und Curtis 1991).

3.5.1.2 Kognitiv-behaviorale Gruppenpsychotherapie

Die ganze Bandbreite kognitiv-behavioraler Verfahren und Techniken, die auch bei Jüngeren eingesetzt wird, kommt in der Behandlung älterer Erwachsener zum Einsatz. Behandelt wurden meist Depressive (DSM-III: Major Depression, Dysthymie). Es werden keine Kontraindikationen im engeren Sinne angegeben. Vielmehr gibt es Bedingungen, die einen Erfolg der Methode unwahrscheinlich machen: schwere kognitive Beeinträchtigungen, die Lernen unmöglich machen, schwere psychomotorische Agitiertheit oder Hemmung, ausgeprägte körperliche Schwäche oder Instabilität, schwerste Einschränkungen der Sinneswahrnehmungen. Für die Arbeit mit Hörgeschädigten werden visuelle Hilfen, wie z.B. Arbeit an der Tafel, empfohlen.

Die Gruppen wurden im stationären verhaltenstherapeutischen Setting (Tonscheidt 1992), im Pflegeheim oder ambulant durchgeführt (Hautzinger 1992; Arean und Miranda 1996). Sie waren zeitlich begrenzt, wobei die Angaben zur Therapiedauer zwischen 12 und 46 Wochen mit 1-2 Sitzungen pro Woche variieren.

Grundsätzlich kommen bei Älteren die *gleichen Techniken* zum Einsatz wie bei Jüngeren, wobei aufgrund der reellen Einschränkungen das Ziel eher ein verbessertes „Coping" als die Erwartung von Heilung sein sollte (Grant und Casey 1995).

Besonderes Augenmerk sollte bei alten Menschen auf den *Attributionsstil* gelegt werden. In Verbindung mit realen Verlusten können Kognitionen und Gefühle von Hilflosigkeit und Abhängigkeit entstehen, die den depressiven Affekt aufrecht erhalten. Veränderung des Attributionsstils entsprechend der „Locus of Control"-Theorie kann dem Abhängigkeitserleben entgegenwirken: Die Gruppenteilnehmer sollten lernen, Fehler oder Versagen eher bestimmten äußeren Ursachen zuzuschreiben, die veränderbar sind. Erfolge sollten hingegen internal attribuiert werden, also sich selbst in Form überdauernder allgemeiner Eigenschaften zugeschrieben werden. Wenn ein Patient z.B. erfolgreich ein Mahl zubereitet hat, sollte er besser denken: „Ich bin ein guter Koch" vs. „Es war ein einfaches Rezept" (Abramson et al. 1978; Church 1983).

Es sollte Rücksicht auf die im Alter verlangsamten kognitiven Abläufe genommen werden. Aufgrund langsamerer Lernabläufe, geringerer Abstraktionsfähigkeit und geringerer Flexibilität, zwischen abstrakten Konzepten zu wechseln, werden konkrete und lösungsorientierte Ansätze und der Einsatz eher verhaltenstherapeutischer als kognitiver Techniken empfohlen: Monitoring negativer Gedanken mit Tagebüchern sollte gegenüber Aktivierung (Brok 1997), Hausaufgaben und Rollenspielen zurücktreten (Church 1983; Hughes 1991) und die Techniken sollten möglichst vereinfacht werden. Mehr als bei Jüngeren ist gerade bei Älteren mit körperlichen Einschränkungen der Therapieerfolg auch abhängig von der Kooperation der Familie, des Pflege-und Krankenhausteams (Grant und Casey 1995). Manche Autoren beschreiben ältere Patienten als eher passiver, mit Heilserwartungen an den Arzt. Sie würden häufig die Überzeugung äußern, zu alt für Veränderungen zu sein und häufiger an körperlichen Krankheitsüberzeugungen festhalten (Koder et al. 1996). Mit Älteren sei der Therapeut aktiver gefordert, im „Hier und Jetzt" zu bleiben, das Problem immer wieder aktiv zu fokussieren, da Ältere eher ins Erzählen kämen und in die Vergangenheit abschweiften (Thompson et al. 1991).

Sensorische Einschränkungen können umgangen werden, indem durch Einsatz von Hilfsmitteln mehrere Sinnesmodalitäten angesprochen werden (Thompson et al. 1991). Bei körperlich sehr schwachen Älteren werden kürzere und häufigere Sitzungen durchgeführt und bei verminderter Konzentrationsfähigkeit weniger Themen pro Sitzung mit häufigeren Wiederholungen und Fragen zum Feedback behandelt (Grant und Casey 1995). Zu häufige Wiederholungen schienen aber auch bei älteren Patienten einen negativen Effekt zu haben: In einem Training sozialer Fertigkeiten bei psychiatrischen Krankenhauspatienten, die kurz vor Entlassung standen, profitierte die Gruppe am meisten, die eine mittlere Anzahl an Wiederholungen erhalten hatte (Lopez 1980).

Für Patienten mit depressiven Syndromen bei beginnender Demenz entwickelten Grant und Casey (1995) eine „supportive" kognitiv-behaviorale Therapie. Die Patienten werden ermutigt, Aktivitäten zu versuchen („try and see"). Gelingen diese, bessert sich häufig die Stimmung. Mißlingen der Aktivitäten wird therapeutischerseits umgedeutet und external attribuiert. Bei diesen Patienten wird der Einbezug von Behandlungsteam und Familie besonders betont.

Insbesondere die Gruppe um Evans hat den Versuch unternommen, kognitiv-behaviorale Gruppentherapie über Telefonkonferenzen körperlich Behinderten (Evans et al. 1986) und Blinden (Evans und Jaureguy 1981; 1982) zugänglich zu machen. Die Teilnehmer vermehrten ihre sozialen Kontakte zur Außenwelt, zeigten mehr Aktivität im Haushalt und fühlten sich weniger einsam.

Ältere Patienten haben Schwierigkeiten, dem jüngeren Therapeuten zu vertrauen und seine Kompetenz anzuerkennen. Umgekehrt haben jüngere Therapeuten aber auch negative Kognitionen und Erwartungen gegenüber älteren Patienten und dem eigenen Altern (Emery 1981; Grant und Casey 1995). Diese Schwierigkeiten sollen aber in der Gruppe leichter zu überwinden sein als in Einzeltherapie (Steuer und Hammen 1983).

Zahlreiche Studien (Arean und Miranda 1996; Barnes 1990; Hautzinger 1992; Jarvik et al. 1982; Steuer et al. 1984; Beutler et al. 1987) belegen die *Wirksamkeit* der kognitiven oder kognitiv-behavioralen Gruppenpsychotherapie im Vergleich zu Placebo oder Kontrollgruppen. Als Outcomekriterium zeigten die Studien eine Abnahme der Depressivität, erfaßt mit den bekannten Depressionsskalen „Beck's Depression Inventory" (BDI) und „Hamilton Depression Rating Scale" (HDRS). Aus den meisten Publikationen gehen allerdings die eingesetzten Techniken bzw. die Anteile kognitiver und behavioraler Techniken nicht eindeutig hervor. Die Wirksamkeit der kognitiv-behavioralen Gruppenpsychotherapie bei Depression erweist sich auch in Metaanalysen (Dobson 1989; Scogin und Mc Elreath 1994), wobei sich Hinweise ergaben, daß die Wirksamkeit bei Menschen in der 2. Hälfte des Erwachsenenlebens nicht so gut sei wie bei jüngeren Erwachsenen (Dobson 1989).

Bei Angststörungen erwies sich kognitive Therapie ebenfalls als wirksam, besserte aber am wenigsten Ängste bei körperlich Kranken, was als Hinweis darauf verstanden werden kann, daß Realängste eben nicht durch kognitive Techniken zu beseitigen sind (Radley et al. 1997) (vgl. zum Umgang mit Realängsten Kap. 3.2.1.3).

3.5.2 Weitere gruppenpsychotherapeutische Methoden

Life Review, Reminiscence, Erinnerungstherapie umfaßt „alle Formen interaktioneller Verfahren, die vorwiegend ältere Menschen zur Äußerung und gegebenenfalls auch Reflexion ihrer Erinnerungen anregen und dadurch – sei es auf dem Weg unmittelbarer Selbstbestätigung, äußerer Anerkennung, innerer Einsicht und Reifung oder Abreaktion von Gefühlen – zur besseren Lebensbewältigung und Überwindung seelischer Krisen oder Krankheiten im Alter beitragen sollen." (Fuchs 1992, S. 309).

Mögliche Ziele sind:

- Vergangenheitsbewältigung: Trauerarbeit kann unterstützt, verdrängte Trauer reaktiviert werden, idealisierte Vergangenheit kann realistischer gesehen werden.

- Versöhnung mit einer negativ besetzten Vergangenheit durch Annahme von Schuld, Ausgleich zwischen Erstrebtem und Erreichtem, Herstellung von Kontinuität durch Umdeutung und Aneignung der Lebensgeschichte.
- Korrektur des Selbstkonzeptes: Angestrebt wird eine realistischere Selbstsicht. In einem Prozeß von kognitiver Umstrukturierung kommt es zu einer Annäherung bzw. möglichst Kongruenz von Selbstbild, Selbstideal und tatsächlich erreichter Lebenssituation. Reale soll von vermeintlicher Schuld getrennt werden, das Geglückte im Lebenslauf ins Bewußtsein gebracht und dadurch Stolz und Gefühl von Kompetenz geweckt werden
- Bewältigung von Gegenwart und Zukunft durch Aufdecken latent vorhandener, z.T. in der Vergangenheit erprobter Lösungsstrategien.
- Selbstwertschätzung und soziale Kompetenz: Über gemeinsame Erinnerungen wird die gemeinsame Tradition und Identität bewußt, was die Gruppenkohäsion fördert. Der alte Mensch sieht sein Leben vor einem kollektiven Hintergrund und in seiner zeitgeschichtlichen Bedeutung.

Kritisch ist anzumerken, daß die Begriffe *Reminiscence* und *Life Review* teilweise synonym verwendet werden (Übersicht bei Lohmann, Heuft 1995). Während Butler Erinnern primär als natürlichen, sich spontan und universell ereignenden Vorgang bei Älteren ansah, ergibt sich ein psychotherapeutischer Ansatz erst durch die Interventionen des Therapeuten, die die o.g. Ziele intendieren sollen. Eine psychodynamische, aufdeckende Orientierung wird in der Förderung der Introspektion und Auseinandersetzung mit bewußten und unbewußten Konflikten, deren Akzeptanz, Integration und eventuellen Lösung sichtbar.

Andere Reminiscence-Techniken haben demgegenüber eher supportiven Charakter, wenn nicht die Auseinandersetzung mit konflikthaftem Material gefördert wird, sondern die Betonung auf positiven Erinnerungen zur Bestärkung des Selbstwertgefühls liegt. Dabei wird mehr oder weniger systematisch über Vergangenes erzählt, zum Teil chronologisch oder themengeleitet. Diese Art von Reminiscence ist keine Psychotherapie im engeren Sinne und kann deswegen z.B. auch von Pflegepersonal durchgeführt werden.

Die Erinnerungstherapie-Technik kann mit verschiedensten anderen Instrumenten kombiniert werden: Abfassung einer Biographie (schriftlich oder als Tonbandaufzeichnung), Entspannungstechniken, bildhafte Verfahren, Trance, gestaltende und dramatische Methoden, Hilfsmittel wie Fotoalben und Tagebücher u.ä. (Petzold und Lückel 1985; Haight und Hendrix 1995; Stones et al. 1995).

Der Therapeut versteht sich als Beobachter, der bei den Äußerungen des Patienten wenig nachfragt und nicht interpretiert (Lewis und Butler 1974). Meist wurden altershomogene, von Butler aber auch altersgemischte Gruppen (sog. „life-cycle-groups") durchgeführt. Die Gruppen bestanden aus 5-10

Mitgliedern und wurden entweder als Slow-open-Gruppen oder als geschlossene Gruppen über einen Zeitraum von 5-10 Wochen mit 1-2 Treffen pro Woche organisiert. Life Review wurde bei Depressionen, Angstsyndromen, Sucht, Trauerreaktionen und Anpassungsstörungen an chronische körperliche Krankheiten eingesetzt (Butler 1974b), in der supportiven Form als *Reminiscence* auch bei milden bis mäßig ausgeprägten dementiellen Syndromen, da bei Störungen im Kurzzeitgedächtnis das Langzeitgedächtnis oft noch intakt ist (Butler 1974a; Lewis und Butler 1974). Bei Altenheimbewohnern wird Reminiscence empfohlen (Ashton 1993), um das Selbstwertgefühl zu stärken, aber auch den Kontakt zum Personal zu verbessern. Als Nebenwirkung berichteten Hewett et al. 1991 von einer Zunahme depressiver Verstimmungen unter Reminiscence-Gruppentherapie bei Altenheimbewohnern.

Auch das *Psychodrama* wurde mit speziellen Adaptationen bei Älteren eingesetzt (Schloss 1988; Stern 1988). Huddleston (1989) empfiehlt, die Teilnehmer den Gruppen entsprechend ihres Ausmaßes an realer Abhängigkeit zuzuweisen. Bei Teilnehmern mit geringer Abhängigkeit (Diagnosen: Depression, Angst, leichte Demenzformen) empfiehlt er Rollenspiele wie z.B. eine Einkaufsszene, um vorhandene Fähigkeiten zu festigen, Zuversicht in diese zu wecken, soziale Fertigkeiten zu erlernen und weiterzuentwickeln. Die Szenen können auch spontan unter Einbezug von Gedichten, Träumen, Wünschen, Gemälden, Fotografien, Literatur und Musik entstehen. Psychodrama in Gruppen mit hoher Abhängigkeit (Diagnose: mittelgradige bis schwere Demenzen) ist auf die Aufrechterhaltung oder Verbesserung von körperlicher und seelischer Beweglichkeit und Befindlichkeit gerichtet. Hier sollen die Szenen sehr realitätsorientiert sein, um die Patienten nicht zu verwirren, und die Arbeit soll aufgrund der geringen Konzentrationsfähigkeit der Teilnehmer in kleinen Schritten erfolgen.

Vereinzelt liegen auch Erfahrungsberichte mit Gruppentherapien in *kreativtherapeutischen Techniken* vor. *Musiktherapie* (Übersichtsarbeit dazu bei Holtermann 1997; Hansen 1997; Hanser, Thompson 1994), *körperbezogene Gruppentherapie* (Baumann 1994), *Kunsttherapie* (Saul 1988; Morrin 1988), *Tanztherapie* wurden meist im institutionellen Rahmen eingesetzt und von den jeweiligen Autoren klinisch als effizient in der Realisierung der eingangs aufgeführten allgemeinen Therapieziele bei alten Menschen eingeschätzt, allerdings liegen dazu (außer für die vergleichende Therapiestudie zur Musiktherapie) keine kontrollierten Studien vor.

3.6 Entspannungsverfahren

Der Einsatz von Entspannungsverfahren im Rahmen kognitiv-behavioraler Psychotherapie wurde bereits angesprochen. Neben anderen körperorientierten Behandlungsverfahren vor allem in multimodalen stationären Behandlungssettings wird das Autogene Training auch bei älteren Patienten sowohl als psychotherapeutische Intervention als auch in der somato-psychosomatischen Rehabilitation (z.b. nach Schlaganfällen, beim Parkinson-Syndrom etc.) empfohlen (Hirsch 1995).

In der somatischen Rehabilitation nach einem ischämischen Insult („Schlaganfall") können etwa rasch einschießende spastische Muskelkontraktionen bei hoher emotionaler Erregung die krankengymnastischen Gehübungen unmöglich machen. An diesem Beispiel wird erneut deutlich, wie eng selbst der Rehabilitationserfolg somatischer Krankheiten von der psychischen Befindlichkeit mitbeeinflußt werden kann. Kann der Körper trotz Multimorbidität durch den Einsatz von Entspannungsverfahren auch als „angenehm" empfunden werden, hat dies wiederum positive Rückwirkungen auf die psychische Haltung.

4. Outcomestudien zur Psychotherapie im Alter

Im folgenden Abschnitt werden unter den „harten" Kriterien einer Evidencebased Medicine (EBM) die international vorliegenden Studien zum Erfolg psychotherapeutischer Behandlungen alter Menschen evaluiert. Wenn hierbei stellenweise kriteriengeleitet sehr kritisch diskutiert werden muß, sei dabei nicht vergessen, daß – trotz aller notwendigen Kritik – die Datenlage im Bereich der Psychotherapie z.T. wesentlich besser ist als bei weit verbreiteten und teilweise teuren somatischen Interventionen.

Zunächst sei festgehalten, daß kontrollierte Outcomestudien mit genügend langen Katamnesezeiträumen (über 2-6 Jahre) selbst bei jüngeren Erwachsenen selten sind: Weltweit gibt es z.B. zur Langzeitpsychoanalyse vermutlich nur 7 quantitativ-empirische Studien mit Prädiktion des Outcome (Hamburger et al. 1967; Kantrowitz et al. 1990a, 1990b; Kernberg et al. 1972; Klein 1960; Sashin et al. 1975; Weber et al. 1974) und 5 weitere quantitative Studien ohne Outcomeprädiktion (Erle 1979; Erle & Goldberg 1984; Knapp 1960; Lower et al. 1972). Bei den verhaltenstherapeutischen Behandlungsansätzen ist die Datenlage insgesamt deutlich besser, da die Methode qua definitionem mit umschriebenen (und daher leichter operational kontrollierbaren) Therapiezielen arbeitet.

Die Psychotherapie alter Menschen sei wissenschaftlich gesehen in der BRD absolut unterentwickelt, so Häfner 1986. Immerhin ist die Forschung inzwischen über das Stadium hinausgewachsen, mit Hilfe von Kasuistiken zu zeigen, daß Psychotherapie mit alten Menschen überhaupt wirksam und erfolgreich ist. Neben Probleme der Psychotherapieforschung im allgemeinen (z.B. Testvalidierung für die Altersgruppe) treten praktische Probleme der Erfolgsbeurteilung bei höherer Wahrscheinlichkeit interkurrenter Körperkrankheiten oder Verluste. Zudem fehlen zumindest für die psychoanalytische Psychotherapie noch anerkannte metatheoretische Bezugssysteme zur Frage der Genese neurotischer und funktioneller Symptome im Alter (Vorschläge dazu bei Heuft 1993; Heuft et al. 2000).

Da sich ein quantitativer Vergleich der vorliegenden Studien in Analogie zum methodischen Ansatz von Grawe et al. (1994) aufgrund der Datenlage noch verbietet, muß sich die Darstellung auf eine kritische Übersicht beschränken. Berücksichtigt sind alle seit 1970 publizierten Studien zur Psychotherapie im Alter mit ihren quantitativen und qualitativen Outcomekriterien sowie Katamnesedaten (soweit genannt).

Die kognitiv-behavioralen Studien beziehen sich auf einen sehr variablen therapeutischen Ansatz: von der Arbeit mit blinden Patienten, die sich über Telefon zusammenschlossen (Evans & Jaureguy 1981; 1982), Gruppen zur Selbstkontrolle und Desensibilisierung (z.b. Fry 1984) und Trainingsgruppen für soziale Fertigkeiten (z.b. Berger & Rose 1977) bis hin zu bibliotherapeutischen Behandlungen von Depressionen (Scogin et al. 1987; 1989; 1990). Insgesamt beziehen sich die meisten Studien auf depressive Probleme. Unter den humanistischen Ansätzen brachte die Telefongesprächspsychotherapie von Rönnecke et al. (1976) eine Besserung der Lebenszufriedenheit. Gerade an solchen Studienansätzen läßt sich deutlich machen, daß bezogen auf die Frage der Wirkfaktoren einzelner Psychotherapiemethoden, zumal wenn sie keinen ausformulierten theoretischen Bezugsrahmen für das Alter haben, der Zusammenhang mit dem beobachteten Therapieerfolg offen bleibt.

Die Reminiscingtherapie bleibt in einer Metaanalyse verschiedener Therapieansätze mit Errechnung der Gesamteffektgröße (Burckhardt 1987) unter dem Signifikanzniveau. Die Art des Reminiscing (mangels Operationalisierung evtl. auch Life-review-Therapie), ob informativ, evaluativ oder obsessiv, scheint Rückwirkungen auf das Ergebnis zu haben. So wurde beobachtet, je obsessiver sich ein Patient „erinnert", desto negativer sei das Therapieergebnis – interpretiert als Unzufriedenheit mit der Vergangenheit (Coleman 1974).

Die Übersicht der seit 1970 publizierten Outcomestudien von Psychotherapie bei alten Menschen, die verschiedene Psychotherapieverfahren bzw. Methoden bei alten Patienten miteinander vergleichen, zeigt bei großen methodischen Vorbehalten, daß keine Effektivitätsunterschiede evaluiert werden können. Diese Aussage bildet jedoch letztlich die Wirklichkeit des therapeutisch Erreichbaren in keiner Weise ab, da vor allem hinsichtlich der Outcomekriterien zwischen den einzelnen Studien enorme qualitative Unterschiede zu verzeichnen sind. Einen weiteren schweren Mangel stellen die in der Regel völlig unklaren Eingangskriterien der Patienten zu Therapiebeginn dar.

In Studien, die Prozeß- und Patientenvariablen berücksichtigen, zeigt sich, daß die Therapeut-Patient-Beziehung in kognitiv-behavioralen und psychodynamischen Pychotherapien ein guter Prädiktor für den Therapieerfolg ist, wenn sie vom Patienten selbst eingeschätzt wird (Marmar et al. 1989). Ältere Frauen wählen nach Dorman & Mitchell (1970) lieber ältere Therapeuten, ältere Männer legen keinen Wert auf ein besonderes Alter ihres Therapeuten.

Nach Knight (1988) brauchen Menschen über 80 Jahre (n = 125) eine längere Therapie, um den gleichen Therapieerfolg zu erreichen wie jüngere Alte. Dies mag für sehr alte Patienten bedenkenswert sein.

In der Metaanalyse von Smith & Glass (1977) über 375 verschiedene Psychotherapiestudien jeglicher Altersgruppen ist Alter mit dem Therapieerfolg nicht grundsätzlich korreliert. Das bedeutet insbesondere auch, daß das Alter eines Patienten kein negativer Prädiktor für Therapieerfolg ist.

Zum Verständnis dieser Befunde sei daran erinnert, daß unabhängig vom chronologischen Lebensalter die interindividuelle Variabilität mit steigendem Lebensalter immer weiter zunimmt. Kritisch bleibt anzumerken, daß in den bisherigen Studien kaum die Notwendigkeit gesehen wurde, die Entwicklungsmöglichkeiten alter Menschen im Kontext ihrer psychosozialen Rahmenbedingungen (Stichwort: Armut im Alter), ihrer individuellen Bildungsgeschichte (Stichwort: Schulbesuch contra wirtschaftliche Not) und politischen Biographie (Stichwort: mehrfacher Umbruch der politischen Systeme in Ost und West sowie zwei Weltkriege) zu reflektieren. Es wurde auch bisher nicht untersucht, welche Rolle der körperliche Alternsprozeß unabhängig von möglichen schweren Körperkrankheiten für die psychotherapeutische Aufgabenstellung spielt. Hier offenbart sich der zentrale Mangel an altersspezifischen Entwicklungs-, Erfahrungs- und Kognitionsmodellen.

Ein Überblick über die wichtigsten vergleichenden Therapiestudien zur *Gruppenpsychotherapie* zeigt, daß meist die Behandlung depressiver Störungen untersucht wurde, gefolgt von Angststörungen. Am besten untersucht sind die kognitiv-behavioralen Verfahren, sie werden in 10 der 13 Studien untersucht. Life Review oder Reminiscence ist in 4 Studien eine Therapiebedingung, während Psychodynamische Therapie in 3 Studien untersucht wurde. Der Ergebnisvergleich der vorliegenden Studien zeigt jedoch keine klare Überlegenheit für ein bestimmtes Therapieverfahren. Als wirksam in der Reduktion von Depression erwiesen sich in den meisten Studien psychodynamische und kognitiv-behaviorale Verfahren, aber auch die Techniken Life Review bzw. Reminiscence. In der Besserung von Angst-Symptomen (wobei in vielen Studien Angst über Fragebögen gemessen wird und nicht genau spezifiziert wird, ob es sich um Angststörungen im Sinne der ICD-10 oder des DSM-IV handelt) sind die Ergebnisse widersprüchlich, bezogen auf die kognitiv-behavioralen Verfahren. In den Studien, in denen Entspannungstechniken eingesetzt wurden, ergaben sich Hinweise auf deren Wirksamkeit.

Es liegen vier *Metaanalysen* zur Wirksamkeit psychosozialer und psychotherapeutischer Interventionen auf das *Befinden* (Effektvariablen: Lebenszufriedenheit, Positivität des Affektes, Depression) $\geq$55Jähriger bzw. $\geq$60Jähriger vor (Burckhardt 1987; Okun et al. 1990; Pinquardt 1998; Scogin und McElreath 1994). In die Metaanalysen eingeschlossen wurden Studien, die eine Kontrollgruppe nutzten und in denen Effektstärken angegeben oder aus den dargestellten Ergebnissen berechenbar waren. Bemerkenswert ist, daß in diesen Metaanalysen nur sehr wenige Studien mit psychodynamischer Therapie einbezogen wurden, da sie meist die Einschlußbedingungen nicht erfüllten. In allen Metaanalysen erwiesen sich psychotherapeutische Interventionen (sowohl in der Individual- als auch in der Gruppenbedingung) im Vergleich zu Kontrollgruppen als wirksam, wobei Angaben zu Effektstärken unterschiedlich ausfallen. Die untersuchten Psychotherapieverfahren im engeren Sinne waren Kognitive Psychotherapie und Verhaltenstherapie, Reminiscence bzw. Life Review, teilweise mit Entspannungsverfahren.

Pinquart, der 1998 die meisten Studien in seine Meta-Analyse einschließen konnte, ermittelte eine Verbesserung der *selbstbeurteilten* Depression und der anderen Befindensmaße um etwa eine halbe Standardabweichung ($d_{Dep} = 0{,}42$, SD = 0,40; $d_{Bef} = 0{,}47$; SD = 0,56). Für die fremdbeurteilte Depressivität betrug die Verbesserung $d_{Frem}=1{,}15$ (SD=0,75). Seine Effektstärken liegen damit unter denen in den früheren Metaanalysen ermittelten, was der Autor damit begründet, daß mit zunehmender Zahl an Veröffentlichungen zur Psychotherapie im Alter auch die Wahrscheinlichkeit der Publikation für Studien steigt, die keine Therapieerfolge berichten können, was die mittlere Effektstärke über alle Studien senkt.

Bei Pinquart fällt die Verbesserung des selbstbeurteilten Befindens nach Einzeltherapie stärker aus als nach Gruppentherapie, während zuvor Scogin & McElreath (1994) keine Überlegenheit von Gruppen- vs. Einzeltherapie ermitteln konnten. Allerdings wurde bei Pinquart als Effizienzkriterium nur das Befinden berücksichtigt. Gruppentherapie könnte sich bei Zugrundelegen anderer Effizienzkriterien wie z.B. Verbesserung interpersoneller Kompetenzen, Erweiterung des sozialen Netzwerkes) als besonders wirksam erweisen.

Untersucht wurde auch die Altersabhängigkeit der Effektstärken der Therapieverfahren. Eine solche Alterskorrelation fand sich *nicht* für die *selbstbeurteilte* Depressivität und die übrigen Befindensmaße. Dagegen fiel die Verbesserung der *fremdbeurteilten* Depressivität bei ≥70jährigen Teilnehmern deutlich geringer aus als bei den <70Jährigen.

Während frühere Untersuchungen keine Überlegenheit eines Verfahrens sichern konnten, erwiesen sich bei Pinquart die Kontrolle erhöhende, d.h. behaviorale Verfahren als effizienter. In zeitlich kürzeren Interventionen (kürzer als der Mittelwert aller untersuchten Studien von 18 Sitzungen) zeigten sich stärkere Veränderungen als in längerdauernden Interventionen.

Therapeuten mit höherer Qualifikation (Erfahrung im Umgang mit Senioren) erwiesen sich als erfolgreicher als Therapeuten ohne diese Erfahrungen. Als Konsequenz seiner Ergebnisse forderte Pinquart eine Verbesserung der theoretischen und praktischen Ausbildung der Therapeuten, die mit alten Menschen arbeiten, verstärkten Einsatz kontrollerhöhender (kognitiv-behavioraler) Interventionen, sowie Planung von Effizienzstudien auch für die psychodynamischen Verfahren in der Gruppentherapie mit alten Menschen.

4.1 Zusammenfassung von Kap. 3 und 4

In der Expertise sollte dazu Stellung genommen werden, welche Empfehlungen sich im Bezug auf die beiden psychotherapeutischen Grundverfahren der psychoanalytischen und der kognitiv-behavioralen Psychotherapie im Hinblick auf eine differentielle fachpsychotherapeutische Indikationsstellung für die Bereiche Psychotherapeutische Medizin, Psychiatrie/Gerontopsychiatrie und Psychologische Psychotherapie ableiten lassen.

Die fachpsychotherapeutische Behandlung lag in den letzten Jahrzehnten in der Hand von überwiegend psychoanalytisch ausgebildeten ärztlichen Fachpsychotherapeuten bzw. – seit dem Beschluß des Ärztetages 1992 – bei Fachärzten für Psychotherapeutische Medizin und überwiegend verhaltenstherapeutisch ausgebildeten Psychologischen Psychotherapeuten. Es ist ganz offensichtlich, daß weitgehend unabhängig von dem jeweiligen psychotherapeutischen Grundverfahren (psychoanalytische vs. kognitiv-behaviorale Grundverfahren) die Versorgung der ≥60jährigen Bevölkerung bei gleicher epidemiologischer Belastung wie der jüngerer Erwachsener, ungleich geringer ist.

In Deutschland ist für die Kostenerstattung die Durchführung der Psychotherapie in einem *Richtlinien-Verfahren* (*Psychoanalytische Psychotherapie* versus *Kognitiv-behaviorale Psychotherapie*) obligat. Es spricht aus der klinischen Erfahrung wie auch aufgrund der Datenlage viel dafür, die bisherige Richtlinien-Psychotherapie auch für alte Menschen als zweckdienlich beizubehalten. Die Kombination mit weiteren Behandlungs*techniken* wie Entspannungsverfahren, paartherapeutischen Interventionen etc. im Rahmen eines Gesamtbehandlungsplanes ist bisher in stationären multimodalen Therapiekonzepten rascher zu realisieren als dies im ambulanten Versorgungsbereich aufgrund der Abrechnungsvorschriften derzeit möglich ist. Wünschenswert wäre eine Entwicklung, in der Fachärzte für Psychotherapeutische Medizin, die auch über Kenntnisse in den sog. averbalen Therapieverfahren (z.B. Gestaltungstherapie oder Körperorientierte Verfahren wie die Konzentrative Bewegungstherapie KBT) verfügen, diese im Rahmen von Praxisverbünden als zusätzliche Methoden indiziert einsetzen könnten. Dabei geht es ausdrücklich nicht darum, diese Therapiemethoden als eigenständige, wissenschaftlich fundierte Psychotherapieverfahren zu begreifen.

In den letzten 10 Jahren haben beide psychotherapeutischen Grundverfahren zusätzliche Behandlungstechniken und Modelle für die Behandlung alter Menschen entwickelt, deren Wirksamkeit zweifelsfrei nachgewiesen ist, auch wenn die publizierten Studien einer kritischen Sicht von Evidence-based Medicine noch nicht immer standzuhalten vermögen. Dabei darf nicht übersehen werden, daß es für wesentlich kostenträchtigere Bereiche der Medizin z.T. gar keine Studien gibt, ohne daß die jeweiligen Medikamente bzw. Interventionen ernsthaft in Frage gestellt werden würden. Es geht heute jedenfalls nicht mehr um die Frage eines Wirksamkeitsnachweises von Alterspsychotherapie, sondern um die Weiterentwicklung differentieller Therapieindikationen.

Die differenzierende Diskussion der verschiedenen Therapieoptionen und Therapiesettings in den beiden Kap. 3 und 4 macht deutlich, daß Fachpsychotherapie heute auf einem hohen, wissenschaftlich basierten Niveau in einem ständigen Entwicklungsprozeß stattfindet. Gerade auch die alte Bevölkerung hat ein Recht darauf, im Falle akuter psychogener Störungen rasch und angemessen psychosomatisch-psychotherapeutische Behandlung auf Facharzt-Niveau erreichen zu können. Wenn die Behandlung durch entsprechend ausgebildete Psychologische Psychotherapeuten erfolgt, sollte gerade im Hinblick auf die Bedeutung des somatischen Alternsprozesses eine enge Zusammenarbeit (Intervision) mit ärztlichen Kollegen erfolgen.

Für die Wahl des jeweiligen Therapieverfahrens und die Settingvarianten gibt es bereits so weitgehende Erfahrungen, daß gut fundierte Empfehlungen in der *fachärztlichen Weiterbildung* und in der *fachpsychologischen Ausbildung* gelehrt werden können. Im Rahmen der *universitären Lehre* sollten innerhalb der scheinpflichtigen Fächer *Innere Medizin/Geriatrie* und *Psychosomatische Medizin und Psychotherapie* auch gerontopsychosomatische und alterspsychotherapeutische Basiskenntnisse bereits den Medizinstudenten und analog auch den Psychologiestudenten vermittelt werden. In der ärztlichen Weiterbildung werden in den meisten Fachgebieten Pflichtkenntnisse in der *Psychosomatischen Grundversorgung* vermittelt. Auch hierbei gilt, daß ein großer Teil der zukünftigen Patienten angehender Allgemeinmediziner älter als 60 Jahre sein wird. Und der Allgemeinarzt sollte – schon um begründeten juristischen Einwänden begegnen zu können – in der Lage sein, zutreffend zu erkennen, wann er seinem älteren Patienten eine fachärztlich/fachpsychotherapeutische Differentialdiagnostik bzw. auch eine gerontopsychiatrische Behandlung empfehlen sollte.

Die wissenschaftlich fundierte Psychotherapie muß – wie die gesamte Medizin – neben der Zweckmäßigkeit ihrer Indikationsstellungen auch wirtschaftliche Aspekte berücksichtigen. Im Bereich der Gerontopsychosomatik und Alterspsychotherapie gibt es hier noch einen erheblichen Forschungsbedarf. Jedoch gilt z.B. für die stationäre Behandlung, die immer zeitlich eng umgrenzt stattfindet, bereits eine klare zielorientierte Therapieplanung. Die Gesundheitspolitik sollte sich darüber im klaren sein, daß es unter der akzeptierten Prämisse der Notwendigkeit stationärer Psychotherapie im Einzelfall sinnfrei ist, wenn man seitens der Kostenträger versucht, die stationäre Aufenthaltsdauer immer weiter nach unten zu „drücken". Diskutieren kann man auf dem Hintergrund des Schweregrades die Berechtigung der jeweiligen Therapieziele und die Therapiekonzepte (Strukturqualität; → Kap. 5). Hat man jedoch hinsichtlich dieser Zielvorgaben einen Konsens erreicht, bedarf es – ähnlich wie in allen anderen Teilgebieten der wissenschaftlich fundierten Medizin – eines auch zeitlich definierten Rahmens, um die applizierte „Dosis" von psychotherapeutischen Interventionen wirksam werden zu lassen.

Auch die *Gerontopsychiatrie* hat sich in den letzten Jahrzehnten um die Entwicklung spezifischer psychotherapeutischer Interventionen bei alten Menschen bemüht, obwohl der Schwerpunkt gerontopsychiatrischer stationärer und ambulanter Arbeit oft ganz überwiegend im Bereich der klassischen psychiatrischen Interventionen bei psychotischen oder dementen Patienten gesehen wurde. Grundsätzlich ist es zu begrüßen, wenn auch im Bereich der Gerontopsychiatrie die Psychotherapie alter Menschen einen höheren Stellenwert bekäme. Eine solche Entwicklung zöge mit Sicherheit auch die Forderung nach adäquater Personal-Ausstattung (Strukturqualität) und ausgearbeiteten Konzepten entsprechender stationärer Einheiten nach sich – eine generell (und im Bezug auf das Alter besonders?) unpopuläre Forderung. Hier haben auch eine ganze Reihe der oben diskutierten Psychotherapie-Techniken (wie z.B. Life review) ihre Einsatzmöglichkeiten im Rahmen multimodaler Behandlungskonzepte.

5. Qualitätssicherung in der Alterspsychotherapie

Da die Alterspsychotherapie mit ihren beiden Hauptverfahren (psychoanalytische Psychotherapie und kognitiv-behaviorale Psychotherapie) Teil der Krankenversorgung in unserem Gesundheitssystem ist, kann sie sich heute der Erarbeitung von geeigneten Strukturen zur Qualitätssicherung nicht mehr verschließen. Unverzichtbare Voraussetzung und Grundlage jeder Qualitätssicherung sind geeignete Dokumentationssysteme.

Die *Psy-BaDo* als *die* gemeinsame *Basisdokumentation* der in der Arbeitsgemeinschaft Wissenschaftlich-Medizinischer Fachgesellschaften (AWMF) vertretenen Fachgesellschaften AÄGP, DÄVT, DGMP, DGPM, DGPPN, DGPT, DGPR und DKPM sowie der Vereinigung leitender Ärzte der Psychosomatisch-Psychotherapeutischen Krankenhäuser und Abteilungen in Deutschland wurde mit dem erklärten Ziel entwickelt, ein Konzept zur Dokumentation und Qualitätssicherung zu erarbeiten, das

⇨ praktikabel
⇨ zeitökonomisch
⇨ Therapieschulen-übergreifend
⇨ für die ärztliche und psychologische Psychotherapie gleichermaßen geeignet
⇨ für den ambulanten und stationären Versorgungssektor gemeinsam nutzbar
⇨ gestuft einsetzbar, je nach Fortgang der Diagnostik des Therapieprozesses
⇨ modular ergänzbar bei speziellen Fragestellungen ist.

Die Psy-BaDo ist bereits für die Evaluation der Psychotherapie alter Menschen mit Gewinn erprobt worden.

Die Versuche, eine einheitliche Basisdokumentation vorzuschlagen, haben sowohl im psychiatrischen Fachgebiet wie im psychosomatisch-psychotherapeutischen Fachgebiet vor Etablierung des Facharztes für Psychotherapeutische Medizin schon „Tradition" (z.B. Dilling et al. 1982 unter Rückgriff auf Hollingshead & Redlich 1958 sowie Kleining & Moore 1968).

Die Entwicklung der Psy-BaDo stützt sich zum überwiegenden Teil auf publizierte und eingeführte Instrumente zur Basisdokumentation, insbesondere auf die *DKPM-BaDo* (Broda et al. 1993a; 1993b), die *Basisdokumentation des Wissenschaftsrates der AHG* (Meermann 1993; 1995), Fachausschuß Psychosomatik des Wissenschaftsrates der AHG 1994 (Zielke 1993) und die *psychiatrische Basisdokumentation* gemäß den Empfehlungen der DGPPN (Cording et al. 1995; dazu auch Haug & Stieglitz 1995; Berger & Gaebel 1997). Die Ergebnisdokumentation erfolgt neben der Erfassung der Diagnosen bei Behandlungsende und einer erneuten Einschätzung des *Beeinträchtigungsschwere-Scores* (BSS; Schepank 1995) über die Formulierung *Individueller Therapieziele (ErgeDoku A)* und eine allgemeine *Veränderungsdokumentation von Befindensstörungen und Problembereichen des Patienten (ErgeDoku B_1 und ErgeDoku B_2)* jeweils aus Patienten- sowie Therapeutensicht (Heuft & Senf 1998).

Die Psy-Bado ist als ein Kernmodul beliebig ergänzbar (z.B. Tests, Psychometrische Verfahren) im Hinblick auf die verschiedensten Fragestellungen für die klinische Praxis wie für die Forschung. Dieser methodische Aspekt bildet jedoch ausdrücklich nicht den Schwerpunkt der vorgelegten Arbeit.

5.1 Was ist Qualitätssicherung?

Auf *Qualität der medizinischen Versorgung* hat jeder Versicherte Anspruch. *Qualitätssicherung* ist seit dem 01.01.1989 für das bundesdeutsche Gesundheitswesen im Fünften Sozialgesetzbuch (§ 137ff.) *gesetzlich vorgeschrieben*. Damit soll gewährleistet werden, daß Patienten die Behandlung erhalten, die nach dem Stand der Forschung für ihre Problemlage optimal ist. Da der Gesetzgeber 1988 durch das Gesundheitsreformgesetz (GRG) die Durchführung qualitätssichernder Maßnahmen für alle Bereiche der Medizin zur Pflicht gemacht hat, gilt dies auch für die Psychotherapie in der Krankenversorgung.

Wie Abb. 5 auf einer Zeitachse verdeutlicht, hat der Gesetzgeber auf die Initiative der WHO 1984 und die nachfolgende Verpflichtung der europäischen Mitgliedsstaaten, bis 1990 effektive Verfahren zur Qualitätssicherung einzuführen, reagiert. *„Die Qualitätssicherung gehört zu den Strukturelementen der Gesundheitsreform. Mit dieser Reform soll das gesamte Leistungsangebot der modernen Medizin für jeden Versicherten – jetzt und in der vorhersehbaren Zukunft – verfügbar bleiben, damit jeder im Einzelfall alle erforderlichen Gesundheitsleistungen – und d .h. auch in der erforderlichen Qualität – erhält. Es gibt bei uns keine Zweiklassenmedizin: Auf Qualität hat jeder Versicherte Anspruch. Die Qualitätssicherung steht in einem unmittel-*

baren inhaltlichen Zusammenhang mit einer humanen Krankenversorung der Versicherten. Die Verpflichtung der Krankenkassen und der Leistungserbringer, auf eine humane Krankenbehandlung hinzuwirken, ist im § 70 Abs. 2 des Fünften Buches Sozialgesetzbuch gesondert bestimmt. Auch mit diesem ausdrücklichen Bekenntnis zur Qualität und Humanität hat der Gesetzgeber deutlich gemacht, daß es beim Gesundheitsreformgesetz nicht allein um die finanzielle Sicherung der gesetzlichen Krankenversicherung geht, sondern um die Gewährleistung der humanen, zeitgemäßen und wirksamen Krankenbehandlung" (Jagoda 1990, zit. nach Kordy 1992).

Die *Bundesärztekammer* hat die Aufgaben der Qualitätssicherung (siehe Abb. 5) in dem § 137a Abs. 2 festgelegt mit dem Ziel einer „*Verbesserung der Patientenversorgung im Sinne einer ergebnisorientierten, unaufwendigen Qualitätssicherung*" (Dt. Ärzteblatt 94 (1997): 1705-1706). Diesem Ziel versuchen die eingangs genannten Fachgesellschaften für ihre Mitglieder mit der Psy-BaDo als Basis einer ergebnisorientierten, unaufwendigen Qualitätssicherung näher zu kommen.

Es gibt keine Qualität ärztlicher oder psychologischer psychotherapeutischer Leistung per se. Qualität ist immer im Hinblick auf die am einzelnen Patienten orientierten angestrebten Behandlungsziele definiert. Damit ist Qualität als eine „Wertung" direkt von der konkreten Zielvorstellung abhängig. Unter Berücksichtigung auch von identischen Krankheitsbildern können diese Ziele, bezogen auf unterschiedliche Patienten, durchaus unterschiedlich sein (Hoffmann 1988).

Abbildung 5: Entwicklung zur Qualitätssicherung in der Fachpsychotherapie

WHO (1984)	Ziel 31: „Bis zum Jahr 2000 soll es in allen Mitgliedsstaaten Strukturen und Verfahren geben, die gewährleisten, daß die Qualität der Gesundheitsversorgung laufend verbessert und Gesundheitstechnologien bedarfsgerecht weiterentwickelt und eingesetzt werden."
Verpflichtung der europäischen Mitgliedsstaaten, bis 1990 effektive Verfahren zur QS einzuführen	
Gesundheitsreformgesetz (GRG 1988)	
§ 115b SGB V:	QS beim ambulanten Operieren
§§ 135 u. 136 SGB V:	QS im vertragsärztlichen Bereich
§§ 137 u. 137a, b SGB V:	QS in der stationären Versorgung
	Fragen der *Strukturqualität* und der *Qualifikationsvoraussetzungen* regelt das Weiterbildungsrecht
Aufgabe der Bundesärztekammer nach § 137a Abs. 2:	
	„Für die Leistungen, deren Qualität nach Abs. 1 gesichert werden soll, beschließt die Bundesärztekammer Anforderungen für entsprechende Qualitätssicherungsmaßnahmen, soweit sie die ärztliche Berufsausübung betreffen. Bei der Entwicklung der Anforderungen ist den Spitzenverbänden der Krankenkassen und der Deutschen Krankenhausgesellschaft Gelegenheit zur Stellungnahme zu geben. Die Stellungnahmen sind in die Entscheidung einzubeziehen."

5.2 Grundlagen und Prinzipien der Qualitätssicherung

Es lassen sich 3 *Ebenen der Qualitätsicherung* unterscheiden (Tab. 4; nach Donabedian 1996).

Tabelle 4: Ebenen der Qualitätssicherung

Strukturqualität
ist in erster Linie gerichtet auf die Qualifikation des medizinischen und paramedizinischen Personales (z.B. Schwestern), die Gestaltung des Versorgungsangebotes (Setting) und die räumlich-baulichen Voraussetzungen; die Qualifikationsvoraussetzungen regelt das Weiterbildungsrecht bzw. Aus- und Fortbildungscurricula.

Prozeßqualität
ist gerichtet auf die sachgerechte Durchführung diagnostischer und therapeutischer Maßnahmen; Grundlagen sind die Basisdokumentation, Diagnose- und Klassifikationsschemata und die Erfassung der Behandlungsdosis als Voraussetzungen für die Kontrolle der Prozeßqualität.

Ergebnisqualität
betrachtet Aspekte der Heilung, Besserung oder Verschlechterung, katamnestisch gesicherte Heilungsdauer, gewonnene Lebensqualität, therapiebedingte Komplikationen etc.; Grundlagen zur Sicherung der Ergebnisqualität sind Effektivitäts- und Effizienzstudien, Evaluationsstudien, Erfassung therapeutischer Zielsetzungen sowie Zufriedenheitsangaben der Patienten.

Strukturqualität
Die Strukturqualität definiert sich in erster Linie über Aus- und Weiterbildungscurricula, Zulassungs- und Prüfungsvorschriften der Psychotherapeutinnen und Psychotherapeuten bzw. der in einer Praxis oder Klinik beschäftigten MitarbeiterInnen. – Es gibt in jüngster Zeit verstärkte Bemühungen, neben den seit 6-10 Jahren etablierten Fachtagungen für Alterspsychotherapie, Gerontopsychiatrie und Gerontopsychosomatik in Bonn, Kassel und Essen (jetzt: Münster) spezialisierte curriculare Weiterbildungen in Alterspsychotherapie anzubieten (in Bonn und in Kassel). Zusammen mit der in der ärztlichen Weiterbildungsordnung verankerten fakultativen Weiterbildung „klinische Geriatrie" wird damit ein Kanon möglicher spezialisierter Weiterbildungen erkennbar, der sicher zukünftig zur Definition besonderer Merkmale einer Strukturqualität herangezogen werden wird.

Die Strukturqualität wird sinnvollerweise für eine Praxis oder Klinik alle 1 bis 2 Jahre jeweils einmal ermittelt und hat – vorbehaltlich gravierender struktureller Veränderung – für den gesamten Folgezeitraum Gültigkeit.

Fragen nach den strukturellen Voraussetzungen für eine stationäre Psychotherapie in Kliniken richten sich darüber hinaus auf (a) die Personalausstattung (Heuft et al. 1993) und den Umfang des qualifizierten therapeutischen Angebotes für die Patientenversorgung, (b) Möglichkeiten zur externen und internen Supervision, Aus- und Weiterbildung, Chef-/Oberarzt-Visiten, (c) die materielle Ausstattung wie z.B. geeignete Räume und Materialien für die speziellen Therapien (Gruppen-, Gestaltungs-, Musik-, Konzentrative Bewegungstherapie usw.), Gestaltung der Patientenzimmer sowie Gestaltung der Räume zur Förderung einer therapeutischen Gemeinschaft.

Prozeßqualität
Die Prozeßqualität operational und valide zu erfassen, ist nicht nur in der Psychotherapie, sondern in der gesamten Medizin ein schwieriges Problem. Ähnlich wie z.b. in der Psychotherapie trotz aller Forschungsbemühungen die Interaktionen einzelner Settingelemente einer stationären Behandlung noch nicht sicher bestimmt werden können, so können in der Inneren Medizin die Wechselwirkungen verschiedener Medikamente in einem Patienten oder in der Chirurgie der Heilungsverlauf nach sachgerechtem operativem Eingriff auch nicht immer mit Sicherheit vorausgesagt werden.

Die Psy-BaDo erfaßt unter dem Aspekt der Prozeßqualität die Verweildauer sowie die Therapiedosis über die Klassifikation Therapeutischer Leistungen (KTL) (vgl. dazu Müller-Fahrnow et al. 1993). Auf diesem Wege werden Therapieabbrecher, Fehlstunden oder notwendige Zusatzinterventionen z.B. bei Krisen abgebildet.

Ergebnisqualität
Die Erfassung der Ergebnisqualität orientiert sich zwar an der Ergebnisforschung der Psychotherapie, sie folgt jedoch nicht primär den methodischen Prinzipien der Forschung. Insoweit sind Instrumente zur Messung und Erfassung der Ergebnisqualität gefragt, die nicht nur den speziellen klinischen und therapeutischen Erfordernissen und Bedingungen des Fachgebietes angemessen, sondern in der therapeutischen Praxis einer Alterspsychotherapie auch anwendbar sind. Das entspricht auch den Vorgaben des Gesetzgebers und der Bundesärztekammer.

Diesen Grundsatz verwirklicht die Psy-Bado durch die Einführung der *Individuellen Therapieziele (ITZ)*, womit besonderer Wert auf die Abbildung der qualitativen Aspekte des Outcome gelegt worden ist. Der Einsatz Individueller Therapieziele basiert auf der Methodik des Goal-Attainment-Scaling (GAS) nach Kirusek und Sherman (1968). Parallel zu der Dokumentation der Individuellen Therapieziele werden dem Patienten und dem Therapeuten bei Therapiebeginn und Therapieende Fragebögen zur Veränderungsdokumentation mit vorgegebenen Items vorgelegt.

5.3 Grundkonzepte der Qualitätssicherung

Der *Basisdokumentation* kommt in der Qualitätssicherung eine zentrale Bedeutung zu, da fast alle anderen Instrumente auf ihr aufbauen. Nur wer über eine ausreichende Dokumentation verfügt, kann Qualitätssicherung betreiben, kann überhaupt Aussagen zur Qualität machen. Ohne Dokumentation keine Daten, ohne Daten keine Information, ohne Information keine Erkenntnisse bezüglich der Qualität (Schäfer & Herholz 1996).

Dabei hat in der somatischen Medizin die Erprobungsphase zur Qualitätssicherung im Zusammenhang mit Fallpauschalen und Sonderentgelten gezeigt, daß man zuverlässige Daten nur dann erhält, wenn eine ausreichende Anonymität gewährleistet ist. Deshalb dürfen sich jegliche „qualitätssichernde Maßnahmen künftig nicht primär auf die externe Qualitätssicherung konzentrieren, bei der Daten verschiedener Institutionen miteinander verglichen werden. Wichtiger ist das interne Qualitätsmanagment..." (Kolkmann, Dt. Ärzteblatt (1997) 94: 1815)

Unstrittig ist, daß durch Kontrolle keine Qualität verbessert wird, denn die Angst vor eventuellen Sanktionen führt zu Manipulationen an Daten und Meßkriterien, die wiederum die Suche nach diesen Manipulationen zur Folge hat. Es fehlt bisher noch an anerkannten Modellen zwischen der problematischen *externen Qualitätssicherung* einerseits und einer rein *internen Qualitätssicherung* andererseits. *Qualitätsmanagement* ist als Koordinierung aller Teilbereiche der Qualitätserbringung zur Verbesserung von innerbetrieblichen Prozessen (Häussler 1995; Jaster 1997) Teil der Qualitätssicherung.

Abbildung 6: Grundkonzepte der Qualitätssicherung

interne Qualitätssicherung
- die einzelne Praxis
- die einzelne Klinik, Poliklinik etc.

Berufsgruppen-interne Qualitätssicherung
- Qualitätszirkel Niedergelassener
- Qualitätszirkel Klinikleiter
- Qualitätszirkel ambulant und stationär Tätiger
- Fachgebiets-übergreifende Qualitätszirkel

externe Qualitätssicherung
- Kostenträger
- Exekutive

Berufsgruppen-interne Qualitätssicherung
Wie Abb. 6 verdeutlicht, wird als Alternative zwischen der rein internen Qualitätssicherung einerseits und der aus den genannten Gründen sehr problematischen externen Qualitätssicherung andererseits die Berufsgruppen-interne Qualitätssicherung vorgeschlagen. In Analogie zu dem Peer-review-System diskutiert etwa ein Qualitätszirkel niedergelassener Fachpsychotherapeuten die Differentialindikation, einzelne Behandlungsverläufe oder Behandlungskonzepte von bestimmten Krankheitsgruppen auf dem Hintergrund der eigenen klinischen Berufserfahrung, der aktuellen Literatur und der über die Psy-BaDo erhobenen ergebnisorientierten Daten. Da sowohl auf der Ebene der Niedergelassenen als auch der Klinikleiter enorme wirtschaftliche Risiken bestehen, wird nur die Vertraulichkeit innerhalb einer solchen Be-

rufsgruppen-internen Qualitätsicherung das Offenlegen gerade der problematischen Therapieverläufe ermöglichen.

Qualitätszirkel
Solche Berufsgruppen-internen Qualitätszirkel sind auch gut vorstellbar, wenn sie sowohl von ambulant wie stationär Tätigen gemeinsam besetzt wären. Ein immenser qualitätssteigernder Effekt könnte hier vor allem durch eine Verbesserung der Koordination innerhalb der ambulant-stationär-ambulanten Versorgungskette resultieren (z.B. zwischen Gerontopsychiater – Gerontopsychiatrische Fachabteilung – Fachpsychotherapie oder innerhalb eines Gerontologischen Zentrums). *Fachgebiets-übergreifende Qualitätszirkel* lassen sich auch dann noch als Berufsgruppen-interne Qualitätssicherung beschreiben, wenn im Zentrum solcher Qualitätszirkel die Arbeit mit bestimmten Störungsgruppen/Syndromen steht. Zu denken ist z.B. an Fachgebiets-übergreifende Qualitätszirkel bei alten Schmerzpatienten, in denen Vertreter auch der beteiligten somatischen Fachdisziplinen (Geriater, Orthopäden, Neurologen, Anästhesisten etc.) mit Gerontopsychosomatikern und Gerontopsychiatern gemeinsam arbeiten.

Externe Qualitätssicherung
Unter dem Blickwinkel der externen Qualitätssicherung sollten die Kostenträger lediglich erwarten können, daß ein Nachweis über die regelmäßige Teilnahme an einem Qualitätszirkel durch den entsprechenden Fachpsychotherapeuten geführt wird. Dem Zugriff auf patientenbezogene Daten, die zum Zwecke der internen oder Berufsgruppen-internen Qualitätssicherung erstellt werden, kann nicht nur aus datenschutzrechtlichen Bestimmungen nicht zugestimmt werden. *Durch einen Zugriff der Kostenträger etc. auf diese Daten würde aufgrund der angestrebten externen Kontrolle das Prinzip der Qualitätssicherung außer Kraft gesetzt.*

Auch in Abb. 7 ist die externe Qualitätssicherung bewußt in eine Polarität zur Berufsgruppen-internen Qualitätssicherung, die im eigentlichen Sinne auch eine externe Qualitätssicherung darstellt, gestellt und wird als „externe Qualitätskontrolle" bezeichnet. Externe Qualitätskontrolle z.B. durch die Patienten muß etwa über die Schiedsstellen oder den Rechtsweg möglichst transparent und angemessen erreichbar sein. Es darf jedoch keine Vermischung zwischen diesen verschiedenen Anliegen geben.

So berechtigt das Kontrollanliegen der Kostenträger auch ist, es muß dennoch sichergestellt werden, daß Qualitätssicherung nicht als Entscheidungshilfe zur Ressourcen-Rationierung mißbraucht wird. Hier sind gesundheitsökonomische und politische Entscheidungen unumgänglich, die in einem demokratischen Willensbildungsprozeß letztlich außerhalb der Bemühungen Berufsgruppen-interner Qualitätssicherung liegen müssen.

Abbildung 7: Qualitätssicherung versus Qualitätskontrolle

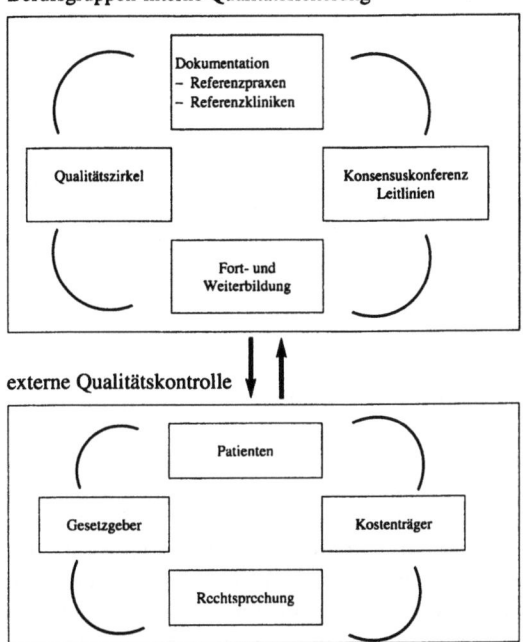

Der Vorteil einer auf die hier vorgeschlagene Weise dokumentierten größeren Zahl ambulant durchgeführter Psychotherapien bei alten Menschen würde mit Sicherheit auch einer möglichen Skepsis der Kostenträger hinsichtlich der Ergebnisqualität begegnen helfen.

5.4 Praktische Qualitätssicherung mit der Psy-BaDo im Überblick

Die Abb. 8 gibt Überblick über die Struktur der Psy-BaDo, die je nach Stand oder Fortgang der Diagnostik bzw. des Therapieprozesses gestuft eingesetzt werden kann. Die soziodemographischen Daten werden z.T. in einer Selbstauskunft des Patienten und durch den Therapeuten in aller Regel bei jedem neuen Patienten erhebbar sein. Wenn die Diagnostik abgeschlossen werden kann, werden in einem zweiten Schritt die Diagnosen, der Beeinträchtigungsschwere-Score (BSS) (Schepank 1995) und die Global Assessment of Functioning Scale (GAF) (DSM-III-R 1989; auch DSM-IV 1996) mit einem Zeitbedarf von insgesamt 10 Minuten eingeschätzt. Die Abstufung dieses zweiten

Schrittes (Diagnose; BSS; GAF) in Abb. 8 veranschaulicht, daß im Falle eines tatsächlich realisierten therapeutischen Arbeitsbündnisses für die Behandlungsdokumentation diese diagnosebezogenen Daten übernommen werden können.

Für jeden Patienten, der neu in die *Praxis* oder *Klinik* kommt, ist der folgende Ablauf sinnvoll:

Zum diagnostischen Erstkontakt werden soziodemographische Daten und allgemeine Basisdaten durch Fragebögen sowohl von den PatientInnen (Selbstauskunft) wie von den TherapeutInnen dokumentiert.

Kommt eine Behandlung zustande, dann werden die bereits mit der Diagnostik erhobenen Daten zum Therapiebeginn durch die folgenden Dokumentationsbögen ergänzt:

- Individuelle Therapieziele und
- Allgemeine Veränderungsdokumentation

Die *Individuellen Therapieziele (ITZ)*, die sowohl von den Patienten wie von den Therapeuten zu Behandlungsbeginn erstellt und zu Behandlungsende bewertet werden, ermöglichen innerhalb der *Psy-BaDo* eine qualitative Ergebnisdokumentation, die weit über die in der Qualitätssicherung bisher ganz überwiegend verwendeten Fragebögen und Testuntersuchungen hinausgeht. Sie trägt dem individuellen Verlauf einer jeden Psychotherapie Rechnung und ist zugleich durch eine A-priori-Festlegung der durch die Behandlung angestrebten Therapieziele ein wichtiges Erfolgsmaß.

Abbildung 8: Struktur der PSY-BaDo (die jeweils vorangestellten Ziffern verweisen auf die jeweiligen Dokumentationsbögen)

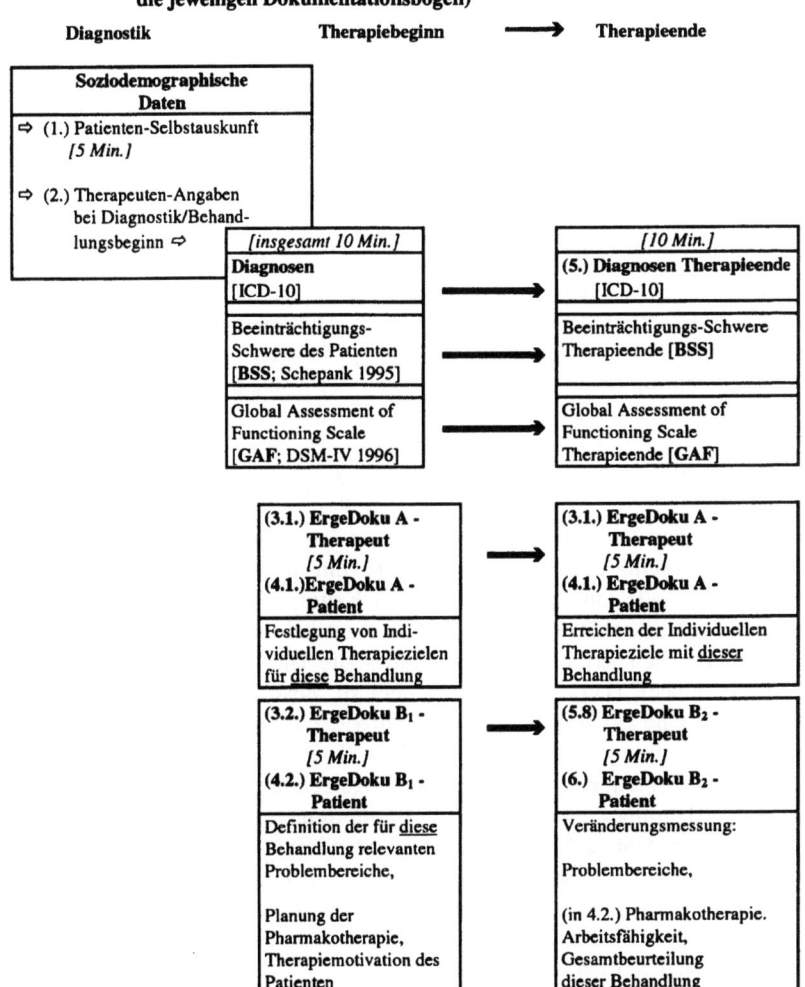

Das Individuelle Therapieziel ist definiert als das angestrebte Behandlungs-Ergebnis (Outcome), das bezogen auf *diesen* individuellen Patienten mit seinen speziellen Möglichkeiten unter Einsatz eines definierten bestimmten Behandlungsverfahrens und Behandlungssettings und der zur Verfügung stehenden Zeit prospektiv als erreichbar erwartet wird.

```
                    ┌──────────────┐
                    │ Patient mit  │
                    │ seinen Mög-  │
                    │ lichkeiten   │
                    └──────────────┘
┌──────────────┐      ┌──────────────┐      ┌──────────────┐
│ Individuelles│      │ Psychothera- │      │ Individuelles│
│ Problemfeld  │  +   │ pie-Methode/ │  =   │ Therapieziel │
│              │      │ Setting      │      │              │
└──────────────┘      └──────────────┘      └──────────────┘
```

Sowohl *PatientInnen* wie *TherapeutInnen* benennen bis zu *5 therapierelevante Ziele*. Diese sollen den Behandlungsauftrag des Patienten und die therapeutischen Möglichkeiten des Behandlers für genau die jetzt geplante Behandlung reflektieren. Die verschiedenen Therapieziele sollten möglichst *differente Bereiche* (wie z.B. körperliche, psychische, psychosoziale Probleme, Beziehungsprobleme im privaten oder beruflichen Bereich etc.) erfassen und möglichst *konkret* formuliert sein. Die TherapeutInnen erläutern durch 1 bis 3 Kriterien (die Patienten: 1 bis 3 Beispiele), woran sie am Behandlungsende feststellen können, in welchem Ausmaß das jeweilige Ziel erreicht wurde.

Mit der Psy-BaDo wird eine *möglichst konkrete, erlebens- und verhaltensnahe Formulierung der ITZ* angestrebt, um für die Evaluation der ITZ zu Behandlungsende mit Hilfe der fixierten Kriterien (Beispiele) eine sichere, überprüfbare Einschätzung über den Grad tatsächlicher Therapiezielrealisierung zu erreichen. Erfahrungsgemäß laufen die TherapeutInnen leicht Gefahr, die Individuellen Therapieziele (ITZ) eher zu „abstrakt" zu formulieren: „Der Patient soll eine Übertragungsneurose entwickeln" oder „Der Patient soll am Expositionstraining teilnehmen" sind kein Therapieziele im Sinne der Outcome-Dokumentation, sondern *behandlungstechnische Ziele*. Die PatientInnen sind erfahrungsgemäß in ihren Formulierungen erlebens- und verhaltensnäher. Dieser Unterschied läßt sich nicht alleine durch den theoretischen Vorsprung der Therapeuten erklären, sondern auch durch eine bei vielen Psychotherapeuten verbreitete Angst, daß der Patient durch eine konkrete Zieldefinition der Behandlung möglicherweise in Bezug auf seine Entwicklung eingeengt werden könnte.

Die Therapieziele werden *im ambulanten Bereich* zum Ende des diagnostisch-therapeutischen Prozesses und im *stationären Bereich* nach Möglichkeit am Ende der ersten Woche formuliert. In jedem Falle ist es wichtig, daß ein Behandlungsbündnis hergestellt werden konnte.

Am *Ende der Behandlung* wird die Einschätzung der Therapieziele von Seiten des Patienten und des Therapeuten jeweils nach dem Abschlußgespräch in einem 5stufigen Rating vorgenommen (mehr als erreicht/erreicht/ teilweise erreicht/nicht erreicht/entfallen).

Allgemeine Veränderungsdokumentation
Mit dieser Dokumentation schätzen sowohl TherapeutInnen als auch PatientInnen aufgrund einer *Item-Liste* zu Behandlungsbeginn alle *Befindensstörungen und Problembereiche* des Patienten daraufhin ein, *ob durch die vorgesehene Behandlung Veränderungen in diesen Bereichen angestrebt bzw. erwünscht sind.*

Damit erfolgt eine Dokumentation zu Behandlungsbeginn, die eine vergleichende allgemeine Veränderungsdokumentation der Befindensstörungen bzw. Problembereiche des Patienten zu Therapieende sowohl aus Therapeutensicht wie aus Patientensicht ermöglicht. Diese Globaleinschätzungen beziehen sich auf die folgenden Befindensstörungen bzw. Problembereiche, zu denen jeweils ein Item mit einer 6-stufigen Gewichtung vorgelegt wird (extrem wichtig / sehr wichtig / wichtig / wenig wichtig / unwichtig / kein relevanter Problembereich):

- Körperliche Befindensstörung;
- Psychische Befindensstörung;
- Selbstwerterleben / Selbstannahme / Selbstakzeptanz / realistische Selbsteinschätzung;
- Soziale Probleme;
- Veränderungen im Verhältnis zu wichtigen Personen im privaten Bereich;
- Veränderungen im Verhältnis zu wichtigen Personen im beruflichen Bereich;
- Eigenständige Handlungskompetenz/psychosoziale Fähigkeiten;
- Krankheitsverständnis;
- Zukunftsorientierung;
- (allgemeines) psychisches Wohlbefinden.

Die *aktuelle Medikation* wird als *Therapeutendokumentation* nach einem vorgegebenen Substanzgruppenschlüssel zusammen mit den geplanten Zielsetzungen (Aufrechterhalten, Ein- oder Umstellung, Reduktion, Absetzen, Compliance-Training) bezogen auf die einzelnen Medikamente erhoben. Jeder *Patient* gibt seine (psychotrope und analgetische) Medikation parallel als Klartext an.

Behandlungsende
Zu Behandlungsende werden die *Diagnosen* im Lichte der abgelaufenen Behandlung überprüft und ggf. neu formuliert. Außerdem wird der zu Behandlungsbeginn eingeschätzte Beeinträchtigungsschwere-Score (*BSS*; Schepank 1995) ebenso erneut geratet wie die Global Assessment of Functioning Scale (*GAF*; DSM-IV 1996).

Für die *Individuellen Therapieziele (ITZ)* wird auf den „alten" Bögen sowohl von den PatientInnen wie von den TherapeutInnen das Rating vorgenommen.

Die *allgemeine Veränderungsdokumentation* wird mit den gleichen Items wie zu Behandlungsbeginn auf parallelisierten Bögen vorgenommen, mit einer Bewertung der Befindensstörungen bzw. Problembereiche (deutlich gebessert/etwas gebessert/nicht verändert/etwas verschlechtert/deutlich verschlechtert/war kein Problem/nicht zu beurteilen). Außerdem wird die tatsächliche Entwicklung der *Medikation* auf dem ErgeDoku B_1-Bogen mit der Behandlungsplanung vergleichend erhoben und seitens der Therapeuten die *Arbeitsfähigkeit* bzw. *der Rentenstatus* als sozialmedizinische Einschätzung fixiert. Der Patient gibt seine (psychotrope und analgetische) Medikation wiederum im Klartext an und schätzt die subjektive Notwendigkeit zum Behandlungsende ein (Skala von „unverzichtbar" bis „trifft nicht zu").

Abschließend geben TherapeutIn wie PatientIn mit Hilfe einer 5stufigen Skala eine *allgemeine Einschätzung*, ob diese Behandlung für den Patienten sich „sehr gelohnt" bis ihm „eher geschadet" habe.

6. Versorgungsrelevante Konzepte für Akutbehandlung und Rehabilitation

Die Psychiatrie-Enquête der Bundesregierung hat bereits 1988 die Empfehlung gegeben, psychosomatische Abteilungen an Allgemeinkrankenhäusern einzurichten (Aktion psychisch Kranke 1988). Nach etwas älteren Schätzungen waren 11,8% (Zimmer 1974) bzw. 18% (Glass et al. 1978) aller Krankenhaustage von Patienten in Allgemeinkrankenhäusern durch psychosoziale Faktoren begründet. In amerikanischen Verbundstudien konnte gezeigt werden (Fulop et al. 1987), daß somatisch Erkrankte mit psychischer Komorbidität eine signifikant längere Krankenhausverweildauer haben als ausschließlich somatisch Kranke. Nach der Entlassung aus der somatischen Krankenhausbehandlung führte die Persistenz somatischer Störungen durch psychische Probleme zu einer hochsignifikant erhöhten Wiederaufnahmerate mit erneuter Krankenhausverweildauer (Mayou et al. 1988).

Nach einer Untersuchung von Steuber & Müller (1983) gaben internistische Chefärzte bei immerhin 8% ihrer Patienten (die im internistischen Krankenhaus sehr oft älter als 60 Jahre sind) eine behandlungsbedürftige psychiatrische bzw. psychosomatische Morbidität an. Bei Befragungen internistischer Stationsärzte stieg der diagnostizierte Anteil an psychosomatischen Problemstellungen auf 20% der stationär behandelten Patienten an (Schleberger-Dein et al. 1994). Dagegen wird der „wahre" Anteil von psychischen und psychosomatischen Störungen je nach Fachabteilung auf zumindest 20-40% geschätzt (→ Kap.1), wobei mindestens 10% als behandlungsbedürftig gelten. In Anspruch genommen wird der Konsiliar-/Liaisondienst allerdings nur bei durchschnittlich 1-4% aller Patienten (Herzog & Scheidt 1991). Im Vergleich zwischen den Alterskohorten 40- bis 59jähriger versus ≥60jähriger Patienten zeigten sich im psychosomatischen Konsiliardient keine wesentlichen Unterschiede hinsichtlich der Schwere der körperlichen Erkrankung, jedoch ein erhöhter Anteil neurotischer Symptome und depressiver Erkrankungen bei der Gruppe der ≥60jährigen (Fritzsche et al. 1995), wobei die notwendige Wahrnehmung von Entwicklungspotentialen alter Menschen noch in den Anfängen steckt (Heuft 1993).

Die fakultative Weiterbildung „Klinische Geriatrie" in der neuen Weiterbildungsordnung für Ärzte wird sicher in einer ganzen Reihe von somatischen Fächern die Notwendigkeit integrativer Ansätze gerade auch bei alten Menschen zur Optimierung des Behandlungserfolges und der notwendigen Weichenstellungen für Rehabilitationsansätze bereits vom Akutkrankenhaus aus fördern. Mumford et al. (1984) zeigten, daß ein solcher Behandlungsansatz auch aus ökonomischer Perspektive gerade bei alten Menschen sinnvoll ist. Ermutigend erscheint, daß im Bericht „Gesundheit im Alter" der Bundesärztekammer (1998), der mit überwältigender Mehrheit vom Deutschen Ärztetag des gleichen Jahres bestätigt wurde, gerontopsychosomatische und alterspsychotherapeutische Aspekte in einem eigenen Kapitel aufgenommen wurden. Mit großen örtlichen Unterschieden bedarf es hierzu sicher noch der weiteren konkreten Qualifizierung, um die Kompetenz in der *psychosomatischen Grundversorgung* im geriatrischen Akutkrankenhaus zu stärken. Darüber hinaus ist anzustreben, daß eine stationäre geriatrische Akutversorgung in einem *geriatrischen Zentrum* sowohl mit einem gerontopsychiatrischen als auch mit einem psychosomatisch-psychotherapeutischen Schwerpunkt vernetzt ist. Nur so kann bei dem hohen Anteil psychiatrischer Komorbidität (Stichwort: depressive Erkrankungen) und dem berichteten bedeutsamen Anteil psychogener Störungen bei alten Menschen auf der Ebene eines Konsiliar- und Liaison-Dienstes die notwendige Differentialdiagnostik geleistet werden.

Während im Konsultationsdienst schwerpunktmäßig unmittelbar mit dem Patienten und gegebenenfalls mit den Angehörigen gearbeitet wird und anschließend die somatischen Stationen über die Ergebnisse und Vorschläge unterrichtet werden, steht der Liaisondienst vor allem auch direkt dem somatischen Behandlungsteam zur Beratung (z.B. zur Unterstützung eines Umgangs mit schwerkranken Patienten) zur Verfügung und steigert damit die psychosomatische bzw. psychiatrische Kompetenz aller Mitarbeiter, die mit dem Patienten arbeiten. So hat der gerontopsychosomatisch qualifizierte Psychotherapeut die Aufgabe, unter Berücksichtigung des tatsächlichen somatischen und psychiatrischen Befundes z.B. einen geäußerten Angstaffekt seines alten Patienten in seiner lebensabschnittsbezogenen Besonderheit in Relation zur diagnostizierten Ich-Stärke des Patienten zu ermitteln und daraus eine differentielle Psychotherapie-Indikation (und ggf. zusätzlich eine Indikation zur Psychopharmako-Therapie) zu entwickeln. In einer ganzen Reihe von amerikanischen Studien ist die positive Beeinflussung von Krankheitsverläufen durch adaptierte psychotherapeutische Interventionen bzw. durch die Einbindung eines Liaisondienstes nachgewiesen worden (z.B. nach Schenkelhalsfrakturen durch Levitan et al. 1981).

Der gerontopsychosomatisch-psychotherapeutische Konsiliar- und Liaisondienst sollte in einer kleineren (ca. 18-30 Betten umfassenden) Abteilung für Psychosomatik und Psychotherapeutische Medizin mit Weiterbildung und „Intensivtherapie" im Gebiet integriert sein (vgl. zur Konzeption Senf & Heuft 1995 und zur Personalbedarfsberechnung Heuft et al. 1993).

In der *zentralen Dezentralisierung* eines *gerontologischen* Zentrums beansprucht der gerontopsychosomatische Dienst keinen hegemonialen Anspruch. Es wird durch eine solche Konzeption auch keine gravierende Kostenausweitung erwartet, da im wesentlichen die Effektivität und Zusammenarbeit vorhandener Institutionen und die Qualifikation der Entscheidungsträger sowohl für die Einleitung adäquater Rehabilitationsansätze als auch der Planung ambulanter Behandlungsansätze gestärkt wird. Probeberechnungen haben ein erhebliches Einsparungspotential bei Fehlallokationen und bei der Effizienz bisher nicht sicher belegter therapeutischer Maßnahmen zeigen können. So umfaßt z.b. der Markt für Nootropika alleine in einer Stadt wie Essen nach Berechnungen der bei den Krankenkassen vorliegenden Verordnungsdaten ein Volumen von ca. 8 Mio. DM. Die Folgen von Tranquilizer- und Hypnotika-Medikationen bei dem bekannten hohen Leidensdruck funktioneller Somatisierungen im Alter mit den problematischen Rückwirkungen auf Vigilanz und selbständige Lebensführung können kaum überschätzt werden.

Im Bereich der *ambulanten Versorgung* besteht in weiten Gebieten unseres Landes zwischenzeitlich eine gute bis sehr gute ambulante fachpsychotherapeutische Versorgung zu Lasten der gesetzlichen Krankenversicherungen. Allerdings besteht sowohl für die ärztlichen wie psychologischen Fachpsychotherapeuten beider psychotherapeutischen Grundverfahren (Psychoanalyse und Verhaltenstherapie) gleichermaßen ein erheblicher Nachholbedarf in der Qualifikation alterspsychotherapeutischer Behandlungskompetenz. Wünschenswert ist eine noch weiter *verbesserte Vernetzung ambulanter und stationärer Versorgungsangebote* in der Weise, daß z.B. stationäre Kriseninterventionen auch aus laufenden ambulanten Behandlungen heraus unter Kenntnis des bisherigen Therapieverlaufs möglich werden. Dies könnte durch eine einheitliche Basisdokumenation im Rahmen von Qualitätssicherung (→ Kap. 5) unterstützt werden. Umgekehrt sollte es auch möglich werden, daß noch stationär behandlungsbedürftige Patienten bereits ambulante Vorgespräche zur Einleitung einer weiterführenden Therapie bezahlt bekommen, um den Übergang zwischen den Versorgungsbereichen zu erleichtern.

Vernetzungen sollten auch zwischen fachpsychotherapeutischen Praxen verschiedener Ausrichtung in den beiden psychotherapeutischen Grundverfahren unter Nutzung weiterer Therapiemethoden möglich werden. So würde unter Endverantwortung eines Facharztes für Psychotherapeutische Medizin auch in der ambulanten Praxis ein multimodales Therapieprogramm für die Patienten verfügbar. Ob diese qualifizierten Behandlungsprogramme schließlich auch in Kooperation mit bzw. unter Nutzung des Know-how von stationären Behandlungseinrichtungen etabliert werden, ist keine inhaltliche, sondern eine rein strukturelle (gesundheitspolitische) Entscheidung (zur Vertiefung vgl. mehrere Beiträge in Kruse 1998).

Daß ältere Patienten bei neu auftretenden psychogenen Störungen noch wenig an fachpsychotherapeutische Behandlungsmöglichkeiten denken und diese auch selber fordern, hängt mit an Sicherheit grenzender Wahrscheinlichkeit an den Sozialisationsbedingungen der heute 60jährigen und älteren Menschen. Sie sind in einer Zeit in das jüngere Erwachsenenalter eingetreten, als die oft einzige erreichbare psychosoziale Hilfe die „Fürsorgerin" war mit allen bekannten negativen Konnotationen. Die nachwachsende Generation älterer Erwachsener wird jedoch in einem beträchtlichen Ausmaß bereits Erfahrungen mit fachpsychotherapeutischen Interventionen haben und entsprechende Behandlungsangebote nachhaltig einfordern.

Im Bereich der *stationären und ambulanten Rehabilitation* erscheint die generelle Verankerung der gerontopsychosomatischen Perspektive unverzichtbar. Denn jenseits der durch den körperlichen Alternsprozeß begründeten Entwicklungsaufgaben (vgl. Kap. 2.) ist das Individuum durch zusätzliche, somatisch begründete Erkrankungen bzw. Handicaps sowohl in seiner somatischen wie psychischen Dimension für sich und auch im Zusammenspiel mit seinen Bezugspersonen (Angehörigen etc.) in hohem Maße gefordert. Im Sinne eines Screenings sollte in jedem Falle sichergestellt sein, daß ein optimaler Rehabilitationsverlauf nicht etwa durch ungelöste Fragen der Krankheitsbewältigung in Frage gestellt ist.

Zu begrüßen sind in diesem Zusammenhang auch Bemühungen, im Bereich der GKV die Etablierung von *Präventionsmaßnahmen* wieder zu ermöglichen. Es gibt gerade im Bereich der präventiven Gerontopsychosomatik als sehr erfolgreich evaluierte Präventionsmaßnahmen (z.B. zur Vorbereitung auf den Ruhestand durch die Betriebskrankenkassen (BKK)), die zeigen konnten, daß nach einer solchen dreiwöchigen stationären Prävention auch mittelfristig nach der Berentung der Gesundheitsstatus deutlich besser und die Inanspruchnahme medizinischer Behandlungsmaßnahmen signifikant geringer war im Vergleich zu denjenigen, die eine solche Maßnahme (noch) nicht erhalten konnten. Im Sinne einer Qualitätssicherung wird man zukünftig nicht unkritisch allem zustimmen können, was sich Prävention nennt, jedoch wäre es gerade im Hinblick auf die anstehenden Entwicklungsaufgaben in der zweiten Hälfte des Erwachsenenlebens sinnvoll, solche präventiven Behandlungsmodelle durch die GKV zukünftig wieder einrichten zu können.

7. Empfehlungen für die gegenwärtige gerontopsychosomatische und alterspsychotherapeutische Planung

In der Expertise sollte zu der Frage Stellung genommen werden, welche Empfehlungen sich aus den versorgungsrelevanten Entwicklungen und Konzepten für die gegenwärtige gerontopsychosomatische und alterspsychotherapeutische Planung ableiten lassen. Außerdem sollte ausgeführt werden, welche Entwicklungen in diesem Fachgebiet für die nächsten 10 bis 15 Jahre – auch unter dem Gesichtspunkt der sich verändernden Generationen alter Menschen – erwartet werden.

Abgesehen davon, daß in allen Versorgungsgebieten der Medizin durch die demographische Situation zu einem erheblichen Teil „Altersmedizin" betrieben wird, sind in den letzten Jahren vor allem internistisch-geriatrische Schwerpunkte gefördert worden. Sinnvoll wäre, wenn seitens der Gesundheitspolitik zukünftig noch mehr Wert auf die *Verknüpfung* solcher geriatrischen Schwerpunkte mit gerontopsychosomatisch-alterspsychotherapeutischer und auch gerontopsychiatrischer Kompetenz gelegt werden würde. Dabei erhebt die Gerontopsychosomatik und Alterspsychotherapie nach dem Prinzip der *dezentralen Zentralisierung* keinen hegemonialen Anspruch. Ausgehend von einer Bettenstation am Schwerpunktkrankenhaus (Fachabteilung Psychotherapeutische Medizin) kommt der Konsiliarius an das „Bett" des Patienten in der somatischen Fachabteilung (dezentraler Konsiliardienst) oder ist sogar einer entsprechenden internistisch-geriatrischen Abteilung fest zugeordent (Liaisondienst). Die Kooperation mit benachbarten gerontopsychiatrischen Schwerpunkten ist sowohl hinsichtlich stationärer wie ambulanter psychiatrischer Versorgung unabdingbar.

Das bedeutet konkret, daß in den Tagespflegesätzen solcher geriatrischer Institutionen auch ein *Budget für konsiliarische Leistungen aus dem Fachgebiet der Psychotherapeutischen Medizin* und der *Gerontopsychiatrie* enthalten sein müßte. Andernfalls werden solche (aus Sicht einer verständlicherweise einseitig kostenorientierten Organmedizin: „zusätzlichen") psychosomatisch-fachpsychotherapeutischen Untersuchungen unterlassen, obwohl es gute Daten dafür gibt, daß eine im Bedarfsfall kombinierte somatisch-psychosomatische Behandlung günstige (Langzeit-)Effekte auf die Dauer eines Krankenhaus- oder Rehabilitationsverlaufes hat. Da hier oft unterschiedliche Kostenträger angesprochen sind, bestehen derzeit leider noch große Schwierigkeiten, einen Behandlungsverlauf in seinen ambulant-stationär-ambulanten Gesamtkosten abzubilden. Die Folge ist nicht selten kurzsichtiger (oft somatischer) Aktionismus, der von der psychischen Seite nicht ausreichend flankierend stabilisiert wird. Dies trifft sowohl auf die rein somatische Behandlung funktioneller Körperstörungen, als auch auf die Probleme der Verarbeitung somatischer Störungen („Coping", Krankheitsverarbeitung) zu.

Aus dem Gesagten leitet sich zwingend die Forderung ab, die psychosomatisch-psychotherapeutische Fachkenntnis zukünftig noch fester innerhalb der Medizin zu verankern. Anstatt, wie zeitweilig im Entwurf zur Neufassung der Approbationsordnung in der letzten Legislaturperiode vorgesehen, das universitäre *Fachgebiet Psychosomatische Medizin und Psychotherapie* in seiner Eigenständigkeit ganz aufzugeben, sollte es eine breitere Verankerung im Studium erfahren, um bereits die zukünftigen Hausärzte auch mit dieser Seite wissenschaftlicher Medizin ausreichend vertraut zu machen (*Strukturqualität*). Ein Studentenunterricht in Ethik kann niemals ein Ersatz sein für das notwendigerweise differenzierte Wissen über den gezielten Einsatz fachpsychotherapeutischer Interventionen, wie es oben bezogen auf die Alterspsychotherapie referiert wurde.

In der *fachärztlichen Weiterbildung („Psychosomatische Grundversorgung")* beinahe aller ärztlichen Fachgebiete und in der *Ausbildung zum psychologischen Psychotherapeuten* sollten die Möglichkeiten der Alterspsychotherapie obligater Bestandteil des Curriculums sein.

In den bettenführenden *Abteilungen für Psychotherapeutische Medizin* an Schwerpunkt-Krankenhäusern sollten teilstationäre (tagesklinische) oder/und vollstationäre Behandlungsangebote für die Akutbehandlung auch alter Patienten vorgehalten werden. Damit wäre bei einer Fehlallokation des Patienten in einem somatischen Fachgebiet auch eine rasche Übernahme möglich. Und es könnten iatrogene Fixierungen durch überlange stationäre somatische Aufenthalte bei funktionellen Störungen vermieden werden. Sowohl für den stationären gerontopsychiatrischen wie auch den gerontopsychosomatischen Versorgungsbereich muß eine ausreichende *Strukturqualität* insbesondere hinsichtlich der qualifizierten Personalausstattung und eine ausreichende *Prozeßqualität* durch genügend lange Behandlungsdauer erreicht werden. Es macht keinen Sinn, diejenigen Patienten, die aufgrund der Schwere ihrer Symptome stationär behandelt werden müssen, mit immer weniger (qualifiziertem) Personal in immer kürzerer Behandlungsdauer unter den gleichen therapeutischen Zielsetzungen behandeln zu wollen. Die Personalverordnung in der Psychiatrie (PsychPV) stellt gerade im Psychotherapiebereich in der Gerontopsychiatrie eine völlig unzureichende Personalausstattung dar.

Darüber hinaus sollten die Kostenträger vom Gesetzgeber wieder in die Lage versetzt werden, bei älteren Menschen gezielt Programme zur *Gesundheitsförderung* („Prävention") bezahlen zu dürfen. Es gab bis zur Abschaffung der entsprechenden Paragraphen des SGB hervorragend evaluierte Modelle z.b. zur Vorbereitung auf den Ruhestand, die selbst bei katamnestischen Untersuchungen nach einem Jahr noch deutliche positive Effekte auf somatische Störungsparameter (Frequenz der Arztbesuche; Medikamentenbedarf) im Vergleichsgruppendesign nachweisen ließen. Auch hier könnte zum Schutz vor Ressourcenverschwendung das Prinzip von Qualitätssicherung und fortwährender Evaluation zwingend verankert sein.

Im Bereich der *Pflegeversicherung* ist zu Recht zu beklagen, daß die psychiatrisch-psychotherapeutische Versorgung alter Menschen in Institutionen hinsichtlich ihres Personalbedarfs beinahe völlig zu Lasten eines somatischen Pflegeverständnisses „vergessen" worden ist. Pflegeeinrichtungen müssen auch zukünftig in der Lage sein, gezielte Programme zur Tagesaktivierung, zur Orientierung, zum Kommunikationsverhalten etc. bei chronisch psychisch erkrankten Menschen zu Lasten der Pflegeversicherung („Einstufung der zu Pflegenden") anbieten zu können.

Für *die nächsten 10 bis 15 Jahre* wird bei der Inanspruchnahme der nachwachsenden Altersgeneration ein grundlegender Wandel erwartet. Heute denken angesichts akuter psychogener Symptombildungen bei über 60jährigen Menschen die Ärzte noch viel zu selten an die Möglichkeiten einer psychosomatisch-psychotherapeutischen Intervention – und die Betroffenen fordern eine solche Behandlungsmöglichkeit noch viel zu selten ihrerseits aktiv ein. Es muß begründet davon ausgegangen werden, daß diejenigen, die jetzt 60 Jahre und älter sind, in einem Umfeld ihre Erfahrungen als junge Erwachsene gemacht haben, in dem es neben traditioneller psychiatrischer Behandlung nur die „Fürsorgerin" gab – und wenn man diese benötigte, hatte man sozial „versagt" und lief das Risiko, diskriminiert zu werden.

Da wir heute die Erfahrung machen, daß vor allem in den größeren Städten Menschen aller Sozial- bzw. Bildungsschichten gezielt nach Fachpsychotherapie suchen, wenn sie unter entsprechenden Störungen leiden, werden wir in dem angesprochenen zukünftigen Zeitraum mit einer Bevölkerung zu rechnen haben, die *auch im späteren Erwachsenenalter aktiv solche Behandlungsmöglichkeiten* aufsuchen wird.

Da eine *wissenschaftlich fundierte Fachpsychotherapie, die Teil der medizinischen Versorgung der Bevölkerung* ist, sich nicht von den übrigen Entwicklungen in der Medizin abkoppeln kann, sind Aspekte von Patientenorientierung (Stichwort: „Therapieziele") und Qualitätssicherung auch für die psychotherapeutischen Behandlungen alter Menschen zukünftig wesentlicher Bestandteil des Arbeitsbündnisses. Für ein von den Fachgesellschaften breit getragenes Qualitätsmanagement-Programm gibt es derzeit in Modellprojekten erprobte Konzepte, die auch für die Alterspsychotherapie einsetzbar sind. Dies ist deswegen besonders wichtig, weil auf diesem Wege (durch den Vergleich verschiedener Alterskohorten) eine weitere Aufklärung über die Besonderheiten psychotherapeutischer Interventionen bei alten Menschen gewonnen werden kann. So werden wir zukünftig noch besser wissen, mit welchen Störungen Menschen im siebten oder achten Lebensjahrzehnt – im Vergleich zu jüngeren Erwachsenen – in Behandlung kommen, welche spezifizierte Behandlung und wieviel Psychotherapie („Methode" und „Dosis"; *Prozeßqualität*) sie für welches Therapieziel („Outcome"; *Ergebnisqualität*) benötigen.

Weiterhin ist damit zu rechen, daß die Anbieter fachpsychotherapeutischer Leistungen auch seitens der Patienten unter einer zunehmenden Kontrolle stehen werden. Dies wird im Einzelfall bis zu juristischen Auseinandersetzungen über die eingesetzte Therapiemethode bzw. die erwartbare Aufklärung vor Beginn einer Behandlung gehen können. Denkbar ist auch, daß „aufgeklärte" Patienten sich nach eigenem Literaturstudium („Leitlinien" im Internet) mit justitiablen Ansprüchen an ihre Hausärzte wenden, wenn ihnen zukünftig nicht auch die Möglichkeiten einer adäquaten Fachpsychotherapie genannt worden sind. Hier gilt es insbesondere auch bei älteren Menschen, nicht alleine wegen des „fortgeschrittenen" Lebensalters von einer Indikationsstellung abzusehen. *Lebensaltersbezogene Rationierungen sind durch die Ergebnisse zur Wirksamkeit von Alterspsychotherapie auf dem Hintergrund unseres Gesundheitswesens in keiner Weise zu rechtfertigen.*

Es bedarf keiner „neuen" oder „anderen" Psychotherapie für Menschen in der zweiten Hälfte der Erwachsenenlebens – weder aus psychoanalytischer noch aus kognitiv-behavioraler Sicht. Notwendig ist eine *erfahrungsgestützte Kenntnis der altersspezifischen Modifikationen der Behandlungstechnik in den jeweiligen psychotherapeutischen Grundverfahren* und eine *fundierte Befähigung zur Erarbeitung einer differentiellen Therapieindikation* mit dem Patienten. Dazu gehört insbesondere das Wissen um lebensphasenspezifische somatische Besonderheiten und Entwicklungen sowie um intrapsychische Entwicklungsprozesse über den gesamten Lebenslauf. Erst die Kenntnis dieser somatischen wie psychischen Zusammenhänge erlauben es, den Betreffenden in seinem individuellen Anliegen richtig zu verstehen.

Wünschenswert ist eine noch weiter *verbesserte Vernetzung ambulanter und stationärer Versorgungsangebote*. Dies könnte durch eine einheitliche Basisdokumenation im Rahmen von Qualitätssicherung (→ Kap. 5) unterstützt werden. Dies sollte auch zwischen fachpsychotherapeutischen Praxen verschiedener Ausrichtung in den beiden psychotherapeutischen Grundverfahren unter Nutzung weiterer Therapiemethoden möglich werden. So würde unter Endverantwortung eines Facharztes für Psychotherapeutische Medizin auch in der ambulanten Praxis ein multimodales Therapieprogramm für die

Patienten verfügbar. Ob diese qualifizierten Behandlungsprogramme schließlich auch in Kooperation mit bzw. unter Nutzung des Know-how von stationären Behandlungseinrichtungen etabliert werden, ist keine inhaltliche, sondern eine rein strukturelle (gesundheitspolitische) Entscheidung

Der ältere Mensch hat ein Recht darauf, daß diese somatischen wie psychischen Kenntnisse unter Berücksichtigung einer zunehmenden Variabilität über den Lebenslauf beim Diagnostiker bzw. Behandler vorhanden sind. Jenseits einer ethischen Dimension dieser Verpflichtung wird es für alle Generationen einen – letztlich nicht nur ökonomischen – Gewinn bedeuten, wenn auch die zweite Hälfte des Erwachsenenlebens unter den differenten anstehenden Entwicklungsaufgaben begriffen und damit gestaltbar erlebt werden kann.

8. Literatur

Abraham K (1919) Zur Prognose psychoanalytischer Behandlungen in vorgeschrittenem Lebensalter. Int Z Psychoanal 6: 113-117

Abraham IL, Neundorfer MM, Currie LJ (1992) Effects of group interventions on cognition and depression in nursing home residents. Nursing Research 41: 196-202

Abramson LY, Seligman MEP, Teasdale JD (1978) Learned helplessness in humans: Critique and reformulation. J Abnorm Psychol 87: 49-74

Aktion psychisch Kranke, Bundesministerium für Jugend, Familie, Frauen und Gesundheit (1988) Empfehlungen der Expertenkommission der Bundesregierung zur Reform der Versorgung im psychiatrischen und psychotherapeutisch/psychosomatischen Bereich. Bonn

Altholz JAS (1978) Group psychotherapy with the elderly. In: Burnside I (ed) Working with the elderly: group process and techniques. Duxbury, New York, pp 248-261

Arbeitskreis zur Operationalisierung Psychodynamischer Diagnostik (Hrsg) (1996) Operationalisierte Psychodynamische Diagnostik (OPD). Huber, Bern (2. korr. Auflage 1998)

Arean P, Miranda J (1996) The treatment of depression in elderly primary care patiens: a naturalistic study. Journal of Clinical Geropsychology 2: 153-160

Ashton D (1993) Therapeutic use of reminiscence with the elderly. British Journal of Nursing 2: 896-898

Avis NE, McKinlay SM (1991) A longitudinal analysis of women's attitudes towards the menopause: results from Massachusetts Women's Health Study. Maturitas 13: 65-79

Baker FM (1984) Group psychotherapy with patients over fifty: an adult development approach. Journal of Geriatric Psychiatry 17: 79-107

Baltes MM (1988) The etiology and maintenance of dependency in the elderly: three phases of operant research. Behavior Ther 19: 301-319

Banks ME, Ackermann RJ, Clark E (1986) Elderly women in family therapy. Women and therapy 5: 107-116

Barnes GS (1990) Cognitive-behavior therapy and desired-control with depressed eldery adults. Dissertation Abstracts International 51: 2051

Bauer J, Qualmann J, Bauer H (1995) Psychosomatische Aspekte bei der Alzheimer-Demenz und bei vaskulären Demenzformen. In: Heuft G, Kruse A, Nehen HG,

Radebold H (Hrsg) Interdisziplinäre Gerontopsychosomatik. MMV Medizin, München, S 214-228

Baumann J (1994) Körperbezogene Gruppenpsychotherapie in der 2. Lebenshälfte. PPmP Psychother Psychosom med Psychol 44: 337-345

Bauriedl T (1980 Beziehungsanalyse. Suhrkamp, Frankfurt

Bayen UJ, Haag G (1996) Verhaltensmedizinische Konzepte bei Älteren. Deutscher Ärzteverlag, Köln

Berezin MA (1977) Normal psychology of the aging process, revisited. J Geriatr Psychiatry 10: 9-26

Berger M, Gaebel W (1997) Qualitätssicherung in der Psychiatrie. Springer, Berlin

Berger MM, Berger LF (1973) Psychogeriatrische Gruppenbehandlungen. In: Sager CJ, Kaplan HS (Hrsg) Handbuch der Ehe-, Familien- und Gruppentherapie, Bd 3. Kindler, München, S 931-950

Berger RM, Rose SD (1977) Interpersonal skill training with institutionalized elderly patients. J Gerontol 32: 346-353

Berlatzky MN (1962) Some aspects of the marital problems of the elderly. Soc Casework 43: 233-237

Beutler LE, Scogin F, Kirkish P et al (1987) Group cognitive psychotherapy and alprazolam in the treatment of depression of older adults. J Cons Clin Psychol 55: 550-556

Bircher M (1982) Möglichkeiten und Erfahrungen in der Arbeit mit älteren Paaren und Familien in der Geriatrie und Gerontopsychiatrie. In: Radebold H, Schlesinger-Kipp G (Hrsg) Familien- und paartherapeutische Hilfen bei älteren und alten Menschen. Vandenhoeck & Ruprecht, Göttingen, S 96-117

Bircher M, Six P, Steiner-König U, Keller W (1979) Gruppenpsychotherapie mit Patienten im höheren und hohen Lebensalter – Erfahrungen an einer geriatrischen Klinik. Gruppenpsychother Gruppendynamik 14: 326-347

Bircher M, Six P, Steiner-König U, Keller W (1983) Gruppenpsychotherapie mit Patienten im höheren und hohen Lebensalter – Erfahrungen an einer geriatrischen Klinik. In: Radebold H (1983) Gruppenpsychotherapie im Alter. Vandenhoeck & Ruprecht, Göttingen, S 75-76

Bircher-Beck LM (1983) Kurzpsychotherapie mit psychogeriatrischen Patientengruppen. In: Radebold H (Hrsg) Gruppenpsychotherapie im Alter. Vandenhoeck & Ruprecht, Göttingen, S 86-97

Boche U (1983) Eine Gesprächsgruppe mit psychischen kranken Menschen im Rahmen einer gerontopsychiatrischen Poliklinik. In: Radebold H (1983) (Hrsg) Gruppenpsychotherapie im Alter. Vandenhoeck & Ruprecht, Göttingen, S 91-97

Brähler E, Unger U (1994) Sexuelle Aktivität im höheren Lebensalter im Kontext von Geschlecht, Familienstand und Persönlichkeitsaspekten – Ergebnisse einer repräsenta- tiven Befragung. Z Gerontol 27: 110-115

Brähler E, Scheer J (1983) Der Gießener Beschwerdebogen (GBB) – Handbuch. Huber, Bern

Brandtstädter J, Renner G (1990) Tenacious goal persuit and flexible goal adjustment – Explication and age-related analysis of assimilative and accomodative strategies of coping. Psychology and Aging 8: 58-67

Broda M, Dahlbender RW, Schmidt J, Rad v M, Schors R (1993a) DKPM-Basisdokumentation. Eine einheitliche Basisdokumentation für die stationäre Psychosomatik und Psychotherapie. Psychother Psychosom med Psychol 43: 214-218

Broda M, Dahlbender RW, Schmidt J, Rad v M, Schors R (1993b) DKPM-Basisdokumentation. Stationäre Psychosomatik und Psychotherapie. Psychother Psychosom med Psychol 43: 219-223

Brok AJ (1997) A modified cognitive-behavioral approach to group therapy with the elderly. Group 21: 115-135

Bundesärztekammer (Hrsg) (1995) Musterweiterbildungsordnung. Köln

Bundesärztekammer (Hrsg) (1998) Gesundheit im Alter. Dt Ärzteverlag, Köln

Burckhardt CS (1987) The effect of Therapy on the health of the elderly. Res Nurs Health 10: 277-285

Burner M (1970) L'abord psychothérapique du malade âgè. Fortbildungskurse Schweiz Ges Psych., vol 3. Karger, Basel New York, S 61-75

Burnside IM (1978) Working with the elderly; group process and techniques. Dusbury New York, pp 61-75

Butler RN (1963) The life review: an interpretation of reminiscence in the aged. Psychiatry 26: 65-76

Butler RN (1974a) Successful aging and the role of the life review. J Am Ger Soc 22: 529-535

Butler RN (1974b) Successful Aging. Mental Hygiene 58: 6-12

Butler RN, Lewis MI (1977) Aging and mental health: positive psychological approaches. Mosby, St. Louis, MO

Caspar FM, Grawe K (1982) Analyse des Interaktionsverhaltens als Grundlage der Problemanalyse und Therapieplanung. Forschungsberichte des Psychologischen Instituts der Universität Bern

Church M (1983) Psychological therapy with the elderly people. Bull Brit Psychol Soc 36: 110-112

Cierpka M (Hrsg) (1996) Handbuch der Familiendiagnostik. Springer, Berlin Heidelberg New York

Ciompi L (1988) Außenwelt, Innenwelt: die Entstehung von Zeit, Raum und psychischen Strukturen. Vandenhoeck & Ruprecht, Göttingen

Cohn BR (1988) Keeping the group alife: dealing with resistance in a long-term group of psychotic patients. Int J Group Psychother 38: 319-335

Colarusso CA, Nemiroff RA (1987) Clinical implications of adult developmental theory. Am J Psychiatry 144: 1263-1270

Coleman PG (1974) Measuring reminiscence characteristics from conversation as adaptive features of old age. Int J Aging Hum Dev 5: 281-294

Collins RW, Plaska T (1975) Mowrer's conditioning treatment for enuresis applied to geriatric residents of a nursing home. Behavior Therapy 6: 632

Cooper B, Sosna U (1983) Psychische Erkrankungen in der Altenbevölkerung. Nervenarzt 54: 239-249

Cooper DE (1984) Group psychotherapy with the eldery: dealing with loss and death. Am J Psychother 38: 203-214

Cording C, Gaebel W, Spengler A, Stieglitz RD, Geiselhart H, John U, Netzold DW, Schönell H (1995) Die neue psychiatrische Basisdokumentation. Eine Empfehlung der DGPPN zur Qualitätssicherung im (teil-)stationären Bereich. Spektrum 24: 3-38

Crose R, Duffy M (1988) Separations as a therapeutic strategy in marital therapy with older couples. Clin Gerontologist 8: 71-73

Deutsch H (1925) Psychoanalyse der weiblichen Sexualfunktionen. Internationaler Psychoanalytischer Verlag, Wien

Deutscher Bundestag (1975) Bericht zur Lage der Psychiatrie in der Bundesrepublik Deutschland – Zur psychiatrischen und psychotherapeutisch-psychosomatischen Versorgung der Bevölkerung, BT-Drucksache 7/4200

Diagnostisches und Statistisches Manual Psychischer Störungen DSM-IV (1996) Saß H, Wittichen H-U, Zaudig M (Hrsg) Hogrefe, Göttingen Bern Toronto Seattle

Dilling H, Balck F, Bosch G et al (1982) Die psychiatrische Basisdokumentation. Spektrum der Psychiatrie und Nervenheilkunde 11: 147-160

Dobson KS (1989) A meta-analysis of the efficacy of cognitive therapy for depression. J Cons Clin Psychol 57: 414-419

Donabedian A (1996) Evaluating the quality of Medical care. Milbank Memorial Fund Quarterly 44: 166-203

Donat K (1996) Prävention von Herz-Kreislauf-Erkrankungen im Alter – was ist noch sinnvoll? Z Gerontol Geriat 29: 280-294

Dorman H, Mitchell H (1970) Preferences for older versus younger counselers among a group of elderly persons. J Counseling Psychol 26: 514-518

DSM-III-R (1989) American Psychiatric Association

DSM-IV (1996) American Psychiatric Association

Duetsch CB, Kramer N (1977) Outpatient group psychotherapy for the elderly; an alternative to institutionalization. Hosp Comm Psych 28: 440-442

Ellis A (1970) The essence of rational psychotherapy. Institute for Rational Living, New York

Ellis A (1990) Treating the widowed client with Rational-Emotive Therapy (RET). Psychother Patient 6: 105-111

Emery G (1981) Cognitive therapy with the elderly. In: Emery G, Hollon S, Bedrosian R (eds) New directions in cognitive therapy. Guilford, New York, S 84-98

Epting FR (1984) Personal construct counseling and psychotherapy. Wiley, New York

Erikson EH (1956) The problem of ego identity. J Am Psychoanal Assoc 4: 56-121

Erikson EH (1982) The life cycle completed. Norton, New York London

Erle JB (1979) An approach to the study of analyzability and analysis: the course of forty consecutive cases selected for supervised psychoanalysis. Psychoanal Q 48: 198-228

Erle JB, Goldberg DA (1984) Observations on assessment of analyzability by experienced analysts: report on 160 cases. J Am Psychoanal Assoc 32: 715-737

Evans RL, Jaureguy BM (1981) Group therapy by phone: a cognitive behavioral program for visually impaired elderly. Soc Work Health Care 7: 79-90

Evans RL, Jaureguy BM (1982) Phone therapy outreach for blind elderly. Gerontologist 22: 32-35

Evans RL, Smith KM, Werkhoven WS, Fox HR, Pritzl DO (1986) Cognitive telephone group therapy with physically disabled persons. Gerontologist 26: 8-11

Ferenczi S (1921) A contribution to the understanding of psychoneurosis of the age of involution. Basic Books, New York

Ferenczi S (1922) Beitrag zum Verständnis der Psychoneurosen des Rückbildungsalters. In: Bausteine zur Psychanalyse. Huber, Bern Stuttgart, Bd 3, S 180-188

Fichter MM (1990) Verlauf psychischer Erkrankungen in der Bevölkerung. Springer, Berlin Heidelberg New York

Folsom JC, Taulbee LR (1966) Reality orientation for geriatric patients. J Hosp Commun Psychiat 17: 133 – 135

Franklin GS, Kaufman KS (1982) Group psychotherapy for eldery female Hispanic outpatients. Hosp Community Psych 33: 385-387

Freedman AM (1986) Psychosoziale und psychotherapeutische Maßnahmen bei älteren depressiven Patienten. In: Kielholz P, Adams C (Hrsg) Der Alte Mensch als Patient. Deutscher Ärzte-Verlag, Köln

Freud A (1963) The concept of developmental lines. Psychoanalytic study of child 18: 245-265

Freud S (1903) Die Freudsche psychoanalytische Methode. GW V, S 1-10

Freud S (1905) Drei Abhandlungen zur Sexualtheorie. GW V, S 27-145

Freud S (1918) Aus der Geschichte einer infantilen Neurose. GW XII, S 27-157

Freud S (1923) Das Ich und das Es. GW XIII, S 237-289

Freund AM (1995) Die Selbstdefinition des alten Menschen. Studien und Berichte des Max-Planck- Instituts für Bildungsforschung Berlin, Bd 61. Edition Sigma, Berlin

Fritzsche K, Stein B, Herzog T, Dornberg M, Heiß HW, die ECLW (1995) Krankheiten im Altern aus Sicht des psychosomatischen Konsildienstes. In: Heuft G, Kruse A, Nehen HG, Radebold H (Hrsg) Interdisziplinäre Gerontopsychosomatik . MMV Medizin Verlag, München, S 135-149

Fuchs T (1992) Erinnerungstherapie im Alter. PPmP Psychother Psychosom med Psychol 42: 308-314

Fulop G, Strain J, Vita J, Hammer JS, Lyons JS (1987) Impact of Psychiatric Comorbidity on Length of Hospital Stay for Medical/Surgical Patients: A Preliminary Report. Am J Psychiat 144: 878-882

Fry PS (1984) Cognitive training and cognitive-behavioral variables in the treatment of depression in the elderly. Clinical Gerontologist 3: 25-45

Gafner G (1987) Engaging the eldery couple in marital therapy. Am J Fam Ther 15: 305-315

Gallagher DE, Thompson LW (1981) Depression in the elderly: a behavioral treatment manual University of Southern California Press, Los Angeles

Garfinkel R (1979) Brief behavior therapy with an elderly patient. A case study. J Geriatr Psychiatry 12: 101-109

Gauthier J, Marshall WL (1977) Grief: a cognitive behavioral analysis. Cognitive Ther Res 1: 39-44

Gee H (1991) Effects of group treatment on interpersonal behavior of elderly clients with dementia. Australian Occupational Therapy Journal 38: 63-67

Gilleard C, Lieberman S, Peeler R (1992) Family therapy for older adults: a survey of professionals' attitudes. Journal of Family Therapy 14: 413-422

Gilewski MJ, Kuppinger J, Zarit SH (1985) The aging marital system; a case study in life changes and paradoxical intervention. Clinical Gerontologist 3: 3-15

Glass RJ, Mulvihill MN, Smith H, Peto R et al. (1978) The 4 Score: An Index for Predicting a Patient's Nonmedical Hospital Days. Am J Public Health 67 (8), 751-755

Goldstein SE (1979) Depression in the elderly. J Am Geriatr Soc 27: 38-42

Grant RW, Casey DA (1995) Adapting Cognitive Behavioral Therapy for the Frail Eldery. International Psychogeriatrics 7: 561-571

Grawe K, Donati R, Bernauer F (1994) Psychotherapie im Wandel – Von der Konfession zur Profession. Hogrefe, Göttingen (3. Aufl)

Greene RR (1989) A life systems approach to understanding parentchild relationships in aging families. J Psychother Fam 5: 57-69

Groen J (1982) Psychosomatic aspects of aging. In: Groen J (ed) Clinical research in the psychosomatic medicine. Van Grokum, Assen

Gutmann D (1976) Indiviudal adaptation in the middle years: development issues in the masculine midlife-crisis. J Geriatr Psychiatry 9: 41-59

Haag G, Bayen UJ (1996) Verhaltenstherapie. In: Senf W, Broda M (Hrsg): Praxis der Psychotherapie. Thieme, Stuttgart New York, S 458-461

Haag G, Noll P (1996) Realitätsorientierungstraining. In: Linden M, Hautzinger M (Hrsg) Verhaltenstherapie. Techniken, Einzelverfahren und Behandlungsanleitungen. Springer, Berlin Heidelberg New York, 3. Aufl, S 256-259

Häfner H (1986) Psychische Gesundheit im Alter. Fischer, Stuttgart New York

Häfner H, Wertheimer J (1996) Psychiatry of the elderly. Consensus Statement. European Archives of Psychiatry and Clinical Neuroscience 246: 239-332

Häussler B (1995) Vom Qualitätszirkel niedergelassener Ärzte zum Qualitätsmanagement in der Arzt- praxis. Zur Entwicklung der Qualitätssicherung in der ambulanten medizinischen Versorgung. Arbeit und Sozialpolitik, S 36

Haight BK, Hendrix S (1995) An integrated review of reminiscence. In: Haight BK, Webster JD (Hrsg) The art and science of reminiscing. Taylor & Francis, Washington DC USA, S 3-21

Hamburger D, Bibring G, Fisher C, Stanton A, Wallerstein R, Weinstock H, Haggard E (1967) Report of the ad hoc committee on central fact gathering data of the American Psychoanalytic Association. J Am Psychoanal Assoc 15: 841-861

Hansen S (1997) Erinnerungen – ein Weg zur Gegenwart. Musiktherapie mit alten, chronisch kranken Menschen. Musiktherapeutische Umschau 18: 94-102

Hanser SB, Thompson LW (1994) Effects of a Music Therapy Strategy on depressed older adults. Journal of Gerontology 49: P265-P269

Hartmann H (1939) Ich-Psychologie und Anpassungsproblem. Klett, Stuttgart. (deutsch 1960) Klett, Stuttgart

Haug HJ, Stieglitz RD (1995) Qualitätssicherung in der Psychiatrie. Enke, Stuttgart

Hautzinger M (1992) Kognitive Verhaltenstherapie bei depressiven älteren Menschen: erste Erfahrungen und Ergebnisse. Z Gerontol 25: 369-372

Hautzinger M (1992) Verhaltenstherapie bei Depression im Alter. Verhaltenstherapie 2: 217-221

Herzog T, Scheidt C (1991) Zur Wirksamkeit psychiatrischer und psychosomatischer Konsil-/ Liaisondienste am Allgemeinkrankenhaus. Spekt Psychiat Nervenheilk 20: 146-50

Heuft G (1990a) Bedarf es eines Konzepts der Eigenübertragung? Forum Psychoanal 6: 299-315

Heuft G (1990b) Zukünftige Forschungsperspektiven einer psychoanalytischen Geronto- Psychosomatik – Persönlichkeit und Alternsprozeß. Z Gerontol 23, 262-266

Heuft G (1993) Psychoanalytische Gerontopsychosomatik – Zur Genese und differentiellen Therapieindikation akuter funktioneller Somatisierungen im Alter. Psychother Psychosom med Psychol 43: 46-54

Heuft G (1994) Persönlichkeitsentwicklung im Alter – ein Entwicklungsparadigma. Z Gerontol 27: 116-121

Heuft G, Haag G, Bayen UJ (1999) Alte Menschen. Psychoanalytische Psychotherapie und Verhaltenstherapie. In: Senf W, Broda M (Hrsg) Praxis der Psychotherapie. Thieme, Stuttgart (2. Aufl) (im Druck)

Heuft G, Herpertz S (1993) Stationäre Psychotherapie im Alter – fokaltherapeutische Behandlung einer 68jährigen Patientin mit Zwangssymptomen. Prax Psychother Psychosom 38: 227-237

Heuft G, Hoffmann SO, Mans EJ, Mentzos S, Schüßler G (1997a) Das Konzept des Aktualkonfliktes und seine Bedeutung für die Therapie. Zschr psychosom Med 43: 1-14.

Heuft G, Kruse A, Lohmann R, Senf W (1995) Psychosomatische Aspekte des Schmerzerlebens im Alter – Ergebnisse aus der ELDERMEN-Studie. Z Gerontol Geriat 28: 349-357

Heuft G, Kruse A, Radebold H (2000) Lehrbuch der Gerontopsychosomatik und Alterspsychotherapie. UTB-Lehrbuch. Reinhardt, München

Heuft G, Lohmann R, Schneider G (1996) Alter und Sexualität. Gynäkologe 29: 375-381

Heuft G, Marschner C (1994) Psychotherapeutische Behandlung im Alter – state of the art. Psychotherapeut 39: 205-219

Heuft G, Nehen HG, Haseke J, Gastpar M, Paulus HJ, Senf W (1997b) Früh- und Differentialdiagnose von 1000 in einer Memory Clinic untersuchten Patienten. Nervenarzt 68: 259-269

Heuft G, Senf W (1992) Stationäre fokaltherapeutische Behandlung Älterer – Konzeption und erste Ergebnisse. Z Gerontol 25: 380-385

Heuft G, Senf W (1998) Praxis der Qualitätssicherung in der Psychotherapie. Das Manual zur Psy-BaDo. Thieme, Stuttgart

Heuft G, Senf W, Janssen PL, Lamprecht F, Meermann R (1995) Praktikabilitätsstudie zur qualita- tiven und quantitativen Ergebnisdokumentation stationärer Psychotherapie. Psychother Psychosom med Psychol 45: 303-309

Heuft G, Senf W, Janssen PL, Pontzen W, Streeck U (1993) Personalanhaltszahlen in psycho- therapeutischen und psychosomatischen Krankenhäusern und Abteilungen der Regelver- sorgung. Psychother Psychosom med Psychol 43: 262-270

Hewett LJ, Asamen JK, Hedgespeth J, Dietch JT (1991) Group Reminiscence with Nursing Home Residents. Clinical Gerontologist 10: 69-72

Hiatt H (1971) Dynamic psychotherapy with the aging patient. Am J Psychother 25: 591-600

Hiatt H (1972) Dynamic psychotherapy of the aged. Curr Psychiatr Ther 12: 224-229

Hildebrand HP (1982) Psychotherapy with older patients. Br J Med Psychol 55: 19-28

Hirsch RD (1991) Lernen ist immer möglich. Reinhardt, München

Hirsch RD, Bruder J, Radebold H, Schneider HK (Hrsg) (1992) Multimorbidität im Alter. Huber, Bern Göttingen Toronto

Hirsch RD (1995) Autogenes Training. In: Jovic NI, Uchtenhagen A (Hrsg): Psychotherapie und Altern. Fachverlag AG, Zürich, S 163-176
Høeg P (1995) Der Plan von der Abschaffung des Dunkels. Hauserverlag, München
Hoffmann H (1998) Qualitätssicherung im Krankenhaus. Das Krankenhaus 2: 43-46
Hoffmann SO (1994) Charakter und Neurose. Suhrkamp, Frankfurt
Hollingshead AB, Redlich FC (1958) Social class and mental illness. New York
Holtermann K (1997) Musiktherapie aus der Sichtweise der Gerontopsychiatrie. Eine Darstellung anhand ausgewählter Literatur. Musiktherapeutische Umschau 18: 150-157
Holzwarth U (1985) 5 Jahre Gruppenpsychotherapie mit paranoiden Senioren. Gruppenpsychother Gruppendynamik 21: 15-24
Holzwarth U (1988) Gruppenpsychotherapie mit paranoiden Senioren. Gruppenpsychother Gruppendynamik 24: 344-353
Hoyer WJ (1973) Application of operant techniques to the modifikation of elderly behavior. Gerontologist 13: 18-22
Huddleston R (1989) Drama with elderly people. British J of Occupational Therapy 52: 298-300
Hughes CP (1991) Community psychiatric nursing and the depressed elderly: a case for using cognitive therapy. Journal of Advanced Nursing 16: 565-572
Iljine VN (1909) Improvisiertes Theaterspiel zur Behandlung von Gemütsleiden. Teatralny Kurier. Beilage, Kiew
Janssen PL, Franz M, Herzog T, Heuft G, Paar G, Schneider W (1999) Psychotherapeutische Medizin. Standortbestimmung zur Differenzierung der Versorgung psychisch und psychosomatisch Kranker. Schattauer, Stuttgart New York
Jarvik LF, Mintz J, Steuer J et al (1982) Treating geriatric depression: A 26 Week interim analysis. J Am Ger Soc 30: 713-717
Jaster HJ (1997) Qualitätssicherung in der Medizin. In: Jaster HJ (Hrsg) Qualitätssicherung im Gesundheitswesen. Thieme, Stuttgart, S 45-59
Jelliffee SE (1925) The old age factor in psychoanalytical therapy. Med J Rec: 7-12
Johannsen J (1992) Systemische Therapie mit Älteren. In: Hirsch RD, Bruder J, Radebold H, Schneider HK (Hrsg) Multimorbidität im Alter. Herausforderung für die Psychotherapie. Huber, Bern, S 118-128
Jung A, Köhn FM, Haidl G, Schill WB (1995) Der Alterungsprozeß des Mannes aus andrologischer Sicht. In: Heuft G, Kruse A, Nehen HG, Radebold H (Hrsg): Interdisziplinäre Gerontopsychosomatik. MMV-Medizin, München, S 107-119
Junkers G (1981) Verhaltenstherapie mit älteren Menschen. Z Gerontol 14: 4-21
Kahana RJ (1979) Strategies of dynamic psychotherapy with a wide range of older individuals. J Geriatr Psychiatry 12: 71-100
Kanfer F, Reinecker H, Schmelzer D (1991) Selbstmanagement-Therapie. Springer, Berlin.
Kantrowitz JL, Katz AL, Paolitto F (1990a) Follow up of psychoanalysis five to ten years after termination: I. Stability of change. J Am Psychoanal Assoc 38: 471-496
Kantrowitz LJ, Katz Al, Paolitto F (1990b) Follow up of psychoanalysis five to ten years after termination: II. Development of the self-analytic function. J Am Psychoanal Assoc 38: 636-654

Karlbauer-Helgenberger F, Zulley J, Buttner P (1996) Altersprobleme. In: Margraf J (Hrsg) Lehrbuch der Verhaltenstherapie, Bd 2. Springer, Berlin Heidelberg New York, S 415-447
Kelly GA (1955) The psychology of personal constructs vol 1,2, Norton, New York
Kemper J (1991) Die Sohn-Tochter-Übertragung in der tiefenpsychologisch orientierten Gruppen- therapie Alternder. Gruppenpsychother Gruppendynamik 27: 377-388
Kernberg OF, Burstein E, Coyne L, Appelbaum A, Horwitz L, Voth H (1972) Psychotherapy and psychoanalysis: Final report of the Menninger Foundation Psychotherapy Research Project. Bull Menninger Clin 36: 3-275
Kiernat JM (1979) The use of life review activity with confused nursing home residents. Am J Occup Ther 33: 306-310
Kirshner LA (1988) A model of time-limited treatment for the older patients. J Geriatr Psychiatry 21: 155-168
Kirusek TJ, Sherman RE (1968) Goal-attainment-scaling: a general method for evaluating compre- hensive Community Mental Health Programs. Community Ment Health J 4: 443-453
Kitzinger H (1980) The value of widows' groups and emeritus classes. In: Sargent I, Stansfeld S (eds) Nontraditional therapy and counseling with the aging. Springer, New York, pp 30-42
Klein H (1960) A study of changes occuring in patients during and after psychoanalytic treatment. In: Hoch P & Zubin J (ed) Current Approaches to Psychoanalysis. Grune & Stratton, New York, pp 151-175
Kleining C, Moore H (1968) Soziale Selbsteinstufung (SSE) – ein Instrument zur Messung sozialer Schichten. Kölner Zeitschr Soziol Sozialpsychol 20: 502-552
Knapp P (1960) Discussion of criteria for analyzability. In: Criteria for Analyzability, Panel, S Guttman, reporter. J Am Psychoanal Assoc 8: 141-151
Knight B (1988) Factors influencing therapist-rated change in older adults. J Gerontol 43: 111-112
Koder DA, Brodaty H, Anstey KJ (1996) Review – Cognitive Therapy for Depression in the Elderly. Int J of Ger Psychiatry 11: 97-107
Kohut H (1973) Narzißmus. Eine Theorie der Behandlung narzißtischer Persönlichkeitsstörungen. Suhrkamp, Frankfurt am Main
Kordy H (1992) Qualitätssicherung: Reiz- und Modewort. Zsch Psychosom Med 38: 299-309
Krasner JD (1971) Analytische Gruppenpsychotherapie mit älteren Menschen. In: Schill S (Hrsg) Psychoanalytische Therapie in Gruppen. Klett, Stuttgart, S 340-381
Kruse A (1987) Kompetenz bei chronischer Krankheit im Alter. Z Gerontol 20: 355-366
Kruse A (Hrsg) (1998) Psychosoziale Gerontologie, Bd 2: Intervention. Hogrefe, Göttingen
Lamprecht F (1990) Plädoyer für eine Geronto-Psychosomatik. Psycho 16: 900-908
Lawton MP (1975) The Philadelphia Geriatric Center Moral Scale: A revision. Journal of Gerontology 30: 85-89
Lehr U (1977) Psychologie des Alterns. Quelle & Meyer, Heidelberg
Lehr U (1978) Seniorinnen – zur Situation älterer Frauen. Steinkopff, Darmstadt
Lehr U (Hrsg) (1983) Altern – Tatsachen und Perspektiven. Bouvier Bonn

Lehr U, Dreher D (1969) Determinants of attitudes toward retirement. In: Havighurst R, Munnichs B (eds) Adjustment to retirement. A Cross-national study, Assen, pp 116-137

Lehr U, Thomae H (Hrsg) (1987) Formen seelischen Alterns. Ergebnisse der Bonner Gerontologischen Längsschnittstudie. Enke, Stuttgart

Leszcz M (1990) Towards an integrated model of group psychotherapy with the elderly. International Journal Group Psychotherapy 40: 379-399

Leszcz M (1991) Group therapy. In: Sadavoy J, Lazarus LW (eds) Comprehensive review of geriatric psychiatry. American Psychiatric Press, Washington DC, pp 527-546

Levitan SJ, Kornfeld DS (1981) Clinical and Cost Benefits of Liaison Psychiatry. Am J Psychiat 138 (7): 90-93

Lewis M, Butler R (1974) Life Review therapy: putting memories to work in individual and in group psychotherapy. Geriatrics 29: 165-173

Lindell AR (1978) Group therapy for the institutionalized aged. Issues. Ment Health Nurs: 76-86

Linden ME (1953) Group psychotherapy with institutionalized senile women: Study in gerontological human relations. Internat J Group Psychother 3: 150-170

Linden ME (1954) The significance of dual leadership in gerontologic group psychotherapy. Internat J Group Psychother 4: 262-273

Linden M, Förster R, Oel M et al (1993) Verhaltenstherapie in der kassenärztlichen Versorgung. Eine versorgungsepidemiologische Untersuchung. Verhaltenstherapie 3: 101-111

Linster HW (1990a) Gesprächspsychotherapie mit älteren Menschen. In: Hirsch RD (Hrsg) Psychotherapie im Alter. Huber, Bern Stuttgart Toronto

Linster HW (1990b) Gesprächspsychotherapie mit älteren Menschen. Z Gerontopsychologie und -psychiatrie 3: 144-153

Liptzin B (1985) Psychotherapy with the elderly: an Eriksonian perspective. J Geriatr Psychiatry 18: 183-203

Lohmann R, Heuft G (1995) Life review: Förderung der Entwicklungspotentiale im Alter Z Gerontol Geriat 28: 236-241

Lohmann R, Heuft G (1997) Biographical Reconstruction of WWII Experience: an Exploration of German Remembrence. Int J Aging Hum Dev 45: 67-83

Lopez MA (1980) Social-skills-training with institutionalized elderly: Effects of precounseling structuring and overlearning on skill acquisition and transfer. J Couns Psychology 27: 286-293

Lower R, Escoll P, Huxster H (1972) Bases for judgments of analyzability. J Am Psychoanal Assoc 20: 610-621

Marmar CR, Gaston L, Gallagher LD, Thompson LW (1989) Alliance and outcome in late-life depression. J Nerv Ment Dis 177: 464-472

Mayer KU, Baltes PB (Hrsg) (1996) Die Berliner Altersstudie. Akademie Verlag, Berlin

Mayer KU, Baltes PB, Baltes MM, Borchelt M, Delius J, Helmchen H, Linden M, Smith J, Staudinger UM, Steinhagen-Thiessen E, Wagner M (1996) Wissen über das Alter(n). Eine Zwischenbilanz der Berliner Altersstudie. In: Mayer KU, Baltes PB (Hrsg) Die Berliner Altersstudie. Akademie Verlag, Berlin, S 599-634

Mayou R, Hawton K, Feldmann J (1988) What happens to Medical Patients with Psychiatric Disorder? J Psychosom Research 32: 541-549

Meermann R (1993) Verhaltenstherapie in der Klinik. Versorgungssituation, Behandlungsergebnisse, Wirksamkeit. Nervenheilkunde 12: 451-457

Meermann R (1995) Strukturelle Auswirkungen des Qualitätssicherungsprogramms der Rentenver- sicherung in einer psychosomatischen Rehabilitationsklinik. Praxis klin Verhaltensmed und Rehabil 8: 282-290

Moberg P, Lazarus LW (1990) Psychotherapy of depression in the elderly. Psychiatric Annals 20: 92-96

Moffatt F, Mohr C, Ames D (1995) A Group Therapy Programme for Depressed and Anxious Elderly Inpatients. International Journal of Geriatric Psychiatry 10: 37-40

Moore JT, Christenson RM (1988) Significance of premorbid adjustment and psychotherapy in selected case studies. Int J Aging Hum Dev 26: 117-128

Morrin J (1988) Art therapy groups in a geriatric institutional setting. In: MacLennan B, Saul S, Weiner MB (eds) Group psychotherapies for the elderly. International Universities Press, Madison Connecticut, pp 245-256

Müller Ch (1967) Alterspsychiatrie. Thieme, Stuttgart

Müller-Fahrnow W, Sakidalski B, Sommerhammer B, Wittkopf S (1993) Die Klassifikation thera- peutischer Leistungen (KTL) für den Bereich der medizinischen Rehabilitation. Praxis klin Verhaltensmed und Rehabil 6: 254-263

Mumford E, Schlesinger HJ, Glass GV, Patrick C, Cuerdon T (1984) A New Look at Evidence about reduced Cost of Medical Utilization Following Mental Health Treatment. Am J Psychiat 141 (10): 1145-1158

Murrel SA, Meeks S, Walker J (1991) Protective functions of health and self-esteem against depression in older adults facing illness or bereavement. Psychology and Aging 6: 352-360

Muslin H, Epstein LJ (1980) Preliminary remarks on the rationale for psychotherapy of the aged. Compr Psychiatry 21: 1-12

Needham J (1931) Chemical embryology. Macmillan, London

Nemiroff R, Colarusso C (1985) The race against time. Psychotherapy and psychoanalysis in the second half of life. Plenum Press, New York London

O'Brien JS (1978) The behavioral treatment of a thirty year smallpox obsession and handwashing compulsion. J Behav Ther Exp Psychiatry 9: 365-368

Ohlmeier D, Radebold H (1972) Übertragungs- und Abwehrprozesse in der Initialphase einer Gruppenanalyse mit Patienten im höheren Lebensalter. Gruppenpsychother Gruppendynamik 3: 289-302

Okun M, Olding R, Cohn C (1990) A meta-analysis of subjective well-being interventions among elders. Psychol Bulletin 108: 257-266

Oxman TE, Berkman LF, Kasl S et al (1992) Social support and depressive symptoms in the elderly. Amer J Epidemiology 135: 356-368

Peters M (1995) Entwicklungspsychologische Aspekte eines stationären gruppenpsychotherapeu- tischen Konzeptes für Patienten in der zweiten Lebenshälfte. Gruppenpsychother Gruppen- dynamik 31: 358-371

Peters M (1995) Möglichkeiten gerontopsychosomatischer Rehabilitation. Rehabilitation 34: 207-212

Peth PR (1974) Rational-emotive therapy and the older adult. J Cont Psychother. 6: 179-184

Petzold HG (1979) Psychodrama, therapeutisches Theater und Gestalt als Verfahren der Interventionsgerontologie und Alterspsychotherapie. In: Petzold GH, Bubolz E (Hrsg) Psychotherapy mit älteren Menschen. Junfermann, Paderborn, S 147-260
Petzold HG (1985) Mit alten Menschen arbeiten: Bildungsarbeit, Psychotherapie, Sozialtherapie. Pfeiffer, München
Petzold HG (1986) Die Rolle der Gruppe in der therapeutischen Arbeit mit alten Menschen. Konzepte zu einer „Integrativen Intervention". In: Petzold HG, Frühmann R (Hrsg) Modelle der Gruppe in Psychotherapie und psychosozialer Arbeit, Bd 2. Vergleichende Psychotherapie, Bd 7. Jungferman, Paderborn, S 309-398
Petzold H, Lückel K (1985) Die Methode der Lebensbilanz und des Lebenspanoramas in der Arbeit mit alten Menschen, Kranken und Sterbenden. In: Petzold H (Hrsg) Mit alten Menschen arbeiten. Pfeiffer, München, S 467-499
Piaget J (1978) Das Weltbild des Kindes. Klett-Cotta, Stuttgart
Pinquart M (1992) Familie im Alter als Gegenstand widersprüchlicher Auffassungen in Forschung und Therapie. System Familie 5: 226-232
Pinquart M (1998) Wirkungen psychosozialer und psychotherapeutischer Interventionen auf das Befinden und das Selbstkonzept im höheren Erwachsenenalter – Ergebnisse von Metaanalysen. Z Gerontol Geriat 31: 120-126
Platt, D (1972) Biologie des Alterns. Quelle & Meyer, Heidelberg
Quam JK (1986) Life tasks and developmental issues of the chronically mentally ill elderly. New Dir Ment Health Serv 29: 3-14
Radebold H (1976) Psychoanalytische Gruppentherapie mit älteren und alten Menschen. II. Mitteilung über spezifische Aspekte. Z Gerontol 9: 128-142
Radebold H (1979a) Psychosomatische Probleme in der Geriatrie. In: Uexküll, Th v (Hrsg) Lehrbuch der Psychosomatischen Medizin. Urban & Schwarzenberg, München: 728-744
Radebold H (1979b) Der psychoanalytische Zugang zu dem älteren und alten Menschen. In: Petzold HG, Bubolz E (Hrsg) Psychotherapie mit älteren Menschen. Junfermann, Paderborn: 89-108
Radebold H (1983a) Gruppenpsychotherapie im Alter: Erfahrungen mit unterschiedlichen Ansätzen, einschließlich der therapeutischen Gruppenarbeit mit alten Menschen und ihren Angehörigen. Vandenhoeck & Ruprecht, Göttingen
Radebold H (1983b) Analytische Gruppenpsychotherapie mit älteren Patienten im Rahmen der psychotherapeutischen Universitätsambulanz. In: Radebold H (Hrsg) Gruppenpsychotherapie im Alter: Erfahrungen mit unterschiedlichen Ansätzen, einschließlich der therapeutischen Gruppenarbeit mit alten Menschen und ihren Angehörigen. Vandenhoeck & Ruprecht, Göttingen, S 77-85
Radebold H (1992) Psychodynamik und Psychotherapie Älterer. Springer, Berlin Heidelberg New York
Radebold H (1998) Psychotherapeutische Behandlungsmöglichkeiten bei über 60jährigen Menschen. In: Kruse A (Hrsg) Psychosoziale Gerontologie Band 2: Internvetion. Hogrefe, Göttingen Bern Toronto Seattle, S 155-167
Radebold H, Schweizer R (1996) Der mühselige Aufbruch – über Psychoanalyse im Alter. Reihe „Geist und Psyche". S Fischer, Frankfurt
Radley M, Redston C, Bates F, Pontefract M (1997) Effectiveness of group anxiety management with elderly clients of a community psychogeriatric team. International Journal of Geriatric Psychiatry 12: 79-84

Resch F (1996) Entwicklungspsychopathologie des Kindes- und Jugendalters. Beltz, Weinheim

Richman J (1979) A couples' therapy group on a geriatric service. J Geriatr Psychiatry 12: 203-213

Riley KP, Carr M (1989) Group psychotherapy with older adults: the value of an expressive approach. Psychother 26: 366-371

Rönnecke B, Becker M, Bergeest G, Freytag C, Jürgens G, Steinbach J, Tausch A (1976) Gespräche über Telefon zwischen alten Menschen und gesprächspsychotherapeutisch vorgebildeten Psychologen oder Laienhelfern. Z Gerontol 9: 455-462

Roth M (1993) Klinische und neurobiologische Perspektiven bei der Untersuchung psychischer Erkrankungen im höheren Lebensalter. In: Möller HJ, Rohde A (Hrsg) Psychische Krankheiten im Alter. Springer, Berlin Heidelberg New York, S 14-31

Rupp HG (1984) Soziale Kompetenz im Alter. Eine Untersuchung zur Anwendung des Selbstsicherheitstrainings bei alleinstehenden Frauen über 60 Jahren. Reihe Psychologie, LIT Bd 5, Münster

Salvendy JT (1989) Special populations in brief group therapy: Experiences with the elderly. European Journal of Psychiatry 3: 138-144

Sashin J, Eldered S, van Amerongen S (1975) A search for predictive factors in institute supervised cases: A retrospektive study of 183 cases from 1959-1966 at the Boston Psychoanalytic Institute. Int J Psychoanal 56: 343-359

Saul S (1988) The arts of psychotherapeutic modalities with groups of older people. In: MacLennan B, Saul S, Weiner MB (eds) Group psychotherapies for the elderly. International Universities Press, Madison Connecticut, pp 211-222

Saul S, Saul S (1974) Group psychotherapy in a proprietary nursing home. Gerontologist 14: 446-450

Schäfer OP, Herholz H (1996) Qualitätssicherung – Eine Herausforderung für Ärzte. Dt Ärztebl 93: A-238–A-240

Schepank H (1987) Psychogene Erkrankungen in der Stadtbevölkerung. Eine epidemiologisch-tiefen psychologische Feldstudie in Mannheim. Springer, Berlin Heidelberg New York

Schepank H (1995) Der Beeinträchtigungsschwere-Score (BSS). Weinheim, Beltz

Schleberger-Dein U, Stuhr U, Haag A (1994) Die psychosomatisch-psychosoziale Bedarfs- und Versorgungssituation im Akutkrankenhaus – Ergebnisse einer Befragung internistischer Stationsärzte und -ärztinnen. Psychother Psychosom med Psychol 44: 99-107

Schlesinger JL, Salamon MJ (1988) A case of wife abuse in the intermediate care facility. Clin Gerontologist 7: 163-166

Schlesinger-Kipp G, Radebold H (1982) Familien- und Paartherapie im höheren und hohen Lebensalter. Eine Literaturübersicht. In: Radebold H, Schlesinger-Kipp G (Hrsg) Familien- und paartherapeutische Hilfen bei älteren und alten Menschen. Vandenhoeck & Ruprecht, Göttingen, S 12-41

Schloss A (1988) Growing old and growing: Psychodrama with the elderly: In: MacLennan B, Saul S, Weiner MB (eds) Group psychotherapies for the elderly. International Universities Press, Madison Connecticut, pp 89-106

Schneider G, Heuft G, Senf W, Schepank H (1997) Die Adaptation des Beeinträchtigungs-Schwere- Score (BSS) für Gerontopsychosomatik und Alterspsychotherapie. Zsch psychosom Med 43: 261-279

Schneider G, Heuft G, Lohmann R, Nehen HG, Kruse A, Senf W (1999) Psychogene Beeinträchti- und aktuelle Befindlichkeit im Alter – welche Chancen eröffnet die biographische Perspektive? Psychother Psychosom med Psychol (im Druck)

Schreuder JN (1996) Posttraumatic Re-experiencing in Older People: Working through of Covering up? American Journal of Psychotherapy 50: 231-242

Schüßler G, Bertl-Schüßler A (1992) Neue Ansätze zur Revision der Psychoanalytischen Entwicklungstheorie. Zsch psychosom Med 38: 77-87 und 101-114

Schumacher W (1973) Psychische Veränderungen des höheren Lebensalter aus der Sicht des Psychoanalytikers. Aktuel Gerontol 3: 275-280

Scogin F, Hamblin D, Beutler LE (1987) Bibliotherapy for depressed older adults: a self-help alternative. Gerontologist 27: 383-387

Scogin F, Jamison C, Davis N (1990) Two-Year Follow-up of Bibliotherapy for Depression in Older Adults. Journal of Consulting and Clinical Psychology 58: 665-667

Scogin F, Jamison C, Grochneaur K (1989) Comparative efficacy of cognitive and behavioral bibliotherapy for midly and moderately depressed older adults. J Consult Clin Psychol 57: 403-407

Scogin F, McElreath L (1994) Efficacy of psychosocial treatments for the geriatric depression: A quantitative review. J Cons Clin Psychol 62: 69-74

Senf W, Heuft G (1995) Facharztweiterbildung „Psychotherapeutische Medizin" in der stationären psychotherapeutisch-psychosomatischen Regelversorgung. Psychotherapeut 40: 155-162

Settin JM (1982) Overcoming ageism in longterm care: a solution in group therapy. J Gerontol Nurse 8: 565-567

Silberschatz G, Curtis JT (1991) Time-limited psychodynamic therapy with older adults. In: Myers WA (ed) New techniques in the psychotherapy of older patients. American Psychiatric Press, Washington DC London, pp 95-110

Silver A (1950) Group psychotherapy with senile psychotic patients. Geriatrics 5: 147-150

Smith ML, Glass GV (1977) Meta-analysis of psychotherapy outcome studies. Am Psychologist 32: 752-760

Spitz RA (1965) The first year of life. A psychoanalytic study of normal undeviant development of object relations. Int Univ Press, New York

Stern R (1988) Drama gerontology: Group therapy through counseling and drama techniques. In: MacLennan B, Saul S, Weiner MB (eds) Group psychotherapies for the elderly. International Universities Press, Madison Connecticut, pp 257-268

Steuber H, Müller P (1983) Psychisch Kranke im Internistischen Krankenhaus – Ergebnisse einer Umfrage. Psychiat Prax 9: 20-23

Steuer JL, Hammen CL (1983) Cognitive-behavioral group therapy for the depressed elderly. Issues and adaptations. Cog Ther Res 7: 285-296

Steuer JL, Mintz J, Hammen CL, Hill MA, Jarvik LF, McCarley T, Motoike P, Rosen R (1984) Cognitive-behavioral and psychodynamic group psychotherapy in treatment of geriatric depression. J Consult Clin Psychol 52: 180-189

Stones MJ, Rattenbury C, Kozma A (1995) A Group reminiscence. Evaluating short- and long-term- effects. In: Haight BK, Webster JD (eds) The art and science of reminiscing. Taylor & Francis, Washington DC, pp 139-150

Sullivan HS (1953) The interpersonal theory of psychiatry. Norton, New York

Sydow K v (1992) Weibliche Sexualität im mittleren und höheren Erwachsenenalter: Übersicht über vorliegende Forschungsarbeiten. Z Gerontol 25: 113-127

Sydow K v (1994) Die Lust auf Liebe bei älteren Menschen. E. Reinhardt, München, 2. Aufl

Sydow K v, Reimer C (1995) Psychosomatik der Menopause: Literaturüberblick 1988-1992. Psychother Psychosom med Psychol 45: 225-236

Tews H (1974) Soziologie des Alterns. Quelle & Meyer, Heidelberg

Thilo HJ (1986) Erfahrungen in analytischer Gruppentherapie mit Patienten nach dem 63. Lebensjahr. Gruppenpsychother Gruppendynamik 22: 330-337

Thomae H (1970) Theory of aging and cognitive theorey of personality. Human Development 13: 1-16

Thomae H (1983) Altersstile und Altersschicksale. Huber, Bern Stuttgart Wien

Thompson LW, Davies R, Gallagher D, Krantz S-E (1986) Cognitive therapy with older adults. Clin Gerontolgist 5: 245-279

Thompson LW, Gantz F, Florsheim M et al (1991) Cognitive-behavioral therapy for affective disorders in the elderly. In: Myers WA (ed) New techniques in the psychotherapy of older patients. American Psychiatric Press, Washington DC London, pp 3-20

Thompson PW, Chen R (1966) Experiences with older psychiatric patients and spouses together in a residential treatment. Bull Menninger Clin 30: 23-31

Tonscheidt S (1992) Stationäre Verhaltenstherapie bei depressiven älteren Menschen. Z Gerontol 25: 365-368

Tross S, Blum JE (1988) A review of group therapy with the older adult: practice and research. In: MacLennan B, Saul S, Weiner MB (eds) Group psychotherapies for the elderly. International Universities Press, Madison Connecticut, pp 3-32

Uexküll Th v (1984) Zeichen und Realität als anthroposemiotisches Problem. In: Oehler K (Hrsg) Zeichen und Realität. Akten des 3. Semiotischen Kolloquiums. Hamburg Stauffenberg Tübingen

U.S. General Accounting Office (1982) The Elderly Remain in Need of Mental Health Services. Document no HRD-82-112. U.S. Government Printing Office, Washington D.C.

Verwoerdt A, Pfeiffer E, Wang HS (1969) Sexual behavior in senescence II. Changes in sexual activity and interest of aging men and women. J Geriatric Psychiatry 2: 163-180

Viney LL, Benjamin YN, Preston C (1988) Constructivist family therapy with the elderly. J Fam Psychol 2: 241-258

Viney LL, Benjamin YN, Preston C (1990) Personal construct therapy for the elderly. J Cogn Psychother (Spec Issue) 4: 211-224

Wächtler C (1983) Analytisch orientierte Gruppentherapie in einer psychogeriatrischen Tagesklinik. In: Radebold H (Hrsg) Gruppenpsychotherapie im Alter. Vandenhoeck & Ruprecht, Göttingen, S 64-73

Weber J, Bradlow P, Moss L, Elinson J (1974) Predictions of outcome in psychoanalysis and analytic psychotherapy. Psychiatr Q 40: 1-33

Wertheimer J, Lobrinus A (1981) Psychotherapie neurotischer Störungen beim alten Menschen: eine neue Öffnung ins Leben. Z Gerontol 14: 22-33

Winnicott DW (1974) Reifungsprozesse und fördernde Umwelt: Studien zur Theorie der emotionalen Entwicklung. Kindler, München.

Wolinsky MA (1986) Marital therapy with older couples. Social Casework 67: 475-483

Wolter-Henseler DK (1996) Gerontopsychiatrie in der Gemeinde. Bedarfsermittlung und Realisierungsmöglichkeiten für ein Gerontopsychiatrisches Zentrum am Beispiel einer Großstadt. KDA-Reihe Forum Bd 30. Kuratorium Deutsche Altenhilfe, Köln

Wood A, Seymour LM (1994) Psychodynamic Group Therapy for Older Adults: The Life Experiences Group. Journal of Psychosocial Nursing 32: 19-24

Wright LM, Bell JM, Rock BL (1989) Smoking behavior and spouses: a case report. Family Systems Med 7: 158-171

Yost EB, Beutler LE, Corbishley MA, Allender JR (1986) Group cognitive therapy: a treatment approach for depressed older adults. Pergamon, Oxford

Young CA, Reed PG (1995) Elders' Perceptions of the Role of Group Psychotherapy in Fostering Self-Transcendence. Archives of Psychiatric Nursing 9: 338-347

Zarbock G (1996) Individualisierung statt Standardisierung: Verhaltenstherapie als biographisch orientierte Neuerfahrung. Verhaltenstherapie 6: 244-251

Zielke M (1993) Basisdokumentation in der stationären Psychosomatik. Prax Klin Verhaltensmed Reha 6: 218-226

Zimmer J (1974) Length of Stay in Hospital Bed Misutilization. Med Care 14: 453-462

Angaben zu den Autoren

Horst Bickel, Dipl.-Psych., Dr. phil.
Leiter der Arbeitsgruppe Psychiatrische Epidemiologie an der Klinik und Poliklinik für Psychiatrie und Psychotherapie der Technischen Universität München, zuvor Mitarbeiter und kommissarischer Leiter der Abteilung Epidemiologische Psychiatrie am Zentralinstitut für Seelische Gesundheit, Mannheim (1985-1997), und Mitarbeiter im Sonderforschungsbereich 116, „Psychiatrische Epidemiologie", der Universität Heidelberg (1980-1985).
Forschungsgebiete: Epidemiologie psychischer Erkrankungen des höheren Lebensalters, Demenzforschung, Versorgungsepidemiologie, Epidemiologie von Hilfs- und Pflegebedürftigkeit.
 Klinik und Poliklinik für Psychiatrie und Psychotherapie
 der TU München
 Klinikum rechts der Isar
 Ismaninger Straße 22
 81675 München
 Email: h.bickel@lrz.tum.de

Hans Förstl, Prof. Dr. med.
Direktor der Klinik und Poliklinik für Psychiatrie und Psychotherapie der TU München, früher Neurologische Abteilung Krankenhaus Bogenhausen (Prof. Flügel), Zentralinstitut für Seelische Gesundheit Mannheim (Prof. Häfner), Institute of Psychiatry London (Prof. Levy), ab 1993 Hermann und Lilly Schilling Professur (C3), ab 1995 Lehrstuhl für Psychiatrie, University of West Australia.
 Klinik und Poliklinik für Psychiatrie und Psychotherapie
 der TU München
 Klinikum rechts der Isar
 Ismaninger Straße 22
 81675 München
 Email: hans.foerstl@lrz.tu-muenchen.de

Hanfried Helmchen, Prof. Dr. med. emer.
Forschungsgebiete: Psychische Störungen im Alter (Berliner Altersstudie, Demenz, Depression), Unterschwellige psychische Erkrankungen (Diagnostik und gesundheitspolitische Bedeutung), ethische Fragen in der Psychiatrie (Therapieprüfung, Forschung mit einwilligungsunfähigen Personen).
Psychiatrische Klinik und Poliklinik
der Freien Universität Berlin
Eschenallee 3
14050 Berlin
Email: helmchen@zedat.fu-berlin

Siegfried Kanowski, Prof. Dr. med. (im Ruhestand)
Hauptforschungsgebiete: Psychopharmakotherapie, Psychopathologie und Psychopathometrie in der Gerontopsychiatrie, insbesondere der dementiellen Erkrankungen, Methodenentwicklung zur Evaluation nootroper Substanzen.
Psychiatrische Klinik und Poliklinik
der Freien Universität Berlin
Abteilung für Gerontopsychiatrie
Eschenallee 3
14050 Berlin
Email: kanowsk2@zedat.fu-berlin

Hans Rudolf Lauter, Prof. Dr. med.
Von 1978 bis zur Emeritierung 1996 Inhaber des Lehrstuhls für Psychiatrie der TU München, zuvor Professor an den Universitäten Göttingen (1970-1972) und Hamburg (1972-1978) sowie ärztlicher Direktor und Chefarzt der 1. psychiatrischen Abteilung des Allgemeinen Krankenhauses Ochsenzoll (1972-1978). Von 1986 bis 1996 ärztlicher Direktor des Klinikums rechts der Isar. Seit 1980 Vorsitzender des Fördervereins für psychisch Kranke.
Tätigkeits- und Forschungsschwerpunkte: Altersassoziierte Erkrankungen, speziell Alzheimersche Krankheit und senile Demenz, Depressionen, Suizidforschung, Epidemiologie weiterer psychischer Störungen, klinische Pharmakologie.
Stieve Straße 5
80636 München

Lebenslauf · Alter · Generation

Bd. 1: Martin Kohli/Harald Künemund (Hrsg.)
Die zweite Lebenshälfte
Gesellschaftliche Lage und Partizipation
im Spiegel des Alters-Survey
2000. 375 Seiten. Kart.
48,– DM/44,50 SFr/350 ÖS
ISBN 3-8100-2554-2

Das Buch bietet eine umfassende Darstellung
der soziologischen Befunde des Alters-Survey.

Bd. 2: Marc Szydlik
Lebenslange Solidarität?
Generationenbeziehungenzwischen
erwachsenen Kindern und Eltern
2000. 273 Seiten. Kart.
44,– DM/41,– SFr/321 ÖS
ISBN 3-8100-2507-0

Das Buch behandelt die familialen
Generationenbeziehungen zwischen erwachsenen
Kindern und Eltern in allen ihren wesentlichen Aspekten.

Bd. 3: Martin Kohli/Marc Szydlik (Hrsg)
Generationen in Familie und Gesellschaft
2000. 257 Seiten. Kart.
39,– DM/36,– SFr/285 ÖS
ISBN 3-8100-2598-4

In diesem Buch erläutern die führenden Vertreter
der Generationenforschung den Stand
der Diskussion und zeigen,
was die Generationenforschung für die Analyse
von Familie und Gesellschaft leisten kann.

■ Leske + Budrich · www.leske-budrich.de

Die deutsche Gesellschaft in sozialwissenschaftlicher Sicht

Das Handwörterbuch zur Gesellschaft Deutschlands in zweiter Auflage

Bernhard Schäfers
Wolfgang Zapf (Hrsg.)
Handwörterbuch zur Gesellschaft Deutschlands
2., völlig bearbeitete
und aktualisierte Auflage 2000
800 Seiten. Geb.
98,– DM/89,– SFr/715 ÖS
ISBN 3-8100-2926-2

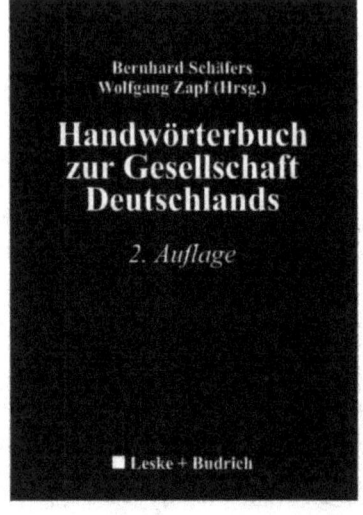

Das Handwörterbuch stellt in über 65 Artikeln Grundlagen und Grundstrukturen des gesellschaftlichen Systems Deutschlands dar.
Es ist ein umfassendes, zuverlässiges Grundlagenwerk für alle, die sich in Studium oder Beruf mit der Gesellschaft Deutschlands auseinandersetzen.

Pressestimmen zur 1. Auflage:
„Siebenundsechzig Artikel bieten kompakt Informationen zu zentralen Aspekten. (...) Viele Köche verderben keineswegs den Brei, wenn (wie hier) das redaktionelle Konzept stimmt. (...)"
Frankfurter Allgemeine Zeitung

„Insgesamt zeigt diese Veröffentlichung recht deutlich, dass ein solches Handbuch (...) seine gute Berechtigung hat. (...)"
Kölner Zeitschrift für Soziologie und Sozialpsychologie

„Das Werk füllt eine Lücke. (...) Das Buch sollte in keiner Bibliothek fehlen."
Das Historisch-Politische Buch

„Nach dem Erfolg des Handwörterbuchs zum politischen System hat sich der intellektuelle Primus unter den sozialwissenschaftlichen Verlagen nunmehr an ein Handwörterbuch zur Gesellschaft Deutschlands gewagt. (...) Es hat alle Eigenschaften, schon bald zu einem Klassiker zu werden."
Arbeit und Sozialpolitik

■ Leske + Budrich
Postfach 300 551 . 51334 Leverkusen
E-Mail: lesbudpubl@aol.com . www.leske-budrich.de

MIX
Papier aus verantwortungsvollen Quellen
Paper from responsible sources
FSC® C105338

If you have any concerns about our products,
you can contact us on
ProductSafety@springernature.com

In case Publisher is established outside the EU,
the EU authorized representative is:
**Springer Nature Customer Service Center GmbH
Europaplatz 3, 69115 Heidelberg, Germany**

Printed by Libri Plureos GmbH
in Hamburg, Germany